Terry Krupa | Megan Edgelow
Shu-Ping Chen | Carol Mieras

Aktivität und Partizipation bei Menschen mit schweren psychischen Erkrankungen fördern

Der Ansatz
Handeln ermöglichen – Trägheit überwinden

ins Deutsche übersetzt von
Andreas Pfeiffer unter Mitarbeit von

Munja Araci
Anja Gehringer
Inken Hullen
Wiebke Kleinhenz
Sonja Lambracht
Janine Rothmeier
Ellin Schulze
Silvia Schuppisser Bonderer
Claudia Wagner
Carla Wallimann

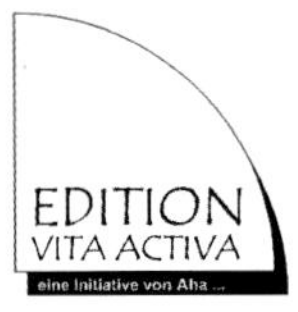

herausgegeben von

Ulrike Marotzki | Christiane Mentrup | Peter Weber

gefördert durch

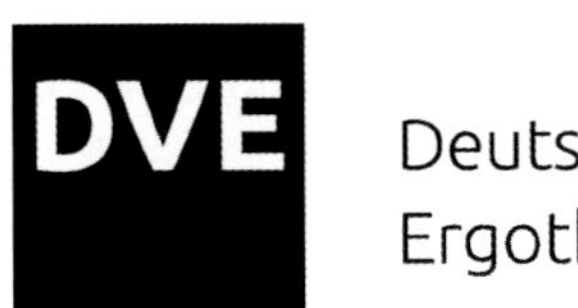

Deutscher Verband
Ergotherapie

Terry Krupa | Megan Edgelow
Shu-Ping Chen | Carol Mieras

Aktivität und Partizipation bei Menschen mit schweren psychischen Erkrankungen fördern

Der Ansatz
Handeln ermöglichen – Trägheit überwinden

ins Deutsche übersetzt von
Andreas Pfeiffer unter Mitarbeit von

Munja Araci
Anja Gehringer
Inken Hullen
Wiebke Kleinhenz
Sonja Lambracht
Janine Rothmeier
Ellin Schulze
Silvia Schuppisser Bonderer
Claudia Wagner
Carla Wallimann

Bibliografische Information der Deutschen Nationalbibliothek
Die Deutsche Nationalbibliothek verzeichnet diese Publikation in der Deutschen Nationalbibliografie; detaillierte bibliografische Daten sind im Internet über http://dnb.d-nb.de abrufbar.

1. Auflage 2023
ISBN Print: 978-3-8248-1319-3

Mollweg 2, D-65510 Idstein
Vertretungsberechtigte Geschäftsführer: Dr. Ullrich Schulz-Kirchner, Martina Schulz-Kirchner
Fachlektorat: Thomas Leidag
Lektorat: Doris Zimmermann
Layout: Susanne Koch
Titelfotos: links: Paolese – Adobe Stock; Mitte: Photographee.eu – Adobe Stock;
rechts: michaelheim – Adobe Stock; Wecker: Fabian Petzold – Adobe Stock
Icons: © http://flaticon.com; Uhr S. 58-61 © flaticon/Rami McMin
Druck und Bindung: TZ Verlag & Print GmbH, Bruchwiesenweg 19, 64380 Roßdorf
Printed in Germany

Inhalt

* AB = Arbeitsblatt

* IB = Informationsblatt

Mit Erwerb dieser Publikation erhalten Sie zusätzlich alle erforderlichen **Arbeitsmaterialien als Download.** Die Datei stellen wir Ihnen in unserem Online-Shop **www.skvshop.de** zur Verfügung.

Wenn Sie Ihre Bestellung über unseren Online-Shop getätigt haben, finden Sie die Download-Datei direkt nach der Bestellung in Ihrem persönlichen Kundenkonto unter **„Meine Downloads“**.

Erfolgte Ihre Bestellung nicht über unseren Shop, fordern Sie bitte über **info@schulz-kirchner.de** Zugangsdaten an – geben Sie dabei bitte Ihren Namen, Ihre Anschrift und das Stichwort **„Handeln 2023“** an.

Die Übersetzer:innen

Munja Araci, Ergotherapeutin, B. Sc., Master „Multiprofessionelle Versorgung von Menschen mit Demenz", arbeitet an der Uniklinik Bonn.

Anja Gehringer, Waldorflehrerin, ist tätig als Schulassistentin an einer Regelgrundschule und unterstützt Kinder mit sozial-emotionalen Teilhabebeeinträchtigungen. Ihre Förderschwerpunkte sind geistige Entwicklung sowie Lernen und Migrationshintergrund.

Inken Hullen, Ergotherapeutin B. Sc., arbeitet in der Tagesstätte einer Einrichtung für psychisch erkrankte Menschen sowie in einer Praxis für Ergotherapie.

Wiebke Kleinhenz, Ergotherapeutin, arbeitet an der Marbachtalklinik Bad Kissingen.

Sonja Lambracht ist Ergotherapeutin B. Sc. Nach sieben Jahren in einer psychiatrischen Institutsambulanz arbeitet sie aktuell unter anderem in einer ergotherapeutischen Praxis.

Andreas Pfeiffer, Ergotherapeut M. Sc., hat 30 Jahre in verschiedenen psychiatrischen Versorgungsbereichen gearbeitet. Seit 2018 ist er Vorsitzender des Deutschen Verband Ergotherapie (DVE).

Janine Rothmeier ist seit 2022 Ergotherapeutin und in der medizinisch-beruflichen Rehabilitation (RPK) des Haus Landwasser in Freiburg tätig.

Ellin Schulze, Ergotherapeutin, ist seit 1999 in eigener Praxis in Tönning tätig.

Silvia Schuppisser Bonderer ist eidg. Dipl. Ergotherapeutin FH. Sie arbeitet am SRO AG Spital Region Oberaargau Schweiz in der Akuttagesklinik mit einem Schwerpunkt bei der Behandlung von akuten psychischen Krisen.

M.A. Claudia M. Wagner ist Ergotherapeutin seit 2020 mit Zusatzausbildung zur Fachergotherapeutin für Psychiatrie und Psychosomatik für Erwachsene.

Carla Wallimann ist Dipl. Ergotherapeutin B. Sc. und in eigener Praxis tätig.

Vorwort zur Reihe

„Jeder Mensch ist anders." Dies ist eine häufige Antwort auf die Frage, wie Ergotherapeut:innen bei einem bestimmten Krankheitsbild oder einem definierten Rehabilitationsziel vorgehen. Die Antwort bringt die therapeutische Haltung zum Ausdruck, sich ganz auf die Bedarfe und Ziele des Gegenübers einzustellen und in dieser Orientierung über die Wahl der Mittel, Medien und Methoden und somit auch über die spezifische Nutzung der Therapiezeit zu entscheiden. Was die Antwort nicht reflektiert, ist, dass die Verfügbarkeit therapeutischer Ressourcen immer begrenzt ist. Zudem ist häufig nicht gesichert, ob die vorhandenen Ressourcen auch die tatsächlich sinnvollsten sind und ob sie den richtigen Umfang haben, um die Klient:innen zu unterstützen.
Die Anforderungen an moderne Therapieangebote wachsen unaufhaltsam. Gefordert werden ein effektiver und effizienter Einsatz der therapeutischen Mittel, die Nutzung therapeutischer Methoden auf dem aktuellen Stand der Wissenschaft, Klienten- und Ergebnisorientierung im therapeutischen Prozess, die Implementierung von Qualitätsmanagement sowie die Evaluation der therapeutischen Maßnahmen mit passenden Instrumenten, womit eine kontinuierliche Verbesserung des Angebotes gesichert werden soll.
Ergotherapeutische Programme bilden eine noch junge Entwicklungslinie in der internationalen Ergotherapie. Sie werden als eine mögliche Antwort auf die genannten komplexen Herausforderungen an gesundheitsbezogene Dienstleistungen gesehen, wobei die Zielindikation, Gemeindeorientierung und Modellbasierung eine besondere Rolle spielen (Mandel et al., 1999; Fazio, 2001; Kielhofner, 2008). In der deutschsprachigen Ergotherapie ist die Idee, Programme zu entwickeln, mit der verstärkten Diskussion um gesundheitsförderliche und präventive ergotherapeutische Angebote in Gang gekommen (DVE 2006). Die bekanntesten Beispiele sind wohl Rückenschule und Gelenkschutzgruppe. Gerade diese Beispiele machen deutlich, dass die zur Programmentwicklung gehörende Abstraktion von dem/der konkreten Klient:in auf die Gruppe, zu der er/sie gehört, auch für den/die einzelne Klient:in einen Gewinn bringen kann: Von Anfang an ist der Therapieprozess auf spezifische Bedarfe und Ziele mit passenden Ressourcen eingerichtet, sodass man sich in der therapeutischen Arbeit auf das Wesentliche konzentrieren und dort die Zeit und Mittel einsetzen kann, die nachgewiesenerweise notwendig und sinnvoll sind.
Ergotherapeutische Programme – gleich ob in Therapie, Gesundheitsförderung oder Prävention – sind optimalerweise durch folgende Kennzeichen charakterisiert:

- Definition einer Zielgruppe
- Ergotherapeutische Bedarfsanalyse
- Planung und Implementierung einer auf diese Bedarfe zugeschnittenen Maßnahme in Form eines Problemlöseprozesses in mehreren Schritten
- Handbuch einschließlich Programmtheorie (Wirk- und Zusammenhangsannahmen)
- Prozess- und Ergebnisevaluation des Programms mit einer Auswahl passender Instrumente
- Evaluationsstudien
- Evidenznachweise

Die Reihe ERGOTHERAPEUTISCHE PROGRAMME ist die jüngste in der EDITION VITA ACTIVA. Wie für die Reihen ERGOTHERAPEUTISCHE ASSESSMENTS und ARBEITSANLEITUNGEN gilt: Programme, die in die Reihe aufgenommen werden, sollen über ein ausgearbeitetes Handbuch verfügen. Hiermit ist erstens gewährleistet, dass eine gründliche und strukturierte Einarbeitung und Durchführung im ergotherapeutischen Kontext durch Berufsangehörige möglich ist. Zweitens ist so eine wichtige Voraussetzung gegeben, diese Programme einem fortlaufenden systematischen Entwicklungs-, Erprobungs- und Validierungsprozess zu unterziehen.
Natürlich sollten Programme, die in dieser Reihe erscheinen, optimalerweise schon einen Erprobungsprozess durchlaufen haben und Evaluationsergebnisse vorweisen können. Dies ist jedoch keine Voraussetzung. Wer den Professionalisierungsstand der deutschen Ergotherapie kennt, weiß, dass eine derartige Auflage unrealistisch ist. Derzeit werden Programme bspw. im Rahmen von Bachelor- und Master-Arbeiten entworfen, allerdings fehlt es noch an Realisierungen bzw. Möglichkeiten zur Implementierung.
Die Reihen der EDITION VITA ACTIVA repräsentieren mit den in ihr erscheinenden Assessments, Befunderhebungsinstrumenten und Programmen einen bestimmten Entwicklungsschritt im Professionalisierungsprozess ergotherapeutischer Praxis: die Einsicht in die Notwendigkeit terminologischer Genauigkeit sowie standardisierter und wissenschaftlich überprüfter Vorgehensweisen. Insgesamt will VITA ACTIVA hiermit einen Beitrag zum kritischen Umgang mit Erhebungsinstrumenten und zur Qualitätssicherung ergotherapeutischer Maßnahmen leisten. Nachfolgend werden Studien zu den in dieser Reihe erschienenen Instrumenten und Programmen erforderlich sein und hoffentlich auch angeregt.
Erst gut validierte Grundlagen, von denen es bisher noch zu wenige gibt, werden langfristig dazu beitra-

gen, dass auch die deutschsprachige Ergotherapie bspw. im Rahmen größerer Forschungsprojekte ihren genuinen Beitrag zu Therapie-, Rehabilitations- und Präventionserfolgen evident nachweisen kann.

Die Herausgeber:innen
Ulrike Marotzki, Christiane Mentrup, Peter Weber

Literatur

Deutscher Verband der Ergotherapeuten (DVE) e. V. (2006). „Prävention und Gesundheitsförderung" in der Ergotherapie. Broschüre, Karlsbad.

Fazio, L. (2001). Developing occupation-centered Programs for the Community: A Workbook for Students and Professionals. Upper Saddle River, New Jersey: Prentice Hall.

Kielhofner, G. (2008). Model of Human Occupation. Theory and Application. 4th ed., Baltimore: Lippincott Williams & Wilkins.

Mandel, D.; Jackson J.; Zemke, R.; Nelson, L, & Clark, F. (1999). Lifestyle Redesign. Implementing the Well Elderly Program. Betesda: The American Occupational Therapy Association Inc.

Vorwort

Die kanadische Veröffentlichung von *Action over inertia* als eine der ersten manualisierten und damit systematisierten Interventionen der psychiatrischen Ergotherapie kann sicher als ein Meilenstein der psychiatrischen Ergotherapie bezeichnet werden. Sie strukturiert die aktuellen ergotherapeutischen Inhalte auf einer wissenschaftlichen Basis und kann aufgrund des durchgängigen Praxisbezugs in unterschiedlichsten Kontexten gut eingesetzt werden.

So wundert es nicht, dass die deutsche Übersetzung von *Action over inertia, Handeln ermöglichen – Trägheit überwinden* auf großes Interesse stieß: Die erste Auflage war innerhalb weniger Monate ausverkauft, was für ein ergotherapeutisches Fachbuch ungewöhnlich ist. Ein Beleg dafür, dass auch im deutschsprachigen Sprachraum ein großes Bedürfnis besteht, ergotherapeutisches Handeln in der psychiatrischen Versorgung betätigungszentriert zu systematisieren und evidenzbasiert zu fundieren. Bereits im ersten Jahr nach der Veröffentlichung zeichnete die Deutsche Gesellschaft für Psychiatrie und Psychotherapie, Psychosomatik und Nervenheilkunde (DGPPN) die Übersetzung und die deutsche Pilotstudie zudem mit dem Preis für Pflege- und Gesundheitsfachberufe in Psychiatrie, Psychotherapie und Psychosomatik aus.

Ich hatte das Glück, in mehr als 30 Fortbildungen weit über 300 Kolleg:innen in Deutschland, Österreich, Schweiz und Luxemburg zu dem Ansatz *Handeln ermöglichen – Trägheit überwinden* schulen zu dürfen. Viele davon haben mir danach aus unterschiedlichsten Einsatzbereichen ein positives Feedback zu der Anwendbarkeit gegeben. Einige dieser Teilnehmerinnen konnte ich dabei für die Übersetzung der hier vorliegenden überarbeiteten und ergänzten Neuauflage von *Handeln ermöglichen, Trägheit überwinden* gewinnen.

Die komplett überarbeitete zweite Ausgabe *Aktivität und Partizipation bei Menschen mit schweren psychischen Erkrankungen fördern. Der Ansatz Handeln ermöglichen – Trägheit überwinden* legt nun den Fokus verstärkt auf Partizipation. Dies steht im Einklang mit den weltweiten gesellschaftlichen Entwicklungen wie Globalisierung und Migration. Es passt auch zu der Weiterentwicklung des kanadischen Inhaltsmodells, dem Canadian Model of Occupational Participation (CanMOP), das in seiner aktuellen Version nun ebenfalls einen Fokus auf Partizipation legt, die mehr meint als nur „dabei sein" (Engagement). Ergänzt wurden in der Überarbeitung zusätzlich weitere Zielgruppen und auch die von vielen Kolleginnen gewünschten Hinweise zum Einsatz der Intervention in Gruppen.

Mein großer Dank gilt Prof. Terry Krupa und Megan Edgelow, die es erneut ermöglicht haben, dass wir auch diese Ausgabe ins Deutsche übersetzen konnten. Danken möchte ich auch dem Deutschen Verband Ergotherapie und dem Schulz-Kirchner Verlag, die diese Übersetzung unterstützt haben, sowie den zehn Kolleginnen: Anja Gehringer, Carla Wallimann, Ellin Schulze, Claudia Wagner, Janine Rothmeier, Wiebke Kleinhenz, Munja Araci, Silvia Schuppisser Bonderer, Inken Hullen und Sonja Lambracht, die innerhalb eines Jahres gemeinsam mit mir dieses Buch übersetzt haben.
Ein solches Buch zu übersetzen ist keine einfache Aufgabe. Einige (Fach-)Begriffe sind schwer zu übertragen, beispielsweise *Engagement* oder *Community*. Dass diese Übersetzung so verständlich wurde, verdanken wir auch der Lektorin Doris Zimmermann, die auch diese Ausgabe mit inhaltlichem Interesse begleitet und ermöglicht hat.

Ich freue mich sehr, dass die in den verschiedensten Arbeitskontexten bewährte Intervention nun in der aktuellen Version erneut als deutsche Übersetzung verfügbar ist!

Andreas Pfeiffer

Aktivität und Partizipation bei Menschen mit schweren psychischen Erkrankungen fördern

Der Ansatz *Handeln ermöglichen – Trägheit überwinden*

Terry Krupa, Megan Edgelow, Shu-Ping Chen und Carol Mieras

Übersetzt von Silvia Schuppisser Bonderer

„*Aktivität und Partizipation bei Menschen mit schweren psychischen Erkrankungen fördern* ist eine Pflichtlektüre für alle angehenden und praktizierenden Fachkräfte im Bereich der psychischen Gesundheit aus allen Disziplinen sowie für die ‚Peer-Spezialisten', die Menschen unterstützen wollen, ein bedeutungsvolles, selbstbestimmtes Leben in der Community zu führen. Der evidenzbasierte Ansatz baut auf einem soliden konzeptionellen Rahmen auf und wurde in dieser zweiten Version durch das umfangreiche Praxis- und Forschungswissen einer versierten Gruppe von Autorinnen weiter verfeinert. Integration und Teilhabe in der Community werden zunehmend als medizinische Notwendigkeit anerkannt. *Aktivität und Partizipation bei Menschen mit schweren psychischen Erkrankungen fördern* bietet ein praktikables Konzept, das in jedes Programm oder jede Dienstleistung im Bereich der psychischen Gesundheit implementiert werden kann."

__Mark Salzer,__ PhD, Professor, Department of Social and Behavioral Sciences at Temple University and director of the Temple University Collaborative on Community Inclusion of Individuals with Psychiatric Disabilities

---

„Was die Menschen in ihrem alltäglichen Leben tun, ist wichtig für ihre Gesundheit und ihr Wohlbefinden! *Aktivität und Partizipation bei Menschen mit schweren psychischen Erkrankungen fördern* beginnt mit der Beschreibung empirischer Belege über die Bedeutung der Teilhabe in alltäglichen Aktivitäten und setzt diese in praktische Arbeitsblätter für Fachkräfte der psychischen Gesundheit um. Das Buch verbindet Praxis und Wissenschaft in der Unterstützung von Menschen mit schweren psychischen Erkrankungen. Es ist damit eine wichtige Ergänzung des Werkzeugkastens einer/eines jeden Therapeut:in für eine genesungsorientierte Praxis."

__Sandra Moll,__ PhD, OT Reg (Ont) und __Rebecca Gewurtz,__ PhD, OT Reg (Ont), associate professors, McMaster University, Canada and members of the Do-Live-Well-Framework development team (www.dolivewell.ca)

„Entstanden auf der Wissensgrundlage der Occupational Science und der Ergotherapie ist *Aktivität und Partizipation bei Menschen mit schweren psychischen Erkrankungen fördern* ein Quantensprung für die Entwicklung von Methoden zur Förderung von Aktivität und Teilhabe im Bereich der psychischen Gesundheit. Es handelt sich um eine Intervention, die Klientenzentrierung und die Systematisierung von Dienstleistungen konsequent miteinander verbindet. Sowohl die Klient:innen als auch die Dienstleistungsanbieter:innen bestätigen dies durch die hohe Nachfrage und den Nutzen, den sie aus dem Erfolg ihres eigenen Tuns ziehen."

__Andreas Pfeiffer,__ Vorsitzender, Deutscher Verband Ergotherapie e. V.

„Seit der Veröffentlichung der ersten Version dieses Buches war es nicht länger akzeptabel, die Trägheit, die mit einer schweren psychischen Erkrankung einhergehen kann, der Person zuzuschreiben, die damit zu kämpfen hat. Den Leser:innen wurde ein Weg gezeigt, wie diese manchmal ausweglose Situation bei der Behandlung durchbrochen werden kann. Mit der Hinzufügung des Capabilities Framework als Grundlage, der Kultur als Kontext und der (Wieder-)Eingliederung in die Community als primäres Ziel geht diese zweite Version noch einen Schritt weiter, indem sie konkrete Methoden vorlegt, die die Person dabei unterstützen kann, die Art von Aktivitäten zu identifizieren und zu verfolgen, die uns allen im Leben Sinn und Zweck verleihen. Das Ergebnis ist eine unschätzbare Quelle zur Förderung einer recoveryorientierten Praxis."

__Larry Davidson,__ PhD, professor of Psychiatry and director, Program for Recovery and Community Health, Yale University

---

Aktivität und Partizipation bei Menschen mit schweren psychischen Erkrankungen fördern

In diesem Buch wird *Handeln ermöglichen – Trägheit überwinden* vorgestellt, ein genesungsorientierter, stärkenbasierter Ansatz zur Bewältigung der tiefgreifenden Störungen bei den täglichen Aktivitäten und der Teilhabe an der Community, die Menschen mit schweren psychischen Erkrankungen häufig erfahren. Mit einem Fokus auf unterstütztes „Tun" beteiligt der Ansatz *Handeln ermöglichen – Trägheit überwinden* Menschen an kleinen Aktivitäten und kleinen Teilhabebestrebungen, um so den Weg für längerfristige und nachhaltige Veränderungen zu ebnen, die ihnen Bedeutung und Wohlbefinden bieten. Das Buch hilft Dienstleistungsanbieter:innen, ihr eigenes Wissen über Aktivitäten weiterzuentwickeln. Es zeigt auf, wie Menschen Gesundheit und Wohlbefinden aus Aktivitäten ziehen können. Sie werden beim Lesen aufgefordert, auch Vorurteile, Annahmen und Einschränkungen zu berücksichtigen, die sich auf ihre Fähigkeit auswirken könnten, Interventionen im Zusammenhang mit Aktivität und Teilhabe einzusetzen. Eine Reihe von Arbeitsblättern, Hilfsmitteln, Fallbeispielen und weiteres Material wird für die Unterstützung dieser Praxis bereitgestellt.

Das Manual wurde auf der Grundlage der Kenntnisse und der Praxis der Occupational-Science und der Ergotherapie entwickelt, ist jedoch für alle im Bereich der psychischen Gesundheit tätigen Fachkräfte, Peer-Support-Anbieter:innen, Verwaltungsmitarbeiter:innen oder politischen Entscheidungsträger:innen von Interesse, die an der Förderung der Genesung von Menschen mit schweren psychischen Erkrankungen interessiert sind.

Terry Krupa, PhD, ist emeritierte Professorin, Schule der Rehabilitationstherapie, Queen's University, Kanada. Schwerpunkt ihrer Forschung und Praxis war die Förderung der Teilhabe von Menschen mit schweren psychischen Erkrankungen in der Community.

Megan Edgelow, EdD, ist Assistenzprofessorin, Schule der Rehabilitationstherapie, Queen's University, Kanada. Sie verfügt über klinische, Lehr- und Forschungserfahrung im Bereich der psychischen Gesundheit und der Aktivitätenteilhabe.

Shu-Ping Chen, PhD, ist außerordentliche Professorin, Departement der Ergotherapie, Universität von Alberta, Kanada. Der Fokus von Dr. Chens Lehr- und Forschungstätigkeit liegt auf Empowerment, Genesung und sozialer Integration von Menschen mit psychischen Problemen.

Carol Mieras, MScOT, ist Lehrbeauftragte und Mitverantwortliche für das MasterCard Scholars Program an der Queen's University, Kanada. Ihre Forschung und Praxis konzentrieren sich auf Integration und Behinderung, insbesondere im Zusammenhang mit psychischer Gesundheit.

Autorinnen und Beiträge

Terry Krupa, PhD, FCAOT
Professor Emerita
School of Rehabilitation Therapy
Queen's University
Kingston, Ontario

Carol Mieras, BA, MScOT, OT Reg. (Ont.)
Adjunct Professor
Mastercard Foundation Scholars Program
School of Rehabilitation Therapy
Queen's University
Kingston, Ontario

Megan Edgelow, BScOT, MSc, EdD, OT Reg. (Ont.)
Assistant Professor
School of Rehabilitation Therapy
Queen's University
Kingston, Ontario

Shu-Ping Chen, PhD, OT Reg. (Alberta)
Associate Professor
Department of Occupational Therapy
Faculty of Rehabilitation Medicine
University of Alberta
Edmonton, Alberta

Mit Beiträgen von:

Renee Bucci, MScOT, OT Reg. (Ont.)
Case Manager
Heads Up! Early Psychosis Intervention Program
Kingston Health Sciences Centre, Kingston, Ontario

Allison Casteels, MScOT, OT. Reg. (Ont.)
Occupational Therapist
KidsInclusive
Kingston Health Sciences Centre, Kingston, Ontario

Sarah Goodfield Weinstein, BA, MScOT, OT Reg. (Ont.)
Occupational Therapist
CBI Health Group – Toronto Eglinton, Toronto, Ontario

Cate Preston, MScOT, Reg. OT (BC)
Panorama Wellness Group
Langley, British Columbia

Allie Rogers, BHSc, MScOT, OT Reg. (Ont.)
Associate Professor
School of Health, Community Services &
Creative Design
Lambton College, Sarnia Ontario

Tanya Schoenhals, MScOT, OT Reg. (Ont.)
Occupational Therapist
Belleville, Ontario

Tina Siemens, MScOT, OT Reg. (Ont.)
Occupational Therapist
Providence Care
Kingston, Ontario

Sara Ubbens, MScOT, OT Reg. (Ont.)
Occupational Therapist
Modern OT – Occupational Therapy Services
Ottawa, Ontario

Vorwort I

In so vielen Jahren meiner Tätigkeit als Ergotherapeutin und Ausbilderin im Bereich der psychischen Gesundheit (in den USA) hat mich die Arbeit von Dr. Krupa und ihren Kolleginnen in Kanada sehr inspiriert und beeindruckt. Jahrzehntelang haben sie praktische, leicht zugängliche, evidenzbasierte Interventionen entwickelt und verbreitet, die Ergotherapeut:innen und anderen Fachleuten, ehrenamtlich Tätigen und Peer-Support-Anbieter:innen weithin zur Verfügung stehen und auf eine klientenzentrierte Genesungs- und Wohlbefindensorientierung ausgerichtet sind, die ich für so wichtig halte.

Meiner Einschätzung nach wird der aktualisierte Interventionsansatz, der in *Aktivität und Partizipation bei Menschen mit schweren psychischen Erkrankungen fördern* beschrieben wird, weiterhin weltweit Menschen mit schweren psychischen Erkrankungen zugutekommen, die mit Ungleichheiten, Diskriminierung und Komorbiditäten konfrontiert sind sowie Lebensgewohnheiten an den Tag legen, die zu einer schlechteren Lebensqualität und einer verkürzten Lebenserwartung führen. Uns ist schon lange bekannt, dass Menschen mit einer schweren psychischen Störung auch das Risiko haben, andere medizinische und psychische Komorbiditäten zu entwickeln oder mit diesen leben zu müssen. Darüber hinaus sind viel zu viele von ihnen von Armut, Unterversorgung, Arbeitslosigkeit, Traumata, eingeschränkter Gesundheitskompetenz, geringer sozialer Unterstützung und vielem mehr betroffen. Diese aktualisierte Version des Interventionsansatzes berücksichtigt diese Faktoren und bietet Praktizierenden eine Struktur, um gemeinsam Pläne zu erstellen, die zu individuellen positiven Ergebnissen führen. Dieses Buch bietet neue grundlegende, strukturelle und praktische Funktionen für eine betätigungsorientierte Zeitnutzungsintervention, die die Betätigungsbalance und das Beteiligtsein von Menschen mit schweren psychischen Erkrankungen verbessern kann.

Der aktualisierte Interventionsansatz *Handeln ermöglichen – Trägheit überwinden* berücksichtigt nun stärker die sozialen Einflussfaktoren auf die Gesundheit und die beachtlichen Ungleichheiten, denen so viele Menschen ausgesetzt sind, wenn es darum geht, durch Aktivität und Teilhabe ein Leben mit Bedeutung und Wohlbefinden zu schaffen und zu genießen.

Das Do-Live-Well-Framework („Lebe dein Leben gut"-Framework) bietet einen proaktiven Blickwinkel, um die Bedeutung von Aktivitäten und Partizipation für Gesundheit und Wohlbefinden zu verstehen. Die verstärkte Berücksichtigung von Faktoren wie ethnische Herkunft oder Zugehörigkeit, Alter, Geschlecht und vieles Weitere ermöglicht es den Fachkräften, sich ein umfassendes Bild von den individuellen Erfahrungen, Bedürfnissen, dem Kontext und den Präferenzen zu machen, um einen personenzentrierten Ansatz zu bieten. Die verstärkte Berücksichtigung systemischer Faktoren kann den Fachkräften helfen, die Auswirkungen sozialer Einflussfaktoren, die Benachteiligungen und strukturellen Faktoren, die sich auf Lebensstil, Lebensqualität und Lebensspanne auswirken, systematisch zu berücksichtigen. Die richtigen Fragen zu stellen, kann dem/der Klient:in helfen, das auszudrücken, was wichtig ist, um einen wirksamen Plan zu erstellen, der zu guten Ergebnissen führt.

Trotz jahrzehntelanger genesungsorientierter Forschung sind die Interventionsansätze im Bereich der psychischen Gesundheit, einschließlich der von Ergotherapeut:innen angebotenen, nach wie vor zu defizitorientiert. *Handeln ermöglichen – Trägheit überwinden* basiert jedoch auf dem Capabilities Framework, das Therapierenden eine positive Sichtweise bietet, um mit Menschen in Kontakt zu treten, ihnen zu ermöglichen, persönlich bedeutungsvolle Aktivitäten ihrer Wahl zu entdecken und sich an diesen aktiv zu beteiligen. Ich habe erlebt, wie wichtig es ist, die Aufmerksamkeit auf Aktivitäten zu richten und einem Menschen zu helfen, eine Struktur und Routine aufzubauen und diese aufrechtzuerhalten, indem man Aktivitäten plant, die Bedeutung und Zweck haben und persönlich befriedigend sind. Die verstärkte Berücksichtigung der Familie, der Kultur und des sozialen Umfelds fördert einen Ansatz, der die Entscheidungen und Handlungen der Klient:innen nutzt, die wirklich motivierend sind. Dadurch verbessert sich die Beteiligung der Klient:innen, was sich meiner Meinung nach positiv auf deren Gesundheit und das Wohlbefinden auswirken kann. In diesem Buch wird ausdrücklich auf Inklusion und Bürgerschaft als Leitsätze für die Praxis hingewiesen; dies ist deshalb so wichtig, weil viel zu viele Menschen mit sozialer Ausgrenzung, Diskriminierung und Selbststigmatisierung konfrontiert sind.

Dieses Buch enthält noch ausführlichere Beschreibungen von Ansätzen und Strategien, die es Menschen ermöglichen, wieder bedeutungsvolle Aktivitäten aufzunehmen und dadurch ihre Partizipation zu verbessern. Dienstleistungsanbieter:innen erhalten einen strukturierten Ansatz, den sie in der Zusammenarbeit mit den Klient:innen flexibel anpassen können, um gemeinsam Chancen zu schaffen und den Aufbau von Angeboten in der Community zu fördern. Es vermittelt die optimistische Botschaft: Ein erfülltes Leben ist möglich. Zusätzlich zu den Fallbeispielen und Reflexionsfragen, die die Fachkräfte aktiv einbeziehen sollen, werden Schlüsselkompetenzen aufgezeigt, die ihnen helfen, sich auf Recovery zu konzentrieren, neugierig zu sein und einen kooperativen Ansatz in der Therapie zu gewährleisten.

Dieses Buch ist wirklich ein praktischer Beitrag, der die Ansätze von Recovery und Wohlbefinden verbindet, die von Menschen während ihrer Genesung und Peer-Support-Anbieter:innen als sehr wichtig angesehen werden. Diese Intervention bietet eine Struktur, bei der Fachkräfte und Klient:innen zusammenarbeiten können, um die oft beachtlichen Barrieren zu überwinden, die sie daran hindern, Bedeutung und Freude aus dem breiten Spektrum von Aktivitäten und Teilhabe zu schöpfen, die ihr tägliches Leben ausmachen.

Peggy Swarbrick
PhD, OT, CPRP, FAOT
Associate professor and director of Practice Innovation and Wellness
Rutgers University Behavioral Health Care
Wellness Institute director
Collaborative Support Programs of New Jersey

Übersetzt von Silvia Schuppisser Bonderer

Vorwort II

Ich freue mich, dass mit *Aktivität und Partizipation bei Menschen mit schweren psychischen Erkrankungen fördern* nun eine aktualisierte Version des Ansatzes *Handeln ermöglichen – Trägheit überwinden* vorliegt, und möchte diese Begeisterung mit Ihnen teilen.
Handeln ermöglichen – Trägheit überwinden beschreibt eine klare Vision und praktische Methoden zur Bewältigung stark gestörter Aktivitäts- und Partizipationsmuster bei Menschen, die mit anhaltenden Gesundheitsstörungen leben. Der Ansatz stellt diese Methoden dabei in den Kontext einer genesungsorientierten psychiatrischen Versorgung. Das vorliegende Buch baut auf dieser Vision auf und formuliert *Handeln ermöglichen – Trägheit überwinden* weiter aus, hin zu einer eigenständigen Intervention, die die Entwicklung von Aktivitäts- und Partizipationsmustern ermöglicht, die Gesundheit und Wohlbefinden unterstützen. Das heißt, *Handeln ermöglichen – Trägheit überwinden* konzentriert sich auf das, was der Mensch in seinem täglichen Leben tut, wie er es tut und warum. Es geht dabei um das Potenzial von Aktivitäten und Partizipationserfahrungen, die zu Gesundheit und Wohlbefinden beitragen.

Die Teilhabe an selbst gewählten, persönlich und kulturell bedeutsamen Aktivitäten ist im Bereich der psychischen Gesundheit weithin als Beitrag zur Genesung und zum Wohlbefinden anerkannt. Dennoch gehören die Methoden, die eine bedeutungsvolle Beteiligung, soziale Kontakte und Partizipation in der eigenen Community ermöglichen zu den am wenigsten definierten und entwickelten Aspekten der genesungsorientierten Praxisansätze. *Handeln ermöglichen – Trägheit überwinden* ist eine personenzentrierte Methode, die auf den Erkenntnissen der Occupational Science und der Ergotherapie über die Qualitäten und die Organisation der täglichen Aktivitäten und der Partizipation, ihrer persönlichen und soziokulturellen Bedeutungen und Ausdrucksformen sowie dem Zusammenhang von Gesundheit, Wohlbefinden und Genesung beruht. *Handeln ermöglichen – Trägheit überwinden* macht Methoden sichtbar, die in der Vergangenheit im Bereich der psychischen Gesundheit nur unzureichend beschrieben und verstanden wurden. Auf diese Weise öffnet der Ansatz Türen zu einem neuen Verständnis und zu Strategien, die wichtig sind, um die Probleme im täglichen Leben anzugehen, mit denen Menschen mit anhaltenden psychischen Gesundheitsproblemen auf der ganzen Welt allzu häufig konfrontiert sind. Darüber hinaus bietet der Ansatz Möglichkeiten der Zusammenarbeit, der Beratung und des Wissensaustauschs in Bezug auf Aktivität, Teilhabe, Gesundheit und Wohlbefinden mit den Teilnehmer:innen, deren Familien und Dienstleistungsanbieter:innen im Interesse der Überwindung von Hindernissen für Partizipation und Inklusion.

Handeln ermöglichen – Trägheit überwinden wurde für die Arbeit mit Menschen entwickelt, deren gestörte Aktivitäts- und Partizipationsmuster erhebliche Auswirkungen auf ihre Gesundheit und ihr Wohlbefinden haben. Im Laufe meiner beruflichen Laufbahn als Ergotherapeutin habe ich mit vielen Menschen gearbeitet, die mir von ihren herausfordernden Alltagserfahrungen im Zusammenhang mit psychischen Problemen berichteten, und oft kämpften wir gemeinsam darum, Aktivitäts- und Teilhabeerfahrungen zu schaffen, die ihr Gefühl des Wohlbefindens steigern sollten. Diese Erfahrungen haben mich viel gelehrt – nicht nur über die gelebten Erfahrungen eines unterbrochenen Lebens und die damit einhergehenden Probleme, Erfolge und Rückschläge, sondern auch über die vielen Möglichkeiten, Stärken und Ressourcen, aus denen man schöpfen kann, um sich weiterzuentwickeln. Hätten mir damals die Arbeitsblätter und das Informationsmaterial von *Handeln ermöglichen – Trägheit überwinden* zur Verfügung gestanden, hätte ich wahrscheinlich wirksamere Unterstützung angeboten, vor allem aber hätte ich so auch eine Methode gehabt, um zu verdeutlichen, wie Aktivitäts- und Partizipationsmuster mit Gesundheit und Wohlbefinden zusammenhängen. Als ich zum ersten Mal von *Handeln ermöglichen – Trägheit überwinden* erfuhr, interessierte ich mich schon lange für die Zeitnutzung (also dafür, wie Menschen ihre Zeit verbringen) als Indikator für Gesundheit und Wohlbefinden. Was mich also begeisterte, waren die Arbeitsblätter und das Informationsmaterial, mit denen man Menschen dabei unterstützen kann, Möglichkeiten zu erkunden und persönlich bedeutungsvolle und befriedigende Aktivitätsmuster zu schaffen und aufrechtzuerhalten, die mit ihrer Genesung und ihrem Wohlbefinden verbunden sind.

Aktivität und Partizipation bei Menschen mit schweren psychischen Erkrankungen fördern macht die personenzentrierten, auf Stärken und Fähigkeiten ausgerichteten Elemente dieses Interventionsansatzes deutlich. Auf diese Weise wird *Handeln ermöglichen – Trägheit überwinden* mit dem „Lebe dein Leben gut"-Konzept (Do-Live-Well-Framework) verbunden, das sich auf evidenzbasierte Zusammenhänge zwischen Aktivitäten und Partizipation mit Gesundheit und Wohlbefinden konzentriert; und mit dem Capabilities-Ansatz, ein Framework für soziale Gerechtigkeit, das sich auf alltägliche Situationen konzentriert, die die Möglichkeiten, Ressourcen und die Kraft der Menschen beein-

trächtigen, das Leben zu führen, das sie schätzen. Das bedeutet vor allem, dass dieses Buch den komplexen und interagierenden sozialen Kräften (z. B. Armut, Stigmatisierung und Diskriminierung, soziale Isolation), die für viele der Störungen der Aktivitäten und der Partizipation von Menschen mit anhaltenden psychischen Problemen in unseren Communitys verantwortlich sind, mehr Aufmerksamkeit schenkt. Ihre Auswirkungen auf die Aktivitäts- und Partizipationsmuster zu erkennen, ist eine wesentliche Voraussetzung für die Entwicklung von Strategien zur Beseitigung dieser Hindernisse, um eine umfassende Partizipation zu ermöglichen.
Die neue Version enthält auch fundiertere Beschreibungen von Ansätzen und Strategien, die es den Menschen ermöglichen, bedeutungsvolle Aktivitäten aufzunehmen und Partizipation zu verbessern, sowie ausführlichere Darstellungen der Anwendung von *Handeln ermöglichen – Trägheit überwinden* in der Praxis.

In Australien wurde das Potenzial von *Handeln ermöglichen – Trägheit überwinden* in verschiedenen Kontexten untersucht. In gemeindenahen psychiatrischen Diensten für Jugendliche und Erwachsene wurde dieser Interventionsansatz angeboten, um Menschen bei der Wiederaufnahme selbst gewählter Aktivitäts- und Partizipationsmuster als Beitrag zu ihrem persönlichen Recovery zu unterstützen; er wurde auch als individualisierte Unterstützungsmaßnahme innerhalb gemeindenaher Versorgungsangebote für Menschen mit psychiatrischen Behinderungen angeboten. Auf diese Weise kann *Handeln ermöglichen – Trägheit überwinden* in der Begleitung von Menschen eingesetzt werden, um zu erkunden, was sie in ihrem täglichen Leben tun, warum sie es tun und wie die derzeitigen Aktivitäts- und Partizipationsmuster mit Bedeutung, Gesundheit und Wohlbefinden zusammenhängen können. Der Ansatz hilft auch Strategien zu entwickeln, um andere Muster zu generieren, die Gesundheit und Wohlbefinden besser fördern. Im Bereich des betreuten Wohnens wurde *Handeln ermöglichen – Trägheit überwinden* auch eingesetzt, um Maßnahmen, die auf Aktivitäten und Teilhabe ausgerichtet sind, recoveryorientiert umzusetzen. In diesem Zusammenhang arbeiteten die Ergotherapeut:innen mit Peer-Berater:innen und der Leitung der psychiatrischen Dienste zusammen, um *Handeln ermöglichen – Trägheit überwinden* in einem zeitlich begrenzten Gruppenformat umzusetzen. Das Angebot von *Handeln ermöglichen – Trägheit überwinden* in einem Gruppenformat sollte nicht nur das Verständnis für die Bedeutung von aktiver Teilhabe an Recovery und Wohlbefinden fördern, sondern auch der Gruppe der Teilnehmer:innen bei der Selbstentwicklung und beim Bewirken von Veränderungen zugutekommen. Dieser Ansatz betont auch die Kraft des gemeinsamen Austauschs – nichts wirkt dem Gefühl der Isolation und des Alleinseins so entgegen wie das Zusammensein mit Menschen, deren Erfahrungen als gleichartig erkannt werden – was auch die Literatur zur Peer-Unterstützung belegt. Es zeigt auch, wie nützlich es sein kann, *Handeln ermöglichen – Trägheit überwinden* im Rahmen einer Peer-Unterstützung in Zusammenarbeit mit Ergotherapeut:innen anzubieten, sei es als Co-Moderator:innen, Supervisor:innen oder Berater:innen in diesem Prozess.

Die neue Version von *Handeln ermöglichen – Trägheit überwinden* spiegelt auch eine tiefe Praxiskenntnis wider, die aus der weltweiten Auseinandersetzung vieler Fachkräfte – einschließlich Ergotherapeut:innen, Genesungsbegleiter:innen und anderer im Bereich der psychischen Gesundheit Tätigen – mit den philosophischen, theoretischen und praktischen Elementen dieses Ansatzes resultiert. Nachdem ich einige dieser Gespräche bei interaktiven Workshops in Australien miterlebt habe, ist es offensichtlich, dass die Autorinnen versucht haben, diese Erkenntnisse zu teilen. Insbesondere bietet das Buch weitere praktische Strategien, wie Menschen befähigt werden können, in ihrem täglichen Leben Aktivitäts- und Partizipationsmuster aufzubauen, die Bedeutung haben und zu Gesundheit und Wohlbefinden beitragen. Die Kraft von *Handeln ermöglichen – Trägheit überwinden*, einen praktischen und spürbaren Wandel in der Praxis herbeizuführen, wird durch die gemeinsame Anwendung mit Menschen mit eigener Krankheitserfahrung weiter verstärkt, wobei ein Dialog über die berufliche und gelebte Erfahrungsperspektive hinweg eine authentische genesungsorientierte Begleitung vorantreiben könnte. Obwohl *Handeln ermöglichen – Trägheit überwinden* in erster Linie für die Arbeit mit Menschen mit chronischen psychischen Erkrankungen beschrieben wird, bei der Aktivitäts- und Partizipationsmuster im Mittelpunkt der Strategien zur Förderung von Gesundheit und Wohlbefinden stehen, handelt es sich bei *Handeln ermöglichen – Trägheit überwinden* um keine Intervention, die auf psychische Erkrankungen beschränkt ist. Es gibt viele andere Bevölkerungsgruppen, die mit gestörten Aktivitäts- und Partizipationsmustern zu kämpfen haben und denen der Ansatz und die Praxis von *Handeln ermöglichen – Trägheit überwinden* ebenfalls viel zu bieten haben, um ihre Störungen von Aktivitäts- und Partizipationsmustern, die die Gesundheit und das Wohlbefinden untergraben, zielgerichtet anzugehen.
Ich hoffe, dass es *Aktivität und Partizipation bei Menschen mit schweren psychischen Erkrankungen fördern* gelingt, viele Ergotherapeut:innen und andere, die im Bereich der psychischen Gesundheit Betreuung und Unterstützung anbieten, zu einem tieferen Verständnis von Aktivitäts- und Partizipationsmustern als Schwer-

punkt für Interventionen zur Unterstützung von Gesundheit und Wohlbefinden zu inspirieren. Mit der richtigen Unterstützung können Menschen vielseitige Erfahrungen mit Aktivitäten und Teilhabe schaffen, die bedeutungsvolle Beteiligung ermöglichen, und ihre eigenen Möglichkeiten für Gesundheit, Wohlbefinden und Genesung beeinflussen.

Ellie Fossey
PhD, MSc (Health Psychol), DipCOT (UK)
Professor and Head
Departement of Occupational Therapy
Monash University
Melbourne, Australia

Übersetzt von Silvia Schuppisser Bonderer

Vorwort III

Als die erste Version des Interventionsansatzes *Handeln ermöglichen – Trägheit überwinden* 2010 veröffentlicht wurde, war ich von diesem Manual begeistert, und zwar mehr als von anderen Veröffentlichungen, die ich im Laufe der Jahre gesehen hatte. Die Veröffentlichung war bahnbrechend, da sie den Fachkräften ein Manual an die Hand gab, das es ihnen ermöglichte, ihre Praxis kritisch zu hinterfragen und sicherzustellen, dass die Klient:innen auf ihrem eigenen Weg zum Recovery mitwirken. Außerdem wurde eine Brücke zwischen Theorie und Praxis geschlagen, die es den Berufsgruppen ermöglichte, ihre Klient:innen vielmehr als Partner:innen in ihre eigenen Lebensveränderungen einzubeziehen und nicht nur als Teilnehmer:innen. Der Ansatz war einfach: Wir begleiteten Alex und Jamie auf ihrem Weg zur aktiven gesellschaftlichen Teilhabe durch Aktivitäten. Alex wurde ermöglicht, seine eigenen Stärken und Lösungen aus der Fähigkeitsperspektive zu entdecken. Dieser Ansatz bot etwas, was nicht nur in meinem Leben als Pädagogin fehlte, sondern auch als Arbeitende in der innerstädtischen Community.
Das benutzerfreundliche Format wurde von Studierenden, Berufspraktiker:innen und, was noch wichtiger ist, von den Klient:innen gut aufgenommen und bot einen Ausgangspunkt für genesungsorientierte Interventionen mit den Klient:innen. Das Manual wurde zu einem festen Bestandteil bei den meisten Gesprächen mit Klient:innen, Studierenden, Familien oder Kostenträgern. Es war wirklich ein Geschenk, um die recoveryorientierte Praxis voranzutreiben, und erfüllte den Bedarf, Berufspraktiker:innen dabei zu unterstützen, ihren Ansatz in der Praxis zu ändern. Von mehreren Berufsgruppen angewandt, bot es eine Struktur, die in vielen klinischen Gesprächen zugunsten der Klient:innen Brücken schlug.

Als ich dieses Vorwort verfasste, freute ich mich darüber, die Weiterentwicklungen überprüfen zu können, war aber auch ein wenig skeptisch, was eine neue Version bieten könnte, und befürchtete, dass sie weniger benutzerfreundlich sein würde. Das war einfach nicht der Fall. Die Änderungen und Ergänzungen in *Aktivität und Partizipation bei Menschen mit schweren psychischen Erkrankungen fördern* sind erfrischend und fügen der Komplexität unserer Praxis wesentliche Komponenten hinzu.
Während es für alle Fachkräfte im Bereich der psychischen Gesundheit nützlich ist, legt es in der Ergotherapie eindeutig den Fokus auf das persönliche Recovery. Es unterstützt so die ergotherapeutischen Grundlagen und ergänzt sie noch um zusätzliche Strategien, um dieses Wissen besser anwenden zu können. Alex und Jamie sind immer noch da, aber ihr Weg entspricht der Komplexität, wie sie in der Realität zu finden ist. Darüber hinaus befasst sich dieses Manual mit den Frustrationen und Herausforderungen, mit denen alle Partner:innen in den psychischen Gesundheitssystemen konfrontiert sind, da sich die Finanzierungsgrundlagen ständig verändern. Besonderes Augenmerk wird auf die Familie, die Kultur und den sozialen Kontext gelegt, wenn es um Entscheidungen und Maßnahmen im Zusammenhang mit Aktivität und Partizipation geht, die in unserer heutigen Zeit eine Herausforderung darstellen. Das Manual wurde um wichtige Rahmenbedingungen ergänzt, die zu besseren Ergebnissen führen. In dieser Version wurde das „Do-Live-Well"-Framework („Lebe dein Leben gut"-Framework) ergänzt, das Aktivitäten und Praxis eindeutig mit Gesundheit und Wohlbefinden verknüpft – ein Konzept, das in medizinischen Modellen oft nicht berücksichtigt wird. Die Praxis wird zusätzlich noch durch das Capabilities Framework unterstützt, damit die Dienstleistungsanbieter:innen ihre eigene Rolle bei der Förderung von Aktivität und Partizipation berücksichtigen. Um die Anwendung dieser beiden Frameworks wirksam zu unterstützen, sind gute Beispiele für Ansätze und Strategien im Manual ergänzt worden. Um Fachkräften und ihren Klient:innen zu helfen, werden darüber hinaus Strategien zur Bewältigung systematischer Faktoren vorgestellt, die zu Fehlanreizen führen. Die Arbeitsblätter wurden weiterentwickelt und sind vielschichtig für die Momente, in denen Trägheit oder Frustration die Aktivitäten zu behindern beginnen, sodass der/die Klient:in den Anreiz hat, weiterzumachen, und der/die Dienstleistungsanbieter:in Unterstützung bei der Analyse dieser Momente in der praktischen Arbeit erhält.

Diese neue Version des Manuals ist eine dieser Praxishilfen, die auf dem Schreibtisch einer jeden Fachkraft liegen sollten, egal in welchem Arbeitsbereich der psychischen Gesundheit sie tätig ist. Ob Berufsanfänger:in oder erfahrene Fachkraft, das Manual bietet gezielte Reflexionsfragen zur Vertiefung und somit Fachkräften die Möglichkeit, über ihre eigene Praxis zu reflektieren und ihre eigene Leistungserbringung zu bewerten. Es trägt dazu bei, die Konzepte und das soziale Umfeld zu hinterfragen, die dem Erfolg der Klient:innen am meisten im Wege stehen. Es hilft den Dienstleistungsanbieter:innen, Klient:innen die Verantwortung für deren eigenes Schicksal zu übertragen und diese selbst darüber bestimmen zu lassen, indem sie sie bei der Entscheidungsfindung aktiv mit einbeziehen. Es folgt Alex und Jamie, aber ich vermute, dass jede Fachkraft einen Bezug zu den präsentierten Themen herstellen kann. Jede wird von den vorgestellten Strategien, wie Alltagsaktivitäten gefördert werden können und wie sichergestellt werden kann, dass diese jeden/jede Klient:in befähigen, sich die eigenen Lebensmöglichkeiten zu nutzen, profitieren können.

Elizabeth Taylor
PhD OT© FCAOT
Clinical professor emeritus
University of Alberta
Edmonton, Alberta

Übersetzt von Silvia Schuppisser Bonderer

Einleitung

Es ist mehr als zehn Jahre her, seit die erste Version des Interventionsansatzes *Handeln ermöglichen – Trägheit überwinden* veröffentlicht wurde. Bei der Veröffentlichung hofften wir, dass unsere Bemühungen, praktische Methoden im Zusammenhang mit Aktivität und Partizipation zu formulieren, bei Ergotherapeut:innen, anderen Dienstleistungsanbieter:innen und Menschen mit psychischen Erkrankungen im Bereich der psychischen Gesundheit Anklang finden würden. Wir haben uns über die positive Resonanz auf das Buch gefreut. Die Übersetzung in mehrere Sprachen, die Integration des Ansatzes in genesungsorientierte Forschungsprojekte, die Aufnahme in die Lehrpläne für Studierende der Ergotherapie und der psychosozialen Rehabilitation sowie das Angebot zahlreicher Workshops auf internationaler Ebene trugen zu einer raschen Verbreitung bei. Diese Verbreitungsinitiativen haben uns nicht nur bestätigt, dass wir uns mit einem echten Bedarf auseinandergesetzt haben, sondern sie haben uns auch die Möglichkeit gegeben, neue Ideen zu sammeln und in der praktischen Umsetzung die komplexe Durchführung des Interventionskonzepts anzupassen.

Seit der Veröffentlichung der ersten Version haben wir viele Rückmeldungen zu den vielfältigen Faktoren gehört, die bei der Förderung der Beteiligung von Menschen mit schweren psychischen Erkrankungen an bedeutungsvollen Aktivitäten und Teilhabe eine Rolle spielen, sowie über die (erwarteten und unerwarteten) Auswirkungen dieser Beteiligung. So erfuhren wir beispielsweise in Singapur und Taiwan, dass Entscheidungen und Initiativen in Bezug auf Aktivität und Teilhabe aus kulturellen und wirtschaftlichen Gründen im familiären Kontext verstanden und ausgehandelt werden müssen. In Katar sprachen wir mit Ergotherapeut:innen darüber, wie sich die Aktivitäts- und Partizipationsmuster in den verschiedenen Bevölkerungsgruppen unterscheiden, und wir hatten auch die Gelegenheit, die Anwendung des Ansatzes in Behandlungseinrichtungen für Drogenabhängige zu prüfen. In Kenia erfuhren wir von der Not, die durch „Trägheit" verursacht wird, und von dem Druck, der dadurch auf den Familien lastet. Wir hörten aber auch, wie Veränderungen in den Aktivitäts- und Partizipationsmustern zum Wohlbefinden der Familien beitragen, gestörte soziale Beziehungen wiederherstellen und die Stigmatisierung in der Community verringern können. In Kanada, Australien, Europa und Israel erfuhren wir, wie die Interventionsinstrumente angepasst wurden, um sie besser in die lokalen Kontexte der psychischen Gesundheitssysteme zu integrieren. Wir erfuhren von innovativen Bemühungen zur Anpassung der Intervention für die Online-Bereitstellung durch Peer-Support-Anbieter:innen, zur Unterstützung des Übergangs von der Obdachlosigkeit zu einer stabilen Unterkunft und zur Berücksichtigung der Bedürfnisse von Kriegsveteranen, die bei der Rückkehr ins zivile Leben mit psychischen Erkrankungen zu kämpfen haben. In diesem Manual haben wir versucht, die entscheidenden Elemente dieser Rückmeldungen in den Interventionsansatz zu übernehmen.

Wir stellten außerdem fest, dass die Diskussionen über Aktivität und Partizipation bei schweren psychischen Erkrankungen häufig darauf hinausliefen, die Probleme als „negative Symptome" zu interpretieren, wobei die Problembeschreibungen aus biomedizinischer und psychologischer Sicht formuliert wurden, was zu einer begrenzten Ausrichtung der Interventionen auf der individuellen Ebene führte. Für uns zeigte das die Notwendigkeit, den Schwerpunkt des Ansatzes verstärkt darauf zu legen, zu verstehen, „was die Menschen tun", „wie sie diese Dinge tun" und „warum die Menschen motiviert sind, das zu tun, was sie tun" und „was sie von diesem Tun haben". Es zeigte die Notwendigkeit, die theoretische Grundlage des Interventionsansatzes stärker weiterzuentwickeln und umfassender zu beschreiben, wie Interventionen die Faktoren auf der sozialen Ebene beeinflussen können, die sich auf die Aktivität und Teilhabe der Teilnehmer:innen auswirken. Wir hoffen, mit dem Manual *Aktivität und Partizipation bei Menschen mit schweren psychischen Erkrankungen fördern* auch weiterhin den Dialog anzuregen, zur Umsetzung ganzheitlicher Initiativen zu motivieren und Innovationen in der Praxis zu fördern.

Abschließend: Wir haben dieses Manual mitten in einer weltweiten Pandemie geschrieben – und wir zählen immer noch die Tage, bis die pandemiebedingten Beschränkungen ohne negative Folgen gelockert werden können. Interessanterweise scheint die Pandemie in der Öffentlichkeit ein breiteres Bewusstsein für die negativen persönlichen und sozialen Folgen geschaffen zu haben, die sich aus den erheblichen Störungen der täglichen Aktivitäts- und Partizipationsmuster ergeben können. Wir hoffen, dass die aus der Pandemie gezogenen Lehren die Bedeutung von Gesundheit und Wohlbefinden durch Aktivität und Partizipation weiter verstärken werden.

Terry, Megan, Carol, and Shu-Ping

Übersetzt von Silvia Schuppisser Bonderer

Danksagungen

Wir können uns glücklich schätzen, dass viele Menschen zu dieser Arbeit beigetragen haben.

Wir möchten den Autorinnen der ersten Version des Interventionsansatzes *Handeln ermöglichen – Trägheit überwinden* für ihre Pionierarbeit in diesem Bereich danken – Andrea Almas, Andrea Perry, Debbie Radloff-Gabriel, Jennifer Jackson und Marla Bransfield.
Unser Dank gilt auch den vielen Ergotherapeut:innen und anderen Dienstleistungsanbieter:innen die wertvolle Rückmeldungen zur Umsetzung dieses Interventionsansatzes gegeben haben.

Wir danken der Philosophin Dr. Christine Overall für ihre Unterstützung bei der Erörterung von Fragen zur Ethik von Dienstleistungserbringung im Zusammenhang mit Aktivität und Partizipation.

Abschließend möchten wir uns bei den vielen Menschen bedanken, deren Krankheitserfahrungen mit schweren psychischen Erkrankungen unser Verständnis von Aktivität und Partizipation am täglichen Leben geprägt haben.

Übersetzt von Silvia Schuppisser Bonderer

Einführung

Übersetzt von Silvia Schuppisser Bonderer

Alex

Alex ist 38 Jahre alt und lebt in einer therapeutischen Wohngemeinschaft in einem sozioökonomisch schwächeren Bezirk einer mittelgroßen Stadt. Er teilt sein Zimmer mit einem anderen Mann. Alex bezahlt diese Wohnform mit dem Geld, das er als staatliche Invalidenrente erhält. Seine Eltern wohnen etwa zwei Stunden mit dem Bus entfernt, seine Schwester und ihre Familie leben ebenfalls in seiner Stadt.

Alex war in den letzten vier Jahren zweimal zur Behandlung einer psychischen Erkrankung in einem Krankenhaus. Bei seiner letzten Krankenhauseinweisung nahm der psychosoziale Dienst Kontakt mit ihm auf, um ihn an weiterführende Angebote in seiner Stadt zu vermitteln.Jamie arbeitet im Team des psychiatrischen Dienstes der Community und ist eine der primären Dienstleistungsanbieter:innen für Alex.

Bei ihren ersten Treffen versuchte Jamie, ein Gefühl dafür zu bekommen, wer Alex war – und was er gerne tat. Für Alex war es schwierig, über seine Aktivitäten ein Bild von sich selbst zu vermitteln. Er nannte nur wenige Aktivitäten, denen er regelmäßig nachging und die über die grundlegende Körperpflege hinausgingen. Bei diesen ersten Treffen wurde Jamie bewusst, dass Alex, wie auch alle anderen Bewohner in der Wohneinrichtung, keine Verantwortung für das Haus, für die Zubereitung der Mahlzeiten oder für einen Großteil seines eigenen Wohnraums hatte. Jamie erkannte, dass Alex sozial isoliert war, obwohl fast ständig andere Menschen in seinem Haus anwesend waren. Alex sieht seine Eltern und seine Schwester nur selten, aber sie telefonieren mindestens einmal pro Woche miteinander.

Am Anfang hatte Alex Probleme, über seine täglichen oder über seine geplanten künftigen Aktivitäten zu sprechen. Er reagierte auf Jamies Fragen mit kurzen Antworten und selten ging ein Gespräch von ihm aus. Er war freundlich, lächelte aber selten und zeigte kaum starke Emotionen. Im Allgemeinen präsentierte er sich während Interaktionen schnell überfordert. Manchmal ängstigten die Gespräche Alex, und Jamie blieb mit gemischten Gefühlen zurück. Einerseits signalisierte Alex, er wolle in Ruhe gelassen werden, andererseits zeigte er gleichzeitig aber auch ein Interesse daran, Unterstützung zu erhalten.

Als Jamie und Alex sich besser kennenlernten, öffnete sich Alex in Bezug auf seine eigenen Erfahrungen bei seinen täglichen Aktivitäten. Er beschrieb seine Lebensweise als „leer". Er erinnerte sich daran, dass es lange Zeit her war, als er noch etwas hatte, was er als „Interesse" bezeichnen konnte. Tatsächlich war er nicht in der Lage, spontan Auskunft über seine Vorlieben und über die Wertigkeit seiner Aktivitäten zu geben. Er konnte sich an eine Zeit während seiner Teenagerjahre erinnern, als er gemeinsam mit seinen Freunden Freizeitaktivitäten durchgeführt hatte, stellte aber fest, dass auch damals seine Freunde diese Aktivitäten initiierten und planten.

Gezielte Fragen:

1. Warum interessieren Sie sich für diesen Interventionsansatz?
2. Wie vertraut sind Sie mit einem Interventionsansatz, der sich an Aktivitäten und Partizipation orientiert?
3. Haben Sie bereits mit Menschen gearbeitet, deren Aktivitäts- und Partizipationsmuster Sie beunruhigt haben? Wie würden Sie diese Muster beschreiben? Warum sind sie besorgniserregend?
4. Haben Sie mit Menschen gearbeitet, die ein ähnliches Aktivitäts- und Partizipationsverhalten wie Alex zeigen? Wie häufig kommen diese Formen von Aktivitäts- und Partizipationsproblemen in Ihrer beruflichen Praxis vor?

1.1 Gesundheit und Wohlbefinden durch Aktivität und Partizipation: Schwerpunkt dieses Interventionsansatzes

Dieser Interventionsansatz wurde entwickelt, damit Menschen mit schweren psychischen Erkrankungen Bedeutung, Gesundheit und Wohlbefinden in ihren täglichen Aktivitäten und bei der Partizipation erfahren können. Die philosophische und Wissensgrundlage des Interventionsansatzes basiert auf der Wissenschaft der Betätigung (Occupational Science) und der Ergotherapie. Innerhalb dieser Bereiche erfasst das Konstrukt „Betätigung" die Komplexität der täglichen Aktivitäten und Partizipation: die dem Menschen und der menschlichen Existenz eigene Betätigungsnatur; die Qualität und Organisation der täglichen Aktivitäten und Partizipation, ihre persönliche und soziokulturelle Bedeutung und Ausdruck sowie ihren Bezug zu Gesundheit, Wohlbefinden und die menschliche Anpassung (Wilcock, 1998; Christiansen & Townsend, 2004).

Das Interventionsmanual legt den Schwerpunkt darauf, Menschen mit schweren psychischen Erkrankungen zu Wohlbefinden, gesundheitsfördernden Aktivitäten sowie dafür hilfreichen Aktivitäts- und Partizipationsmustern zu befähigen. Die Ermöglichung von Beteiligung bezieht sich zum einen auf die Förderung der Fähigkeiten bei den Teilnehmer:innen, zum anderen aber auch auf die Ausweitung der Gelegenheiten in der Community. Ziel ist es, sich in das „Tun" einbringen zu können, um Wohlbefinden, Lebensqualität, Zugehörigkeit und persönliche Entwicklung zu erfahren (Townsend et al., 2007).

Der Ansatz hebt dabei mehrere wichtige Aspekte dieses Beteiligtseins hervor, beispielsweise:

- **Eine emotionale Verbindung** zu Aktivitäten und zur Partizipation durch das Erleben einer persönlichen Bedeutung ist wichtig. Es werden eine Reihe gezielter Methoden zur systematischen Betrachtung der verschiedenen Dimensionen von Bedeutung vorgestellt, die weiterentwickelt werden können, um diese emotionale Verbindung zu erreichen.
- Die Aktivitäts- und Partizipationsmuster eines Menschen sollten als **integriertes „Ganzes"** betrachtet werden. Das bedeutet, dass der Schwerpunkt nicht auf einzelnen Aktivitäten oder spezifischen Beispielen von Aktivität und Partizipation liegt, sondern darauf, wie sich die Aktivitäts- und Partizipationsmuster im Laufe typischer Tage und Wochen und auch im Laufe des Lebens darstellen.
- Die heutigen **Aktivitäts- und Partizipationsmuster** jedes/jeder Klient:in *haben sich in der Vergangenheit entwickelt und werden sich zu künftigen Mustern weiterentwickeln.* Der Interventionsansatz geht davon aus, dass die bisherigen Aktivitäts- und Partizipationsmuster eine Grundlage für Veränderungen darstellen und dass selbst kleine positive Veränderungen zukünftige Aktivitäts- und Partizipationsmuster beeinflussen können.
- Die Aktivitäts- und Partizipationsmuster eines/einer Klient:in haben das Potenzial, Menschen sinnvoll mit **der Community** zu verbinden. Es wird anerkannt, dass Menschen von Natur aus erhebliche Unterschiede in ihren sozialen und gemeinschaftlichen Beziehungen aufweisen. Der Interventionsansatz zielt darauf ab, den Menschen zu helfen, durch soziale Beziehungen Bedeutung, Gesundheit und Wohlbefinden zu erfahren. Ein wichtiges Ziel ist es, die Gelegenheiten positiv zu beeinflussen, damit ihre Anwesenheit respektiert wird und ihre Stimmen gehört werden und in ihren Communitys etwas zählen.
- Der Interventionsansatz berücksichtigt den Ort und die soziale Stellung der täglichen Aktivitäten und der Partizipation, indem er Muster wertschätzt, die dazu beitragen, dass die Menschen **„Teil ihrer Community"** und nicht nur „in der Community" sind.

Beteiligung an Betätigung ist ohnehin schon ein komplexes Phänomen. Durch individuell und sozial bedingte Faktoren, die für die Auswahl und die Aufrechterhaltung von Aktivitäten und Partizipation verantwortlich sind, gewinnt es weiter an Komplexität. Die Patentlösung für positive Beteiligung an Aktivität gibt es nicht. Dies gilt es immer zu berücksichtigen, wenn überlegt wird, inwieweit die Muster zu mehr Wohlbefinden führen.

1.2 Ein Wort über Sprache

Die Begriffe Aktivität und Partizipation werden verwendet, um den Schwerpunkt dieses Interventionsansatzes zu beschreiben. Dies entspricht dem Konzept der Internationalen Klassifikation der Funktionsfähigkeit (Weltgesundheitsorganisation [WHO], 2001), in der zwischen Aktivitäten (Ausführung von Aufgaben oder Handlungen durch Einzelpersonen) und Partizipation (Beteiligung an Lebenssituationen) unterschieden wird, die Begriffe jedoch letztlich unter der Überschrift „Aktivitäten und Partizipation" zusammengefasst werden. Wir haben uns für die Beibehaltung dieses zusammengefassten Konzepts entschieden. In der Praxis sollten die verwendeten Konzepte natürlich auf die jeweilige Situation und die beteiligten Menschen abgestimmt sein. So verwenden beispielsweise Ergotherapeut:innen den Begriff „Betätigung", um das breite Spektrum bedeutungsvoller menschlicher Aktivitäten und Partizipation zu bezeichnen. Bei Gesprächen mit Menschen, die Dienstleistungen im Bereich der psychischen Gesundheit in Anspruch nehmen, kann in der Sprache variiert und andere Formulierungen können verwendet werden, um ein gemeinsames Verständnis zu gewährleisten. Beispielsweise ist der Satz „die Dinge, die Sie im Laufe des Tages und der Woche tun" beschreibend und weitgehend verständlich.

Der Schwerpunkt der Intervention liegt auf den Aktivitäts- und Partizipationsmustern und nicht auf einer bestimmten Art von Aktivität oder Partizipationsmöglichkeit. Das Konzept der Muster weist darauf hin, wie wichtig es ist, sich auf Routine, Konstanz, Struktur und Entwicklungen bei Aktivitäten und Partizipation zu konzentrieren. Dabei geht es nicht nur um die Art und den Umfang der Aktivitäten und der Partizipation, sondern auch darum, wie diese im täglichen Leben organisiert sind.

Dienstleistungsanbieter:innen, die diese Intervention in der Praxis anwenden, werden ermutigt, eine Sprache für den Wandel zu finden, die bei den begleiteten Menschen Anklang findet. Manche Menschen sind zum Beispiel mit dem Konzept vertraut, sich Ziele für die Veränderung von Aktivitäts- und Partizipationsmustern zu setzen, und können damit etwas anfangen. Andere mögen sich eher mit Begriffen wie „persönliche Projekte", „Änderungen des Lebensstils" oder „Änderungen in der Art, wie ich meine Zeit verbringe" identifizieren. Wichtig ist, dass man sich auf die Erfahrungen und Bedürfnisse der Menschen einstellt und sich auf eine Sprache einigt, die zu Veränderungen motiviert und diese in den Mittelpunkt stellt.

1.3 Grundannahmen des Interventionsansatzes

Es gibt sechs Annahmen, die dem Interventionsansatz zugrunde liegen.

1. Der Ausstieg aus Aktivitäten und Partizipation, welche eng mit der menschlichen Gesundheit und dem Wohlbefinden verbunden sind, wird als ein zentrales Problem bei Menschen mit schweren psychischen Erkrankungen angesehen. Erstens ist die schiere Zahl der betroffenen Menschen mit schweren psychischen Erkrankungen beträchtlich. Larry Davidson hat beschrieben, wie häufig dies bei psychiatrischen Versorgungsangeboten zur psychischen Gesundheit vorkommt:
   „Es ist eine der ersten und häufigsten Beschwerden ... die Klient:innen sind nicht motiviert, sie wollen ihr Verhalten nicht ändern, sie halten sich nicht an ihre Pläne oder Empfehlungen, und, um es ganz offen zu sagen, es ist schwer, die Klient:innen aus der ‚Trägheit' zu wecken, die sich scheinbar eingestellt hat." (Krupa et al., 2010, S. VI)
   Die Forschung, die die Aktivitäts- und Partizipationsmuster von Menschen mit schweren psychischen Erkrankungen untersucht, belegt Muster wie ein hohes Maß an Inaktivität, eine begrenzte Beteiligung an produktiven Aktivitäten, eine passive Freizeitgestaltung und eine Umkehrung der Tag-/Nachtaktivitäten, um nur einige zu nennen (Eklund et al., 2009). Darüber hinaus werden in den Erzählungen der Menschen mit Krankheitserfahrungen häufig die Verzweiflung und das Leid deutlich, die mit problematischen Aktivitäts- und Partizipationsmustern verbunden sind. Das vielleicht bekannteste Beispiel hierfür stammt von Patricia Deegan (1988), die in ihren bahnbrechenden Schriften zu ihrer eigenen Genesung diese Verzweiflung beschrieb: *„Was die Gegenwart betraf, so war sie eine betäubende Abfolge von bedeutungslosen Tagen und Nächten in einer Leere, in der wir keinen Platz, keinen Nutzen und keinen Grund hatten, zu sein"* (S. 12).
2. Die zweite Annahme ist, dass es in der Vergangenheit in der Versorgungspraxis, die sich auf Aktivitäten und Partizipationserfahrungen von Menschen mit schweren psychischen Erkrankungen konzentriert hat, an einer klaren Formulierung, Kohärenz und Spezifizierung der Grundsätze für das eigene Handeln mangelte. Infolgedessen fehlte eine solide theoretische, forschungs- und evidenzbasierte Grundlage, die ihr Profil für den Bereich der psychischen Gesundheit schärfen konnte und Standards setzte. Eine bemerkenswerte Ausnahme hiervon ist die Förderung einer bestimmten Form von Aktivität und Partizipation im Bereich der psychischen Gesundheit – der Arbeitsrehabilitation, insbesondere in Form der unterstützten Beschäftigung (siehe z. B. Drake et al., 2012; Kinoshita et al., 2013).
3. Der Interventionsansatz basiert auf der Annahme, dass die Störungen der Aktivität und Partizipation von Menschen mit schweren psychischen Erkrankungen *auf ein komplexes Zusammenspiel von Einflüssen* zurückzuführen sind. Der Interventionsansatz verlangt von den Dienstleistungsanbieter:innen, dass sie all diese Überlegungen in ihre Maßnahmen einbeziehen.
4. Der in diesem Manual veröffentlichte Interventionsansatz wurde im Hinblick auf die Förderung einer interprofessionellen Praxis entwickelt, die auch Peer-Berater:innen einschließt. Obwohl die philosophischen, theoretischen und praktischen Elemente des Ansatzes aus dem Bereich der Occupational Science und der Ergotherapie stammen, sprechen die Größenordnung des Themas und der interprofessionelle Charakter der Erbringung von psychischen Gesundheits- und Sozialdienst-

leistungen für die Bedeutung einer Entwicklung von Praxisstrukturen, die sicherstellen, dass alle Anbieter:innen in der Lage sind, gesundheitsfördernde Aktivitäts- und Partizipationsmuster zu unterstützen. In der Tat hängt die Art der auf Aktivität und Partizipation ausgerichteten Praxis von einem guten *sektorübergreifenden* Verständnis, interprofessioneller Kommunikation und Zusammenarbeit ab.

5. Die Intervention ist als Leitfaden zur Förderung der Praxis im Bereich der Aktivität und Partizipation gedacht. Die wirksame Umsetzung hängt von dem *Verantwortungsbewusstsein, der Umsicht und dem Engagement* der Dienstleistungsanbieter:innen ab. So ist das Manual zwar linear nach Kapiteln gegliedert, aber die Praxis erfordert Sensibilität für die Komplexität des Alltags der Menschen und Anpassungen des Praxisansatzes, um den Bedürfnissen der Teilnehmer:innen zeitnah gerecht zu werden.
6. Der in diesem Buch vorgestellte Interventionsansatz bietet zwar eine strukturierte Grundlage, aber Fortschritte in diesem Bereich der Praxis erfordern einen *ständigen Austausch und Dialog* zwischen den Dienstleistungsanbieter:innen und den Menschen mit einer psychischen Erkrankung und ihren Familien.

1.4 Konzeptionelle Grundlagen

Die Entwicklung dieses Interventionsansatzes wurde von fünf konzeptionellen Modellen oder Bezugsrahmen geleitet: der Internationalen Klassifikation der Funktionsfähigkeit, Behinderung und Gesundheit (ICF); dem Kanadischen Modell der Betätigungs-Performanz und Engagement (CMOP-E); dem Recovery-Ansatz; dem „Lebe Dein Leben Gut"-Konzept (Do-Live-Well); und dem Capabilities Framework. Diese werden im Folgenden kurz beschrieben und im Laufe des Manuals näher vorgestellt. Dienstleistungsanbieter:innen werden ermutigt, sich mit Schwerpunkt, Zweck, Philosophie und kritischen Elementen dieser konzeptionellen Grundlagen besser vertraut zu machen.

Internationale Klassifikation der Funktionsfähigkeit, Behinderung und Gesundheit (ICF)

Die ICF (WHO, 2001) ist das Rahmenwerk der Weltgesundheitsorganisation für die Beschreibung und Erfassung von Gesundheit und Behinderung sowohl auf individueller als auch auf Bevölkerungsebene. Das Rahmenwerk beschreibt eine umfassende Reihe von Aktivitäts- und Partizipationsbereichen, die mit Gesundheit und Wohlbefinden verbunden sind und ein sinnerfülltes Leben umfassen. Die ICF bietet zwar keine spezifischen Leitlinien für die Praxis, soll aber einen internationalen und systemweiten Einfluss ausüben. Dies beinhaltet u. a. die Entwicklung einer gemeinsamen Sprache und einer Vereinbarung über Kernkonzepte für menschliche Funktionen und Standards für die Praxis, Erhebungs- und Beobachtungsmethoden, die Beachtung der umfangreichen Auswirkungen auf die Gesundheit, die Voranbringung von Invalidenversicherungsrichtlinien und -gesetzen (WHO, 2013). Internationale Bemühungen haben die Entwicklung von nützlichen und einfach zugänglichen Ressourcen für den Bereich der psychischen Gesundheitsversorgung wie die Hauptkategorien (Core-Sets) für Schizophrenie bewirkt (siehe www.icf-research-branch.org/icf-core-sets-projects2/mental-health/icf-core-set-for-schizophrenia).

Kanadisches Modell der Betätigungs-Performanz und Engagement (CMOP-E)

Das CMOP-E (Townsend & Polatajko, 2007) ist ein konzeptionelles Modell, das die Betätigung als grundlegend für die menschliche Gesundheit und das Wohlbefinden betrachtet. Der Begriff „Betätigung" wird von der Occupational Science und in der Ergotherapie verwendet, um das komplexe Zusammenspiel zwischen Menschen, ihren Aktivitäten und ihrer Teilhabe, ihrem Umfeld und dessen Auswirkungen auf die menschliche Gesundheit und das Wohlbefinden zu erfassen. Das CMOP-E weist der Betätigung ein spirituelles Element zu, um Tätigkeiten zu würdigen und dem Leben Bedeutung zu geben. Es bietet auch einen Rahmen für die Berücksichtigung der kognitiven, affektiven und physischen Aspekte von Betätigung sowie der kulturellen, institutionellen, physischen und sozialen Umweltkomponenten.

Eine besondere Stärke des CMOP-E als Orientierungsrahmen ist, dass es bei der Betätigung neben den Aspekten der Performanz (oder dem „Tun") auch die Erfahrung des Menschen berücksichtigt. Es bietet einen Rahmen für das Verständnis und den Umgang mit der Tatsache, dass schwere psychische Erkrankungen die emotionale Verbindung eines Menschen zur Betätigung stören können.

„Recovery" und schwere psychische Erkrankungen

Das „Recovery"-Konzept hat sich als Paradigma für die Gestaltung und Erbringung von Dienstleistungen im Bereich der psychischen Gesundheit durchgesetzt. Im Gegensatz zur Genesung als Heilung wurde der „Recovery"-Prozess als eine persönliche Reise konzipiert, auf der die Person trotz ihrer psychischen Erkrankung ein bedeutungsvolles Leben führen kann. Während Menschen mit psychischen Erkrankungen einen individuellen Recovery-Prozess erfahren, können Dienstleistungsanbieter:innen, Angebote und Netzwerke persönliches Recovery ermöglichen. Aktivitäten und Partizipation wurden als Schlüsselelemente für den Recovery-Prozess von Menschen mit schweren psychischen Erkrankungen bestätigt (Drake & Whitley, 2014).

Do-Live-Well (DLW) –„Lebe Dein Leben gut"

Das DLW-Framework fördert die evidenzbasierten Verbindungen zwischen Aktivitäten und Partizipation und Gesundheit und Wohlbefinden. DLW basiert auf der Idee, dass das, was Menschen in ihrem täglichen Leben tun, für ihre Gesundheit und ihr Wohlbefinden wichtig ist. Das Konzept organisiert die Beziehung zwischen den Aktivitäten des Alltags und einer Reihe von Auswirkungen auf Gesundheit und Wohlbefinden, die von verschiedenen Erfahrungsdimensionen, Aktivitätsmustern sowie persönlichen und sozialen Kräften beeinflusst werden. (Anmerkung der Übersetzer:innen: Das Framework ist auch in deutscher Übersetzung veröffentlicht.)

Capabilities Framework

Das Capabilities Framework entwickelt von Sen (2000) und Nussbaum (2003, 2011) ist eine theoretische Perspektive von sozialer Gerechtigkeit, die sich auf Situationen konzentriert, in denen die Entfaltung des vollen Potenzials von Menschen beeinträchtigt ist. Capabilities (Entfaltungsmöglichkeiten) werden in diesem Bezugsrahmen als „Freiheiten" definiert, die *„nicht nur unser Leben reicher und ungehinderter machen, sondern uns auch erlauben, vollwertigere soziale Menschen zu sein, die ihren eigenen Willen ausüben und mit der Welt, in der sie leben, zu interagieren – und sie zu beeinflussen"* (Sen, 2000, S. 15). Das zentrale Konzept bezieht sich auf das, was Menschen tatsächlich tun und sein können. Ungerechtigkeit entsteht dort, wo die Würde und das Wohlergehen des Menschen beeinträchtigt werden und die Gewährleistung grundlegender menschlicher Fähigkeiten für bestimmte Gemeinschaften und Bevölkerungsgruppen unter eine akzeptable Schwelle fällt. Der Bezugsrahmen unterstreicht somit die moralische Notwendigkeit, Menschen dabei zu unterstützen, die Möglichkeiten zu haben, ein Leben zu führen, das sie schätzen.

Zu jedem dieser konzeptionellen Modelle und Bezugssysteme gehört eine Reihe von Werten und Grundsätzen, die die Praxis des Interventionsansatzes *Handeln ermöglichen – Trägheit überwinden* leiten:

- **Personenzentrierte Praxis** – Die Methoden sind darauf ausgerichtet, die Stärken, Vorlieben, Interessen, Bedürfnisse und Verpflichtungen des begleiteten Menschen zu erkennen und zu respektieren. Die Dienstleistungsanbieter:innen müssen sich der Tatsache bewusst sein, dass die Entscheidungsmöglichkeiten und Alternativen sowie das Gefühl des Menschen, selbstbestimmt handeln zu können, in seinem Alltag durch die psychische Erkrankung ernsthaft untergraben worden sein könnte. Während der/die Dienstleistungsanbieter:in über Kenntnisse und Fachwissen in Bezug auf Aktivitäten und Partizipation, Aktivitätsmuster sowie Gesundheit und Wohlbefinden verfügt, wird der begleitete Mensch als „Experte für sein eigenes Leben" respektiert und als jemand, der in der Lage ist, ein bedeutungsvolles Leben jenseits der psychischen Erkrankung zu gestalten.
- **Praktische Umsetzung** erfolgt partnerschaftlich – Der Interventionsansatz fördert eine partnerschaftliche Zusammenarbeit zwischen dem/der Dienstleistungsanbieter:in und dem begleiteten Menschen. Da der Ansatz für Menschen gedacht ist, die eine tiefgreifende Störung oder den Rückzug von bedeutungsvollen Aktivitäten und Partizipation erlebt haben, muss der/die Anbieter:in sensibilisiert auf das Ausmaß an Unterstützung und Anleitung reagieren, welches der begleitete Mensch benötigt, und dabei stets dessen Selbstverantwortung für den Prozess respektieren.
- **Respekt für Diversität** – Die Aktivitäten und Partizipation der Menschen spiegeln ihre kulturellen und gemeinschaftlichen Verbindungen wider und bereichern diese. Die in diesem Manual verwendeten Ansätze sollen die Wiederherstellung bedeutungsvoller Aktivitäten und die Partizipation am täglichen Leben in einer Weise ermöglichen, die die Diversität respektiert und würdigt. Die Methode ist auch darauf ausgerichtet, anzuerkennen, dass im Kontext der begleiteten Menschen Gleichheit und Inklusion nicht immer grundlegende Merkmale für deren Aktivität und Partizipation sind.
- **Bürgerschaft, Integration und Inklusion** – Initiativen, die sich auf Aktivitäten und Partizipation von Menschen mit schweren psychischen Erkrankungen konzentrieren, haben eine lange Tradition in der psychiatrischen Versorgung und den Dienstleistungssystemen. Sie wurden jedoch nicht immer in dem Bewusstsein entwickelt und durchgeführt, dass ihre Aktivitäts- und Partizipationsmuster ihnen Zugang zu sozialem Status, Mitsprache und Einfluss sowie ein Gefühl von Zugehörigkeit und einen Wert in der Gesellschaft und ihren Communitys geben sollten. Während die entwickelten Aktivitäts- und Partizipationsmuster sehr individuell sein werden, muss der/die Dienstleistungsanbieter:in

dafür sensibilisiert bleiben, dass diese Aktivitäten sozial verankert sind. Die Berücksichtigung der breiteren sozialen Bedeutung von Aktivitäts- und Partizipationsmustern und wie sie die soziale Gerechtigkeit, die vollständige soziale Eingliederung und die Rechte und Pflichten einer vollwertigen Bürgerschaft widerspiegeln, wird als integraler Bestandteil des Prozesses betrachtet.

1.5 Methoden, die Veränderungen fördern

Die spezifischen Interventionsansätze, die in diesem Manual verwendet werden, integrieren verschiedene Methoden zur Förderung von Gesundheit und Wohlbefinden durch Aktivität und Partizipation. Für jeden Interventionsansatz gibt es eine wachsende Evidenzgrundlage.

Diese Methoden werden im Folgenden kurz beschrieben.

Beteiligung an Betätigung ermöglichen

Methoden, die Beteiligung an Betätigung ermöglichen, müssen Bedingungen dafür schaffen, damit Klient:innen ihre persönlichen Aktivitäts- und Partizipationsmuster verstehen, reflektieren und daraus neue, bedeutungsvolle Möglichkeiten und Potenziale ableiten können. Bei der Befähigung im Kontext eines tiefgreifenden Rückzugs geht es darum, eine Dynamik zu schaffen, um die Trägheit und die damit verbundene Apathie, Lethargie und Untätigkeit zu überwinden. In der Praxis ist dafür die Kompetenz gefordert, eine therapeutische Beziehung aufzubauen, die erlaubt, „Menschen zum Handeln aufzufordern". Zu den Fähigkeiten, die den Methoden zur Beteiligung zugrunde liegen, gehören beispielsweise: Vertrauen aufbauen, Hoffnung wecken, vorhandene Begabungen unterstützen, in das „Tun" einbeziehen, Möglichkeiten erschließen, Stärken, Werte sowie Potenziale erkennen und stärken, neue Wege des Seins und Handelns unterstützen, spielerisch und feierlich miteinander umgehen und Aktivität und Partizipation in ihren unterschiedlichen Formen wertschätzen (Barris et al., 1988; Krupa, 2016; Townsend & Polatajko, 2007).

Durchführung und Erfahrungen ermöglichen

Dieser Interventionsansatz konzentriert sich nicht nur auf das, „was die Menschen tun", sondern unterstreicht auch die Notwendigkeit, dass die Dienstleistungsanbieter:innen das „Warum", „Wann", „Wo" und „Wie" ihres Tuns verstehen. Die für die Intervention zentralen Praxiskompetenzen zielen darauf ab, persönliche Geschichten über Aktivität und Partizipation zu sammeln, Aktivitäts- und Partizipationsmuster zu interpretieren und mit den Menschen zusammenzuarbeiten, um die Veränderungen ihrer Aktivitäts- und Partizipationsmuster und die damit verbundenen Unterstützungsangebote auf persönlicher/umweltbezogener Ebene zu erkennen. Neben den funktionalen Aspekten der Durchführung von Aktivitäten und Partizipation geht es in dieser Methode auch um die Erfahrungen, die die Menschen machen, wenn sie sich wieder aktiv beteiligen, und um die Unterstützung durch positive Erfahrungen, die mit Gesundheit und Wohlbefinden verbunden sind.

Möglichkeiten für Aktivitäten und Partizipation in Gedanken entwickeln und in der Realität erschaffen

Wenn das Leben eines Menschen oder einer Bevölkerungsgruppe durch Einschränkungen und Benachteiligungen in Bezug auf Aktivität und Partizipation gekennzeichnet ist, sind Praxiskompetenz sowie die Entwicklung von Visionen und Innovationen gefordert, um die realen Möglichkeiten zu erweitern. Damit verlagert sich der traditionelle Fokus im Bereich der psychischen Gesundheitsversorgung auf die betroffenen Menschen selbst, auf das breite Spektrum der individuellen Lebensaktivitäten, ihre Rahmenbedingungen und den Kontext. Dies basiert auf der Erkenntnis, dass gesundheitsfördernde Aktivitäten und Partizipation zwar normal und alltäglich sind, ihre Struktur und Funktionsweise in der Gesellschaft jedoch komplex und ihr potenzieller Nutzen enorm sind.

Psychoedukation

Bei der Psychoedukation geht es darum, den Menschen Informationen zu vermitteln, damit sie in der Lage sind, ihre Krankheit und ihre gesundheitlichen Erfahrungen besser zu verstehen und aktiv an Veränderungen mitzuwirken, die ihre Gesundheit und ihr Wohlbefinden fördern. Es wird angenommen, dass Psychoedukation das Potenzial hat, vertrauensvolle Beziehungen mit Dienstleistungsanbieter:innen aufzubauen (Cho et al., 2016). Die begleiteten Menschen können dadurch viel über den Zusammenhang zwischen schweren psychischen Erkrankungen und Aktivität und Partizipation und letztlich Gesundheit und Wohlbefinden lernen.

Ergänzende Interventionsansätze

Möglicherweise lässt sich die Wirksamkeit des Konzepts *Handeln ermöglichen – Trägheit überwinden* durch zusätzliche ergänzende Maßnahmen steigern. Viele Menschen mit schweren psychischen Erkrankungen weisen beispielsweise erhebliche kognitive

Einschränkungen auf, die ihre Fähigkeit, Aktivitäten auszuwählen, durchzuführen und zu genießen, beeinträchtigen. Ein evidenzbasiertes kognitives Anpassungstraining (das vielleicht auf Apathie abzielt) könnte die Wahrscheinlichkeit positiver Veränderungen in den Aktivitäts- und Partizipationsmustern erhöhen (Kidd et al., 2014). Ebenso können gezielte Interventionen wie kognitive Verhaltenstherapie (Kukla et al., 2020; Lecomte et al., 2020) und soziales Kompetenztraining (Bartholomeusz et al., 2013) hilfreich sein, um Probleme im Zusammenhang mit Gedanken- und Gefühlsmustern bzw. dem Verhalten in sozialen Situationen anzugehen. Sie alle haben das Ziel, die Teilnahme an Aktivitäts- und Partizipationsmustern, die mit Gesundheit und Wohlbefinden in Einklang stehen, zu verbessern.

1.6 Handeln ermöglichen – Trägheit überwinden und evidenzbasierte Praxis

Mit der Einführung von *Handeln ermöglichen – Trägheit überwinden* gab es Bestrebungen, die Evidenzbasierung für die Förderung von Gesundheit durch Aktivität und Partizipation im Bereich der psychischen Gesundheit zu verbessern. Ein Pilotversuch mit einem randomisierten, kontrollierten Studiendesign zu der ersten Version von *Handeln ermöglichen – Trägheit überwinden* konzentrierte sich auf Menschen, die Dienstleistungen von Assertive Community Treatment Teams (Anmerkung der Übersetzer:innen: Assertive Community Treatment (ACT) ist ein intensiver Ansatz der gemeindenahen psychosozialen Dienste für Menschen mit schweren psychischen Erkrankungen) erhalten. Es zeigte sich, dass sich das Gleichgewicht der Aktivitätsmuster positiv veränderte, wenn weniger Zeit mit Schlafen und gelegentlichen Nickerchen verbracht wurde und mehr Zeit auf Selbstfürsorge, Freizeit und Produktivität verteilt wurde. Hinsichtlich qualitativer Aspekte zeigte die Evaluierung, dass sowohl die Ergotherapeut:innen als auch die Teilnehmer:innen des Interventionskonzepts positive Erfahrungen mit der Intervention gemacht haben, lieferte aber auch wichtige Rückmeldungen zu verbesserungswürdigen Bereichen (Edgelow & Krupa, 2011). Eine in Deutschland durchgeführte Studie zeigte eine positive Veränderung mit einer Zunahme der Zeit für die Selbstfürsorge (Höhl et al., 2017). In einer qualitativen Studie wurden die Erfahrungen von Menschen untersucht, die in Australien in betreuten Wohngemeinschaften untergebracht sind und die *Handeln ermöglichen – Trägheit überwinden* in einem Gruppenformat erhielten. Die Ergebnisse machen deutlich, wie sehr sich die Trägheit auf die täglichen Routinen auswirkt. Die Ergebnisse zeigten auch, wie wichtig es ist, die Trägheit zu überwinden, welche Herausforderungen es dabei zu bewältigen gilt und welche Prozesse mit dem Interventionsansatz einhergehen, die dabei von Vorteil sind. Außerdem wurden Informationen über die potenziellen Vor- und Nachteile der Anwendung des Ansatzes mit einer Gruppe ermittelt (Rees et al., im Druck). Psychometrische Tests haben für ein wichtiges Erhebungsinstrument der ersten Version des Ansatzes des Activity Engagement Measure (siehe Anhang B), eine gute Zuverlässigkeit und Validität nachgewiesen. In dieser zweiten Version der Intervention wurden Anstrengungen unternommen, um die theoretischen Grundlagen der Intervention weiterzuentwickeln, eine solidere Beschreibung der Interventionsansätze zu liefern und Schlüsselkompetenzen konkreter zu erläutern. Änderungen an den Haupt-Erhebungsinstrumenten erfassen nun genauer die Erfahrungen von „Bedeutung", die mit Aktivität und Partizipation verbunden sind. Mit diesen Änderungen werden entscheidende Elemente der Intervention deutlicher, wie auch Aspekte von Gesundheit, Wohlbefinden, die für die Schaffung einer Evidenzbasis entscheidend sind.

1.7 Die Anwendung dieser Intervention in der Praxis

Dieser Interventionsansatz wurde von einer Gruppe von Ergotherapeut:innen für Ergotherapeut:innen und andere Dienstleistungsanbieter:innen, einschließlich Peer-Unterstützer:innen und Genesungsbegleiter:innen, entwickelt. Ziel ist es, sicherzustellen, dass Menschen mit schweren psychischen Erkrankungen Unterstützung beim Zugang zu vielfältigen täglichen Aktivitäten und Teilhabe erhalten, damit sie die damit verbundenen Vorteile für Gesundheit und Wohlbefinden nutzen können. Die spezifischen Methoden und Interventionen werden detailliert beschrieben: Es wird jedoch nicht das gesamte Wissen zum Thema „Gesundheit durch Aktivität und Partizipation" wiedergegeben. Die Umsetzung der in diesem Interventionsansatz dargestellten Methoden wird gestärkt, wenn die Anbieter:innen über ein gewisses Grundlagenwissen in Bezug auf Aktivität, Partizipation, Gesundheit und Wohlbefinden verfügen – oder Kontakt zu Kolleg:innen oder anderen Dienstleistungsanbieter:innen haben, die entsprechend konsiliarisch beraten oder supervidieren können.

Die Methoden und Materialien, die für diese Intervention entwickelt wurden, sind so konzipiert, dass sie in der Praxis möglichst gut anwendbar sind. Trotzdem wird es Umstände geben, unter denen sie den besonderen Bedürfnissen bestimmter Menschen oder Bevölkerungsgruppen nicht gerecht werden. In diesen Fällen ist zu erwarten, dass einige der verwendeten

Formulierungen oder Arbeitsblätter selbst angepasst werden müssen, beispielsweise wenn die Lese- und Schreibkenntnisse gering sind. Wenn die begleiteten Menschen Arbeitsblätter ablehnen, sind alternative Strategien erforderlich, um den Interventionsansatz auf kooperative Weise zu vermitteln.

Jedes Kapitel dieses Manuals ist nach dem gleichen Schema aufgebaut.

1. Eine Zusammenfassung, die den Schwerpunkt des Kapitels beschreibt und den Aufbau der Abschnitte auflistet.
2. Das Fallbeispiel von Alex und Jamie zur Veranschaulichung der Konzepte und entscheidenden Inhalte des Interventionsansatzes im jeweiligen Kapitel.
3. Auf das Fallbeispiel folgen einige gezielte Fragen, die dazu anregen sollen, über den Inhalt und seine Relevanz für Situationen in der täglichen Berufspraxis zu reflektieren.
4. Eine Liste von Arbeitsblättern und Informationen, die im Kapitel bereitgestellt werden.
5. Eine Beschreibung des Interventionsansatzes mit Verweisen auf die Fallbeispiele und die zugehörigen Arbeitsblätter und Informationsmaterialien.
6. Jedes Kapitel schließt mit einer Zusammenfassung der Schlüsselkompetenzen ab, die mit den dargestellten Methoden im Zusammenhang stehen.

Zusätzlich zu dem Fallbeispiel von Alex und Jamie werden im Anhang A zwei weitere Fallbeispiele von Sol und Ananthi vorgestellt. Diese Fallbeispiele bieten die Möglichkeit, wichtige Einflussfaktoren wie Wohnsituation, Alter/Entwicklungsstand, Einbeziehung der Familie, kulturelle Faktoren usw. zu vergleichen und gegenüberzustellen.

1.8 Schlüsselkompetenzen

Die in diesem Kapitel beschriebenen Schlüsselkompetenzen beziehen sich in erster Linie auf die Haltungen, Kenntnisse und Fähigkeiten, die einer Anwendung des Interventionsansatzes *Handeln ermöglichen – Trägheit überwinden* zugrunde liegen. Sie umfassen:

- Berücksichtigung von Aktivität und Partizipation als integrale Bestandteile von Gesundheit und Wohlbefinden.
- Neugierde für das, „was die Menschen in ihrem alltäglichen Leben tun", und warum und wie sie es tun.
- Die Überzeugung, dass Menschen mit schweren psychischen Erkrankungen die Fähigkeit und das Recht haben, Gesundheit und Wohlbefinden durch Aktivität und Partizipation zu erfahren.
- Einfühlungsvermögen für die vielfältigen Erfahrungen mit Aktivität und Partizipation.
- Von den Werten und Grundsätzen, die dem Interventionsansatz zugrunde liegen, überzeugt sein.
- Zugang zu den Informationen und dem Wissen über die Konzepte und die konzeptionellen Modelle im Zusammenhang mit dem Interventionsansatz *Handeln ermöglichen – Trägheit überwinden* sowie die Fähigkeit haben, diese zu verknüpfen.
- Fortlaufende Selbstevaluation und Reflexion über die mit diesem Interventionsansatz verbundenen Haltungen, Kenntnisse und praktischen Fähigkeiten.
- Identifizierung von und Zusammenarbeit mit Expert:innen, die über Fachwissen im Zusammenhang mit Gesundheit und Wohlbefinden durch Aktivität und Partizipation verfügen.

Kapitel 1

Vorbereitungen zur Nutzung dieses Manuals

Übersetzt von Claudia Wagner

Zunächst war Alex unsicher, ob er mit Jamie über seine täglichen Aktivitäten sprechen wollte. Obwohl er verzweifelt und unzufrieden mit seinen aktuellen Aktivitäten war, beunruhigte ihn allein schon der Gedanke einer möglichen Änderung seiner täglichen Aktivitäts- und Partizipationsmuster.

Jamie reflektierte über die Erkenntnisse, die sie über Alex gewonnen hatte, die dazu führten, dass sie seine Aktivitäts- und Partizipationsmuster für nicht geeignet einschätzte, um seine Gesundheit und sein Wohlbefinden zu fördern. Jamie diskutierte dann ihre Anliegen mit Kolleg:innen, die Alex ebenfalls kannten, und bat um deren Einschätzung. Jamie und die anderen Dienstleistungsanbieter:innen stimmten darin überein, dass Alex' tägliche Aktivitäts- und Partizipationsmuster weitgehend passiv waren. Es schien so, dass er große Teile seiner Tage ohne festgelegte oder wiederkehrende Aktivitäten verbrachte. Insgesamt zeigten sie sich darüber besorgt, dass er nur wenige Möglichkeiten für sinnvolle und erfüllende soziale und gemeinschaftliche Kontakte hatte.

Jamie unterstützte Alex in dem Selbstreflexionsprozess über seine Aktivitäts- und Partizipationsmuster. Jamie stellte Alex die Arbeitsblätter als Möglichkeit vor, gemeinsam zu überlegen, welchen Nutzen er aus seinen aktuellen Aktivitäten und seiner Teilhabe zieht. Während er die Arbeitsblätter ausfüllte, erläuterte Jamie kurz die Bedeutung von einigen dort genannten Aspekten. Alex war sich zum Beispiel nicht sicher, was „Werte" im Zusammenhang mit Aktivitäten bedeutet, und Jamie erklärte, dass Menschen, die sich an Aktivitäten und Partizipation beteiligen, die sie für wichtig halten, ein Gefühl des Wohlbefindens erfahren können.

Obwohl Alex sich nur zögerlich und zurückhaltend äußerte, stimmten seine eigenen Überlegungen mit den Beobachtungen von Jamie überein. Alex stimmte zu, dass ihm seine täglichen Aktivitäten nur wenig Zufriedenheit bringen und ihm kaum Möglichkeiten geben, Interessen zu entwickeln. Er erwähnte, dass seine Eltern es wahrscheinlich gerne sähen, wenn er sich mehr an Aktivitäten beteiligte und mehr Dinge wie andere Menschen in seinem Alter unternähme. Jamie erklärte Alex daraufhin den Zusammenhang von Aktivitätsmustern, Gesundheit und Wohlbefinden. Jamie gab Alex einige Informationen darüber, wie psychische Probleme – vergleichbar den seinen – mit Aktivitätsmustern und Gesundheit und Wohlbefinden zusammenhängen. Sie versicherte Alex, sie würden seine Aktivitäts- und Partizipationsmuster in einem für ihn angemessenen Tempo angehen und dabei sensibel auf seine Bedürfnisse und Wünsche achten. Jamie sagte ihm: „Weißt du, Alex, du selbst bist dafür verantwortlich, wie du dein tägliches Leben lebst, aber ich werde versuchen, dich dabei zu unterstützen, Zufriedenheit und Sinn in dem zu finden, was du tust."

Reflexionsfragen:

1. Wie vertraut sind Sie mit einem aktivitäts- und partizipationsorientierten Interventionsansatz?
2. Erinnern Sie sich an einen Zeitpunkt in Ihrer beruflichen Tätigkeit, an dem Sie sich Sorgen über die Aktivitäts- und Partizipationsmuster eines/einer Klient:in gemacht haben? Was war an diesen Mustern beunruhigend?
3. Bei einem Workshop über den Interventionsansatz *Handeln ermöglichen – Trägheit überwinden* sagte ein Dienstleistungsanbieter für psychische Gesundheit kürzlich: „Ich habe nie wirklich darüber nachgedacht, was die Teilnehmer:innen, die ich in meiner täglichen Arbeit sehe, am restlichen Tag tun werden." Wie lässt sich dies mit Ihrer eigenen Praxiserfahrung vergleichen?

Dieses Kapitel enthält die folgenden Arbeitsblätter:
Arbeitsblatt 1.1: Aktivitäts- und Partizipationsmuster erheben (Version für Dienstleistungsanbieter:innen)
Arbeitsblatt 1.2: Auswertung der Vorteile der aktuellen Aktivitäts- und Partizipationsmuster (Version für Dienstleistungsanbieter:innen)
Arbeitsblatt 1.3: Meine aktuellen Aktivitäts- und Partizipationsmuster
Arbeitsblatt 1.4: Vorteile meiner aktuellen Aktivitäts- und Partizipationsmuster
Arbeitsblatt 1.5: Was sagen andere über meine Aktivitäts- und Partizipationsmuster?

1.1 Aktivitäts- und Partizipationsmuster erheben

Der Interventionsansatz *Handeln ermöglichen – Trägheit überwinden* wurde speziell für die Bedürfnisse derjenigen Personen entwickelt, die im Zusammenhang mit schweren psychischen Erkrankungen einen Verlust bedeutungsvoller Betätigungen oder Partizipationsmöglichkeiten erfahren haben oder davon ausgegrenzt wurden. Die Ansätze und Verfahren in diesem Kapitel ermutigen sowohl Dienstleistungsanbieter:innen als auch den/die Teilnehmer:in, die Aktivitäts- und Partizipationsmuster aus verschiedenen Perspektiven zu betrachten und zu reflektieren. Dieses Kapitel konzentriert sich auf die Förderung gemeinsamer Entscheidungen, die darauf abzielen, positive Veränderungen der Aktivitäts- und Partizipationsmuster zu erreichen.

Das ***Arbeitsblatt 1.1: Aktivitäts- und Partizipationsmuster erheben (Version für Dienstleistungsanbieter:innen)*** und das ***Arbeitsblatt 1.2: Auswertung der Vorteile der aktuellen Aktivitäts- und Partizipationsmuster (Version für Dienstleistungsanbieter:innen)*** geben den Dienstleistungsanbieter:innen einen Leitfaden, aus welcher Perspektive sie die Aktivitäts- und Partizipationsmuster eines/einer Klient:in betrachten kann.
Der/die Dienstleistungsanbieter:in betrachtet dabei jede Dimension von Aktivität und Partizipation und überlegt, ob die Beschreibung den derzeitigen Status des/der Klient:in widerspiegelt. Die jeweils passenden Dimensionen werden überprüft und der/die Dienstleistungsanbieter:in soll diese durch konkrete Beispiele ergänzen. Ein/eine Dienstleistungsanbieter:in, der/die sich über seine/ihre eigene Einschätzung im Klaren ist und Beispiele anführt, ist besser in der Lage, sich auf sinnvolle Diskussionen mit einer Person einzulassen: Diskussionen, die durchaus auch gegensätzliche Auffassungen und Meinungen beinhalten dürfen. Jamie konnte in unserem durchgehenden Fallbeispiel die Arbeitsblätter auch dafür nutzen, um Informationen und Überlegungen von anderen Kolleg:innen, die Alex kennen, einzuholen. So war es möglich, Alex auch auf gemeinsame Anliegen hinzuweisen.

Eine interdisziplinäre Beteiligung anderer Kolleg:innen an diesem Reflexionsprozess wird – wenn immer möglich – empfohlen. Dies ermöglicht einen umfassenderen Blick auf die Aktivitäts- und Partizipationsmuster des/der Klient:in. Darüber hinaus wird auch die Aufmerksamkeit anderer Anbieter:innen auf die Bedeutung von Aktivitäten und Teilhabe für Gesundheit und Wohlbefinden gelenkt. Es gibt kein „richtiges" Muster, das für Gesundheit und Wohlbefinden steht. Mit den Arbeitsblättern lassen sich jedoch Hypothesen darüber aufstellen und die Dienstleistungsanbieter:innen werden darauf vorbereitet, mit dem/der Teilnehmer:in auf eine Weise zu sprechen, die seine/ihre persönlichen Überlegungen und Gespräche fördert, Vertrauen aufbaut und letztlich die gemeinsame Entscheidungsfindung unterstützt.

1.2 Weiterführende Überlegungen zu den aktuellen Aktivitäts- und Partizipationsmustern

Die Entscheidung Aktivitäts- und Partizipationsmuster zu verändern und die Art dieser Veränderungen hängen von der Mitwirkung des/der Klient:in ab.
Die Mitwirkung ist für Menschen, die mit einer schweren psychischen Erkrankung leben, besonders wichtig, da sie allzu oft nicht in wichtige Entscheidungsmöglichkeiten und Chancen in Bezug auf das eigene Leben und Wohlbefinden einbezogen wurden. Personen, die erleben, dass sie von wichtigen und sinnvollen Aktivitäten und Teilhabe abgehalten werden, sind wahrscheinlich zögerlich. Wenn man sie aber ermutigt, eine erweiterte Sicht auf das eigene Aktivitäts- und Partizipationspotenzial anzunehmen, dann kann man ihre Bedenken zerstreuen.
Um zu einer fundierten und informierten Entscheidung über eine Teilnahme am Programm zu gelangen, muss sich der/die Klient:in über die möglichen Vorteile im Klaren sein sowie auch darüber, inwiefern diese einen Bezug zur eigenen Lebenssituation haben.

Arbeitsblatt 1.3: Meine aktuellen Aktivitäts- und Partizipationsmuster und *Arbeitsblatt 1.4: Vorteile meiner aktuellen Aktivitäts- und Partizipationsmuster* spiegeln dem/der Dienstleistungsanbieter:in die Reflexionsprozesse des/der Klient:in wider, die in diesem Kapitel beschrieben wurden, und bieten die Möglichkeit, über unterschiedliche oder ähnliche Perspektiven zu diskutieren.

Das dritte und letzte Arbeitsblatt in diesem Abschnitt, das *Arbeitsblatt 1.5: Was sagen andere über meine Aktivitäts- und Partizipationsmuster?*, bietet dem/der Teilnehmer:in die Gelegenheit, seine/ihre Aktivitäts- und Partizipationsmuster aus der Perspektive anderer wichtiger Menschen in seinem/ihrem Leben zu betrachten.

1.3 Gemeinsame Auswertung der Aktivitätsmuster

Die Arbeitsblätter bieten sowohl dem/der Dienstleistungsanbieter:in als auch dem/der Teilnehmer:in die Möglichkeit, seine/ihre jeweils eigene Sicht auf Aktivitäts- und Partizipationsmuster auszutauschen, und fördern die Zusammenarbeit bei der Überlegung, ob eine Veränderung gewünscht ist und wie diese aussehen könnte. Die kritische Diskussion der Wahrnehmung – sowohl die des/der Dienstleistungsanbieter:in als auch die des/der Klient:in – der aktuellen Aktivitäts- und Partizipationsmuster soll eine fundierte und informierte Entscheidung ermöglichen.

Obwohl die Reflexion der Aktivitäten in diesem Kapitel schnell und einfach sein soll, kann allein schon der Reflexionsprozess für den/die Teilnehmer:in bereits eine Überforderung darstellen. Beispielsweise wenn jemand seine Aktivitäts- und Partizipationsmuster erstmals bewusst und genau betrachtet und ihm dabei erst klar wird, wie begrenzt und eingeschränkt sie sind, könnte es ihn negativ beeinflussen und demoralisieren. Gute Beratungskompetenzen motivieren zur Teilnahme am Programm und mobilisieren zur Beteiligung, während sich persönliche Sorgen und Vorbehalte zerstreuen.

Ein Teilnehmer wie Alex kann so von einer Klärung der einzelnen Aspekte der Arbeitsblätter oder von einer Hilfe bei der Identifizierung konkreter eigener Beispiele, die auf den Arbeitsblättern eingetragen werden können, sowie von der Zusicherung, dass positive Veränderungen viele Formen annehmen können, profitieren.

1.4 Betrachtung der Aktivitäts- und Partizipationsmuster der von der Einrichtung oder dem/der Dienstleistungsanbieter:in versorgten Personen

Die in den vorherigen Abschnitten dieses Kapitels beschriebenen reflektierenden Vorgehensweisen sollen dem/der Teilnehmer:in helfen, eigene aktivitätsbezogene Bedürfnisse zu betrachten: Sie können den gesamten Veränderungsprozess begleiten, um Ziele zu identifizieren und Veränderungen zu erkennen.

Die kritische Diskussion der jeweiligen Wahrnehmung aktueller Aktivitäts- und Partizipationsmuster von einer Reihe von Teilnehmer:innen ist von großer Bedeutung, da sie den Veränderungsprozess ermöglichen und diesen für jeden Einzelnen/jede Einzelne tatsächlich erleichtern kann. Wenn beispielsweise viele der Menschen, die das Programm für psychische Gesundheit in Anspruch nehmen, problematische Aktivitäts- und Partizipationsmuster aufweisen, könnte der/die Dienstleistungsanbieter:in überlegen, wie Praxisansätze, die bei einer bestimmten Person angewandt wurden, im Programm allgemeiner angewendet werden können. Die Dienstleistungsanbieter:innen können auch prüfen, wie ehemalige Teilnehmer:innen, die ihre Aktivitäten bereits erfolgreich positiv verändern konnten, ggf. als Vorbilder, Mentor:innen oder persönliche Unterstützer:innen einbezogen werden können. Im Bereich der psychischen Gesundheit gibt es inzwischen zahlreiche Beispiele dafür, wie Peer-Unterstützer:innen, Anbieter:innen und Mentor:innen mit Einzelpersonen zusammenarbeiten, um Gesundheit und Wohlbefinden zu fördern (siehe z. B. Mahlke et al., 2014).

1.5 Tipps zur Einführung des Manuals und dessen Interventionen

Dienstleistungsanbieter:innen, die sich mit reduzierten Aktivitätsmustern schwer psychisch erkrankter Menschen befassen – also mit Menschen, die von Aktivitäten und Partizipation weitgehend ausgeschlossen sind –, bewegen sich immer auf einem schmalen Grat. Auch wenn man möchte, dass Ansätze und Methoden als unterstützend und kooperativ wahrgenommen werden, besteht dennoch die Gefahr, dass sie als „Zwang" erlebt werden. Sullivan & Carpenter (2010) haben beschrieben, wie gemeindepsychiatrische Angebote selbst bei besten Absichten mit Praktiken arbeiten können, die auf Zwang beruhen. Folglich müssen Interventionsansätze in einer Weise durchgeführt werden, die die feine Balance zwischen Ermutigung/

Förderung und Beurteilung/Kontrolle respektiert. Praktische Fähigkeiten, die Klient:innen glaubwürdig einbeziehen, sind solche, die darauf ausgerichtet sind, bei diesen „Visionen von Möglichkeiten und Hoffnungen zu wecken" (Townsend et al., 2007, S. 114).

Die folgenden Tipps werden dafür als Hilfestellung angeboten. Anbieter:innen, die sensibel für die Lage und die Bedürfnisse des/der Klient:in sind, werden diese Vorschläge in kritischen Momenten bei Bedarf anwenden:

- Erklären Sie dem/der Klient:in den Hintergrund der Intervention.
- Erklären Sie ihm/ihr den Zusammenhang zwischen dem Leben mit einer psychischen Erkrankung und Störungen im Bereich der täglichen Aktivitäts- und Partizipationsmuster. Betonen Sie, dass diese Störungen behandelbar sind.
- Stellen Sie Aktivität und Teilhabe als ein Problem der öffentlichen Gesundheit dar – als etwas, was Auswirkungen auf alle Mitglieder der Gemeinschaft hat.
- Unterstützen Sie die Vorstellung, dass es viele Menschen mit schweren psychischen Erkrankungen gibt, die durch die Teilnahme an Aktivitäten und durch Partizipation positive Veränderungen realisieren konnten.
- Stellen Sie den Teilnehmer:innen Ressourcen vor, die von psychisch schwer erkrankten Menschen entwickelt wurden (z. B. Internetseiten, Erzählungen aus erster Hand usw.) und die den Prozess von Trägheit zu Wohlbefinden durch Aktivität und Partizipation beschreiben.
- Versichern Sie, dass jegliche geplante Veränderung von Aktivitäts- und Partizipationsmustern sensibel und unter Berücksichtigung persönlicher Bedürfnisse geplant und durchgeführt wird, um so sicherzustellen, dass der Prozess sich lohnend und erfüllend gestaltet.
- Erinnern Sie den/die Teilnehmer:in an die Vorteile, die er/sie haben könnte.
- Zeigen Sie ihm/ihr, dass Sie an sein/ihr individuelles Potenzial und an die Möglichkeit glauben, um einen Veränderungsprozess zu realisieren.
- Erinnern Sie den/die Klient:in, dass Sie dafür sorgen, dass er/sie in dem gesamten Veränderungsprozess die Unterstützung erhält, die er benötigt und wünscht.
- Machen Sie den/die Teilnehmer:in mit dem Interventionsansatz vertraut und klären Sie Erwartungen und Rollen.

1.6 Schlüsselkompetenzen

Die Schlüsselkompetenzen, die mit diesem Kapitel verbunden sind, beziehen sich in erster Linie auf die Haltung, das Wissen und die Fähigkeiten, die den/die Teilnehmer:in dazu bringen, persönliche Aktivität und Partizipation als einen Bereich seines Lebens zu betrachten, in dem Veränderungen sowohl möglich als auch vorteilhaft sein könnten. Das Ziel der Schlüsselkompetenzen besteht darin, eine gemeinsame Investition in die Fortsetzung von Prozessen zur Verbesserung der Aktivitäts- und Partizipationsmuster sicherzustellen.

Zu diesen Schlüsselkompetenzen gehören:

- Aktivitäts- und Partizipationsmuster des/der Teilnehmer:in zu erheben und zu interpretieren.
- Den Bekanntheitsgrad von Aktivitäts- und Partizipationsmustern bei anderen Dienstleistungsanbieter:innen zu erhöhen.
- Aktivitäts- und Partizipationsmuster des/der Teilnehmer:in zu verstehen.
- Den/die Teilnehmer:in zur persönlichen Reflexion seiner/ihrer Aktivitäts- und Partizipationsmuster zu motivieren.
- Mit dem/der Teilnehmer:in zusammenzuarbeiten, um Entscheidungen in Bezug auf seine Aktivität und Partizipation zu treffen.
- Die Unterstützungsprozesse anzuwenden, um das Engagement des/der Teilnehmer:in im Veränderungsprozess zu ermöglichen.

1.1 Aktivitäts- und Partizipationsmuster erheben

(Version für Dienstleistungsanbieter:innen)

Name: ___________________________________

Datum: __________________________________

Name des/der Dienstleistungsanbieter:in: ____

Kriterien	✔	Beispiele
Die tägliche Aktivität und die Teilhabe der Person zeigen ein Ungleichgewicht zwischen Selbstversorgung, Produktivität, Freizeit und Ruhen.		
Die Person lebt in den Tag hinein und verbringt viel Zeit ohne definierte Aktivität und Teilhabe.		
Ein Großteil des Tages verbringt die Person mit passiven Aktivitäten oder Ruhen.		
Die täglichen Aktivitäten und Teilhabe der Person führen zu Einschränkungen im Kontakt mit anderen.		
Die täglichen Aktivitäten und Teilhabe der Person schränken den Zugang zum Umfeld ein.		
Die Person kann keine bedeutungsvollen Aktivitäten und bedeutungsvolle Partizipation oder persönlichen Interessen benennen.		
Es gibt nur wenige Anzeichen dafür, dass die Person an Aktivitäten des täglichen Lebens teilnimmt, die von persönlichem Interesse oder persönlicher Bedeutung sind.		
Die Person erlebt Angst oder ist durch Aktivität und Partizipation schnell überfordert.		
Die Beteiligung der Person an Aktivitäten und ihre Teilhabe ist durch eine begrenzte Erfahrung von Freude gekennzeichnet.		

Treffen drei oder mehr Kriterien auf die Person zu, kann sie von dem Interventionsansatz profitieren, indem der Blick auf ihre Aktivitäts- und Partizipationsmuster gerichtet wird.

Auswertung der Vorteile der aktuellen Aktivitäts- und Partizipationsmuster

(Version für Dienstleistungsanbieter:innen)

Name: ______________________________

Datum: ______________________________

Name des/der Dienstleistungsanbieter:in: ______________________________

Diese Person beschäftigt sich mit Aktivitäts- und Partizipationsmustern, die folgende Möglichkeiten bieten …	✔	Beispiele/Kommentare
▪ Entwicklung von Fähigkeiten und/oder Wissen		
▪ Erbringung eines Beitrags für die Gesellschaft		
▪ Körperliche Aktivität und körperliche Bewegung		
▪ Genuss schöner Dinge		
▪ Selbstdarstellung und Kreativität		
▪ eine Reihe von sozialen Interaktionen		
▪ Befriedigung persönlicher Ziele/Erfahrung von Erfüllung		
▪ Ausdruck eigener persönlicher Werte		
▪ Verdienst/Einkommen		
▪ anderen (z. B. Familienmitgliedern oder Freund:innen) etwas zu geben		

Anzahl der Haken:

7–10: Wohlbefinden und die gesundheitlichen Vorteile durch Aktivität und Partizipation werden in vollem Umfang erlebt.

4–6: Erfahrungen von Wohlbefinden und Gesundheit durch Aktivität und Partizipation sind beeinträchtigt.

3 oder weniger: Erfahrungen von Wohlbefinden und Gesundheit durch Aktivität und Partizipation sind ernsthaft eingeschränkt.

Meine aktuellen Aktivitäts- und Partizipationsmuster

Name: ______________________________

Datum: ______________________________

Betrachten Sie jede Aussage und kreuzen Sie Zutreffendes an!

Kriterium	✔	Beispiele
In meinem Tagesablauf ist das zeitliche Verhältnis von Spaß, Arbeit, Selbstfürsorge und Erholung unausgewogen.		
Ich habe viel Zeit, aber nichts zu tun.		
Ich habe keine regelmäßige Routine.		
Ich treffe im Laufe meines Tages oder meiner Woche nicht sehr viele andere Menschen oder mache wenige Dinge zusammen mit anderen Menschen.		
Ich suche während meines Tages oder meiner Woche nicht sehr viele verschiedene Orte auf, um etwas zu tun.		
Ich erinnere mich nicht an viele Dinge, die ich mache und die wirklich angenehm für mich sind.		
Wenn ich etwas mache, bin ich schnell aufgeregt oder überfordert.		
Ich würde mir wünschen, ein paar Dinge zu finden, die mir wirklich Freude machen.		
Es gibt Dinge, die ich tun möchte. Ich werde aber durch äußere Umstände daran gehindert. Beispielsweise fehlt es an Geld oder an einer Fahrgelegenheit. Oder es fehlt ein/eine Freund:in, mit dem/der ich zusammen etwas machen kann.		

Sind Sie generell mit Ihren Aktivitäten und Ihren Teilhabemöglichkeiten zufrieden? Schreiben Sie alle anderen Gedanken oder Ideen hier auf:

____

____

Vorteile meiner aktuellen Aktivitäts- und Partizipationsmuster

Name: ______________________________

Datum: ______________________________

Überprüfen Sie, ob die Aussagen auf Sie zutreffen:

Meine täglichen Aktivitäten und Teilhabe geben mir die Möglichkeit ...	✔	Beispiele
... neue Fähigkeiten und Kenntnisse zu entwickeln		
... das Gefühl, einen wertvollen Beitrag für die Gemeinschaft zu leisten		
... körperlich aktiv zu sein und mich zu bewegen		
... schöne Dinge des Lebens zu genießen, beispielsweise die Natur, Musik und Kunst		
... meine Gefühle und Gedanken auszudrücken		
... mit anderen Menschen sozial zu interagieren		
... das Gefühl, etwas erreicht zu haben		
... Werte auszudrücken, die mir persönlich wichtig sind		
... zu einem persönlichen Einkommen		
... zur Interaktion mit wichtigen Menschen in meinem Leben (Familie, Freund:innen etc.)		

Was sagen andere über meine Aktivitäts- und Partizipationsmuster?

Name: ______________________________

Datum: ______________________________

Kreisen Sie unter jeder Aussage die Antwort ein, die am besten/ehesten auf Sie zutrifft:

1. Leute sagen mir, dass ich den Tag über aktiver sein sollte.

   Nie Manchmal Oft

2. Leute sagen mir, ich müsste etwas finden, was ich tun kann.

   Nie Manchmal Oft

3. Manchmal fragen mich Leute, ob ich mit meinen Aktivitäten zufrieden bin.

   Nie Manchmal Oft

4. Leute haben mir gesagt, ich solle Kontakte knüpfen und mehr mit anderen interagieren.

   Nie Manchmal Oft

5. Leute sind besorgt, dass ich in meinem Alltag nichts habe, über das ich mich freue.

   Nie Manchmal Oft

6. Leute sagen mir, ich sollte mich mehr in meiner Community engagieren.

   Nie Manchmal Oft

7. Leute sagen mir, ich sollte mehr hinausgehen und öfter verschiedene Orte in meiner Community besuchen.

   Nie Manchmal Oft

Kapitel 2

2

Persönliche Aktivitäts- und Partizipationsmuster verstehen

Übersetzt von Anja Gehringer und Ellin Schulze

Mit Unterstützung der Therapeutin sammelte Alex Informationen über seine typischen täglichen Aktivitäts- und Partizipationsmuster. Jamie erklärte Alex, wie „Zeitnutzungsprotokolle" verwendet werden können, um Informationen in einer strukturierten Art und Weise zu sammeln. Sie wählten dafür zwei „typische" Tage, die etwa eine Woche auseinander lagen. Am ersten Tag fühlte Alex sich noch unsicher beim Ausfüllen des Protokolls. Er und Jamie gingen am nächsten Tag zusammen seine Aktivitäten durch und stellten dann das Zeitnutzungsprotokoll gemeinsam fertig. Mit Unterstützung und einigen Hinweisen von Jamie fiel Alex noch einiges mehr ein und die Liste der Aktivitäten konnte so erweitert werden. Beispielsweise hatte Alex vergessen zu erwähnen, dass er dem Besitzer seiner Wohneinrichtung geholfen hatte, die Lebensmittel für die Bewohner:innen hereinzubringen. Im Anschluss an diese erste Erfahrung mit dem Protokoll fühlte sich Alex sicher genug, um den zweiten Tag allein zu dokumentieren. Trotzdem trafen sich Alex und Jamie hinterher, um das Protokoll gemeinsam durchzusehen und weitere tägliche Aktivitäten zu ergänzen.

Alex und Jamie nahmen sich Zeit, um die beiden Zeitnutzungsprotokolle gemeinsam durchzugehen. Sie überlegten, ob und inwiefern diese tatsächlich „typische" Tage abbildeten. Sie stellten fest, dass die meisten seiner Aktivitäten in der Nähe seines Zuhauses stattfanden und er sie meistens allein ausführte, obwohl er mit mehreren Personen zusammenlebte. Die tägliche Routine betraf größtenteils Aktivitäten der Selbstversorgung. Die meiste Zeit verbrachte er mit Nachtschlaf, Ruhen und Zeitvertreib, wie z. B. Fernsehen, obwohl er keine bestimmten Fernsehsendungen nennen konnte, die er routinemäßig sah und genoss. Die meisten seiner Aktivitäten fanden in der Nähe seines Zuhauses statt. Er gab an, dass er es vorzog, spät in der Nacht in der Nachbarschaft spazieren zu gehen, wenn er nicht schlafen konnte und weniger Leute in der Nähe waren. Doch manchmal mache es ihm Angst, wenn er draußen im Dunkeln sei, denn dies verstärke die Symptome seiner psychischen Erkrankung. Alex wirkte bei diesem Bild seiner Aktivitäten bestürzt. Um das Bild etwas abzurunden, schlug Jamie daher vor, einen besonderen Blick auf die anderen Aktivitäten zu richten, die er auch manchmal durchführte – zum Beispiel mit seiner Schwester telefonieren, persönliche Artikel einkaufen und Termine im Zusammenhang mit seiner Gesundheit wahrnehmen. Mit Jamies Hilfe hat Alex ***Arbeitsblatt 2.15: Ein Messinstrument für Gesundheit und Wohlbefinden durch Aktivität und Teilhabe*** ausgefüllt. Insgesamt dachte er, dass er wahrscheinlich von mehr Möglichkeiten in allen identifizierten Bereichen profitieren könnte. Alex gab an, dass er früher an einer breiteren Palette von Aktivitäten beteiligt war. Er könnte mehr körperliche Aktivität und Bewegung gebrauchen und stimmte zu, dass er den ganzen Tag über weniger körperlich aktiv sei als in früheren Jahren. Ihm gefiel die Idee, dass er in der Lage sein könnte, seine Finanzen zu verbessern. Alex erkannte, dass seine sozialen Kontakte begrenzt waren, und obwohl er sich selbst als Einzelgänger sah, schätzte er die Kontakte zu seiner Familie. Er war vorsichtig in Bezug auf die Bedeutung dieser Informationen, und Jamie versicherte ihm, dass sie so vorgehen würden, wie es seinen Bedürfnissen und Vorlieben entspräche.

Reflexionsfragen:

1. Welche unterschiedlichen Methoden haben Sie angewandt, um Informationen über Aktivitäts- und Partizipationsmuster zu sammeln? Welche Erfahrungen haben Sie mit diesen Methoden gemacht?
2. Welche Aktivitäts- und Partizipationsmuster sind Ihrer Meinung nach mit Gesundheit und Wohlbefinden verbunden?
3. Wie sehen Ihrer Meinung nach die Aktivitäts- und Partizipationsmuster von Menschen mit schweren psychischen Erkrankungen im Vergleich zu deren geschlechtsspezifischen Altersgenoss:innen in der Allgemeinbevölkerung aus?
4. Füllen Sie ein Zeitnutzungsprotokoll aus, um Informationen über Ihre eigenen Aktivitäts- und Partizipationsmuster zu sammeln. Welche Erfahrungen haben Sie bei der Durchführung Ihrer Aktivitäten gemacht? Was haben Sie über Ihre eigenen Aktivitäts- und Partizipationsmuster gelernt?

Dieses Kapitel enthält die folgenden Arbeitsblätter:

Arbeitsblatt 2.1:	Tägliches Zeitnutzungsprotokoll
Arbeitsblatt 2.2:	Betrachtung der Vielfalt meiner Aktivitäts- und Partizipationsmuster
Arbeitsblatt 2.3:	Betrachtung der Balance meiner Aktivitäts- und Partizipationsmuster
Arbeitsblatt 2.4:	Betrachtung von Werten und Überzeugungen, die Aktivitäts- und Partizipationsmuster beeinflussen
Arbeitsblatt 2.5:	Wie sorge ich durch meine Aktivitäten und meine Teilhabe für mich selbst?
Arbeitsblatt 2.6:	Habe ich Möglichkeiten, meinen Geist und meine Sinne anzuregen?
Arbeitsblatt 2.7:	Geben mir meine Aktivitäten und meine Teilhabe genug körperliche Aktivität und Bewegung?
Arbeitsblatt 2.8:	Wie bringe ich meine Identität durch Aktivitäten und Teilhabe zum Ausdruck?
Arbeitsblatt 2.9:	Wissen, Fähigkeiten und Entwicklungspotenzial durch meine Aktivitäten und Teilhabe erweitern
Arbeitsblatt 2.10:	Wie geben mir meine Aktivitäten und meine Teilhabe die Möglichkeit, Freude und Vergnügen zu empfinden?
Arbeitsblatt 2.11:	Wie trete ich durch meine Aktivitäten und Teilhabe mit anderen in Kontakt?
Arbeitsblatt 2.12:	Habe ich die Möglichkeit, durch meine Aktivitäten und meine Teilhabe einen Beitrag für meine Community und die Gesellschaft zu leisten?
Arbeitsblatt 2.13:	Kann ich durch meine Aktivitäten und meine Teilhabe Wohlstand und Sicherheit aufbauen?
Arbeitsblatt 2.14:	Welche Angebote in meinem Umfeld nutze ich für meine Aktivitäten und meine Teilhabe?
Arbeitsblatt 2.15:	Ein Messinstrument für Gesundheit und Wohlbefinden durch Aktivität und Teilhabe

Dieses Kapitel enthält die folgenden Informationsmaterialien:

Information 2.1:	Tägliche Aktivitäten codieren
Information 2.2:	Ebenen der Beteiligung an Aktivität und Teilhabe

2.1 Sammeln von Informationen über Aktivitäts- und Partizipationsmuster

Im Prozess der Informationssammlung wird der/die Klient:in in die Betrachtung seiner/ihrer aktuellen Aktivitäts- und Partizipationsmuster mit einbezogen, um fundierte Entscheidungen über mögliche Veränderungen und die damit verbundenen Vorteile zu treffen. Es gibt eine Vielzahl von Instrumenten und Arbeitsmaterialien, um ein gemeinsames Verständnis von Aktivitäts- und Partizipationsmustern zu entwickeln – Checklisten für soziale Rollen, Interessenchecklisten und Erhebungsinstrumente zum Freizeitverhalten. Ergotherapeut:innen haben eine Reihe von Instrumenten entwickelt, um Informationen über Aktivitäts- und Partizipationsmuster aus verschiedenen Perspektiven zu sammeln. So wurden beispielsweise Fragebögen zur Betätigungsbalance entwickelt, um die Art und Vielfalt der ausgeübten Aktivitäten sowie die damit erlebte Zufriedenheit zu bewerten (siehe z. B. Wagman & Håkansson, 2014). Diese Ansätze und Instrumente sind hilfreich und können zur Ergänzung des *Handeln ermöglichen – Trägheit überwinden*-Ansatzes verwendet werden.

Bei diesem Interventionsansatz ist die Methode, um Informationen über Aktivitäts- und Partizipationsmuster zu sammeln, das Zeitnutzungsprotokoll oder ein tägliches Tagebuch zu den Aktivitäten. Zeitnutzungsprotokolle fordern Menschen auf, nachzuverfolgen, was *sie tatsächlich* im Laufe eines Tages oder länger *tun*. Dieser Ansatz hat den Vorteil, dass Menschen auf die Frage, „was sie tun", auch Aktivitäten und Beteiligungen angeben können, die sie derzeit nicht ausüben. Alex im durchgehenden Fallbeispiel gab an, dass er in einer eher ländlichen Gegend aufgewachsen ist und gerne angelt. Gespräche mit Reflexionen über seine Zeitnutzungsmuster deuteten jedoch darauf hin, dass er seit mehreren Jahren gar nicht mehr geangelt hatte. Ebenso bietet der Ansatz die Möglichkeit, Aktivitäten zu identifizieren, die mit einer gewissen Routine durchgeführt, aber übersehen werden. Alex Zeitnutzungsprotokoll war beispielsweise mit Zeiten gefüllt, in denen er zunächst angab, „nichts" zu tun, aber bei weiteren Gesprächen stellte sich heraus, dass er während dieser Zeiten passiv fernsah, zur Abwechslung auf der Terrasse des Hauses saß oder ungeplant ein Nickerchen machte.

Die Verwendung von Zeitnutzungsprotokollen hat auf staatlicher Ebene im Bereich der Statistik eine lange Tradition. Viele Länder erheben Daten zur Zeitnutzung ihrer Bevölkerung im Hinblick auf die Entwicklung der Sozialpolitik, die Planung der Infrastruktur und die Auswertung des Wandels im Laufe der Zeit. Die Daten aus den Zeitnutzungsprotokollen können politischen Entscheidungsträgern bei einer fundierten

2

Planung helfen, wenn es zum Beispiel darum geht, die Pendelzeiten von Arbeitnehmer:innen, geschlechtsspezifische Ungleichgewichte in den Aktivitäts- und Partizipationsmustern sowie die Muster von gefährdeten und Hochrisikogruppen zu berücksichtigen (siehe Statistics Canada, 2019). Die Untersuchung und praktische Anwendung von Zeitnutzungstagebüchern wurde auf Menschen mit Behinderungen und chronischen Erkrankungen ausgeweitet, bei denen die Aktivitäts- und Partizipationsmuster gestört sind (siehe zum Beispiel Anand & Ben Shalom, 2014; Enam et al., 2018; Katz & Morris, 2007; Pentland & McColl, 2007). Im Bereich der psychischen Gesundheit wurden Zeitnutzungstagebücher zur Unterstützung spezifischer psychologischer Interventionen wie der kognitiven Verhaltenstherapie eingesetzt, mit dem Ziel, den Zusammenhang zwischen Denkmustern und Stimmungen sowie Aktivitäten und Situationen des täglichen Lebens zu verdeutlichen (siehe z. B. Tallon et al., 2019). Im Unterschied zu diesen Ansätzen werden die Zeitnutzungsprotokolle in diesem Interventionsansatz jedoch mit dem Ziel eingesetzt, *zu informieren und zu verstehen, was Menschen tun; welchen Nutzen sie für ihre Gesundheit und ihr Wohlbefinden aus ihren Aktivitäts- und Partizipationsmustern ziehen; wie diese Muster verändert werden können, um positive Veränderungen zu bewirken, und welche Unterstützung dafür nötig ist.*

Das ***Arbeitsblatt 2.1: Tägliches Zeitnutzungsprotokoll*** ist ein strukturiertes Erhebungsinstrument zur Sammlung von Informationen über Aktivitäts- und Partizipationsmuster, die an „typischen" Tagen auftreten. Es handelt sich um ein relativ anspruchsloses und unkompliziertes Arbeitsblatt, das speziell entwickelt wurde, um die Wahrscheinlichkeit einer Überforderung des/der Klient:in zu verringern und die Motivation für die Sammlung aussagekräftiger Informationen zu erleichtern.

Das Sammeln von Zeitnutzungsinformationen über zwei oder mehrere „typische" Tage (d. h. Tage, die für Aktivitäten und Partizipation repräsentativ sind, also normalerweise durchgeführt werden) hilft, ein vollständigeres Bild der Aktivitäts- und Partizipationsmuster zu erhalten. Die Daten zur Zeitverwendung können von den Betroffenen auch selbstständig erfasst werden, sobald sie mit dem Protokoll vertraut sind.

Einige Benutzer:innen ziehen es vor, das Zeitnutzungsprotokoll während der ausgewählten Tage als Grundlage für eigene Notizen zu verwenden und diese gesammelten Informationen dann gemeinsam mit einem/einer Dienstleistungsanbieter:in zu vervollständigen. Für andere ist es von Vorteil, wenn sie beim Ausfüllen des Zeitnutzungsprotokolls unterstützt und angeleitet werden.

Es wurden mehrere Anwendungen für Zeitnutzungs-/Aktivitätsprotokolle entwickelt, von denen einige kostenlos sind. Für Personen mit einem Smartphone können diese Anwendungen nützlich sein, um Aktivitäten in Echtzeit zu protokollieren und dann mit Gesprächen über Aspekte der Beteiligung, einschließlich sozialer Kontakte, aufgesuchter Orte, Erfahrung mit den Aktivitäten usw. zu verbinden.

Das Fallbeispiel zu Beginn dieses Kapitels veranschaulicht mehrere Strategien, die eingesetzt wurden, um Alex' Motivation für den Prozess aufrechtzuerhalten: Auffordern, Ausweiten, Reflektieren und, was vielleicht am wichtigsten ist, die Vermittlung eines echten Interesses an Alex' täglichen Aktivitäten und seiner Partizipation. Teilnehmer:innen benötigen möglicherweise Unterstützung bei der Erstellung des Protokolls, um eine möglichst vollständige Darstellung der Zeitverwendung zu erhalten und um sicherzustellen, dass es die Stärken der Aktivitäten und der Partizipation widerspiegelt.

Das Zeitverwendungsprotokoll enthält drei Spalten, die ausgefüllt werden müssen:

- Die erste Spalte wird verwendet, um Aktivitäten und Partizipation zu bestimmten Zeiträumen aufzuzeichnen. Ermutigen Sie dazu, so viele Details wie möglich einzutragen und bei Bedarf zu erweitern. Betrachten Sie diese Spalte als das „Was" der Aktivität.
- Die zweite Spalte ist für den Ort gedacht, an dem die Aktivität und Partizipation stattgefunden hat. Die Teilnehmer:innen werden ermutigt, die verschiedenen Orte zu Hause und in der Community zu notieren, an denen die Aktivitäten durchgeführt wurden. Betrachten Sie diese Spalte als das „Wo" der Aktivität und Partizipation.
- In der dritten Spalte wird gefragt, ob jemand anderes anwesend war. Der/die Teilnehmer:in gibt an, ob noch andere Personen in der Umgebung anwesend waren, auch wenn sie nicht aktiv mit dem/der Teilnehmer:in interagierten. Betrachten Sie dies als die Spalte „Mit wem".

Die Anwendung von Zeitnutzungsstrategien zum Verständnis von Aktivitäts- und Partizipationsmustern muss auf die spezifischen Bedürfnisse der Teilnehmer:innen eingehen. Dienstleistungsanbieter:-innen müssen möglicherweise die kognitiven und emotionalen Anforderungen der Aufgabe berücksichtigen und entsprechende Unterstützung leisten. Da die Teilnehmer:innen möglicherweise nicht mit den Ideen von *Handeln ermöglichen – Trägheit überwinden* vertraut sind, können sie hier sicher von Informationen über den Ansatz selbst und seine beabsichtigten Ergebnisse profitieren.

Ein besonders wichtiger Aspekt ist die Frage, welche Informationen die Betroffenen wahrscheinlich nicht weitergeben würden, wenn sie nicht direkt angesprochen (werden) würden. Die Frage „Was hast du heute gemacht?" ist zwar eine gängige Frage in sozialen Interaktionen, aber im Allgemeinen gilt die unausgesprochene Regel, dass die Antwort nur Aktivitäten umfasst, die als gesellschaftlich akzeptiert und legitim angesehen werden. So können Menschen beispielsweise einer Reihe von Aktivitäten nachgehen, die regelmäßig mit Substanzkonsum verbunden sind. Die Unterstützung der Betroffenen bei der Identifizierung und Besprechung auch dieser Aktivitäten ist nicht nur wichtig, um ein umfassendes Verständnis von Aktivitäts- und Partizipationsmustern zu entwickeln, sondern auch um zur Planung von Veränderungen beizutragen. Zum Beispiel kann für einige Personen das Rauchen die Hauptaktivität während des Tages sein. Obwohl der Konsum von Substanzen und Alkohol ein Gesundheitsrisiko darstellen kann, können die mit dem Konsum verbundenen Aktivitäten für den/die Klient:in mit beträchtlichen positiven Bedeutungen verbunden sein, zu denen er/sie sonst keinen Zugang hat – wie z. B. ein Einkommen zu erzielen, Zugang zu einem sozialen Netzwerk zu haben, sich in einer Community zu bewegen, sich um andere zu kümmern, Wissen und Fähigkeiten zu entwickeln usw. Die Art der Aktivitäten, die in Zusammenhang mit dem Substanzkonsum stehen, wie diese sich in den Aktivitäten des täglichen Lebens zeigen und welche Bedeutung sie haben, muss bei der Planung und Unterstützung berücksichtigt werden.

2.2 Reflexion von Aktivitäts- und Partizipationsmustern

Das Sammeln von Informationen über tägliche Aktivitäts- und Partizipationsmuster bietet eine Grundlage für die Reflexion darüber, wie sich diese Muster auf das Wohlbefinden, die Lebensqualität und die Gesundheit auswirken. Die in diesem Manual vorgeschlagenen geführten Reflexionen sind nach drei großen Gesichtspunkten gegliedert. Dazu gehören Überlegungen zu: (1) Vielfalt, Ausgewogenheit und Struktur von Aktivität und Partizipation; (2) Übereinstimmung von Verhaltensmustern mit Werten, Überzeugungen, Familie und kulturellen Kontext und (3) Gelegenheiten, die Dimensionen der Gesundheit und des Wohlbefindens während der Aktivität und Partizipation zu erleben.

Die Dienstleistungsanbieter:innen müssen sich der Tatsache bewusst sein, dass Teilnehmer:innen, die von diesem Interventionsansatz profitieren könnten, ihre derzeitigen Aktivitäts- und Partizipationsmuster aufgrund von komplexen und interagierenden Faktoren entwickelt haben, von denen viele außerhalb ihrer eigenen Kontrolle und sogar außerhalb ihres Bewusstseins lagen. Ebenso muss die Beziehung zwischen dem/der Dienstleistungsanbieter:in und der betreuten Person so verstanden werden, dass Machtfragen und andere Dynamiken (Geschlecht, Schicht, ethnische Zugehörigkeit usw.) durchaus eine Rolle spielen und die Diskussionen und Überlegungen beeinflussen. Wenn davon ausgegangen wird, dass der Prozess der „Reflexion" im Gesundheitskontext zu einer Form von Einsicht oder persönlichem Wissen führt, dann kann auch erwartet werden, dass der Fokus dieser Reflexion und ihre Bedeutung für die Teilnehmer:innen zuweilen auch schwierig, unbequem und überfordernd ist.

Diese Reflexion konzentriert sich auf die Vervollständigung des ***Arbeitsblatts 2.15: Ein Messinstrument für Gesundheit und Wohlbefinden durch Aktivität und Teilhabe***. Diese Erhebung vermittelt ein Gesamtbild der Perspektive des/der Teilnehmer:in auf seine/ihre aktuellen Zeitnutzungsmuster und bietet eine Grundlage für eine fundierte Planung und Bewertung von Veränderungen.

2.2.1 Reflexion über Vielfalt, Ausgewogenheit und Struktur der Aktivitäten

Das Spektrum menschlicher Aktivität und Partizipation ist praktisch grenzenlos. Es ist außerordentlich dynamisch und kontextspezifisch, sodass es unmöglich ist, alle Formen der Aktivität und Partizipation aufzulisten, und es kann schnell veraltet sein.

Allerdings können Taxonomien, die versuchen Aktivitäten nach Kategorien zu ordnen, für die Organisation von Überlegungen nützlich sein. Eine der einfachsten Kategorisierungen ist die häufig von Ergotherapeut:innen verwendete Einteilung der Aktivitäts- und Partizipationsmuster in die vier großen Kategorien *Selbstfürsorge, Produktivität, Freizeit* und *Erholung*.

Selbstfürsorgetätigkeiten sind solche, die den persönlichen körperlichen und geistigen Zustand aufrechterhalten, um zu funktionieren. Dazu gehören Ernährung, Körperpflege und -hygiene sowie damit verbundene Gemeinschaftsaktivitäten. Sie können Aufgaben umfassen, die die körperliche und geistige Gesundheit aufrechterhalten, wie z. B. selbstberuhigende Maßnahmen oder die Wahrnehmung von Terminen mit Anbieter:innen von Gesundheitsdienstleistungen. Selbstfürsorgetätigkeiten bilden eine Grundlage für die Beteiligung an anderen Aktivitäten. Beispielsweise können Körperpflege und Hygiene entscheidend für eine erfolgreiche Produktivität sein.

Unter *produktiven Tätigkeiten* versteht man Tätigkeiten, die die Möglichkeit bieten, zur sozialen und wirtschaftlichen Entwicklung der eigenen Person, der

Familien, der Gemeinschaft und der Gesellschaft im weiteren Sinne beizutragen. Zu diesen Aktivitäten gehören bezahlte Arbeit, ehrenamtliche Tätigkeit, Elternschaft und Bildung.
Zu den Produktivitätskategorien für die Zwecke der nationalen Datenerhebung gehört auch die Haushaltsführung: hauswirtschaftliche Tätigkeiten, wie Kochen und Abwaschen nach einer Mahlzeit und Reparaturen im Haushalt usw. Sie werden als eine Form der „unbezahlten Arbeit" angesehen.
Definitionen von Produktivität beinhalten in der Regel den Aspekt der Verpflichtung. Produktivität macht einen großen Teil der von Erwachsenen täglich verbrachten Zeit aus und bietet die Möglichkeit, eine Reihe von Vorteilen für die Gesundheit und das Wohlbefinden zu erlangen, wie beispielsweise: Strukturierung des Tages; soziale Kontakte und Integration; sozialer Status und Identität. Hinzukommen die guten Gefühle, die sich aus der persönlichen Entwicklung und Entfaltung ergeben, und Bezahlung oder Erhalt anderer Güter oder Einkommensquellen. Die Forschung hat gezeigt, dass die täglichen Zeitnutzungsprofile von Menschen mit schweren psychischen Erkrankungen im Vergleich zur Allgemeinbevölkerung eine eingeschränkte Beteiligung an der Produktivität aufweisen (siehe z. B. Eklund et al., 2009), was angesichts der hohen Arbeitslosenquoten der von einer schweren psychischen Erkrankung betroffenen Menschen nicht überrascht.
Freizeitaktivitäten sind frei von Verpflichtungen und können deshalb persönlichen Werten, Interessen und Vorlieben entsprechen und Vergnügen bereiten.
Die Freizeit kann in aktiv, passiv oder sozial unterteilt werden. Aktive Freizeit umfasst Aktivitäten, die geistige oder körperliche Energie und Anstrengung erfordern, während passive Freizeit Aktivitäten umfasst, die nicht durch nennenswerte geistige oder körperliche Anstrengung gekennzeichnet sind. Obwohl beide Arten von Freizeit wichtig sind, kann ein Zuviel an passiver Freizeit problematisch sein, da sie zu Bewegungsmangel beiträgt und weniger Möglichkeiten zur sozialen Interaktion und zur Beteiligung an Rollen innerhalb der Community und an Aktivitäten bietet.
Für *Schlaf und Ruhe* benötigen Menschen in der Regel etwa sechs bis acht Stunden Schlaf pro Nacht, um sich zu erholen. Nickerchen tagsüber können als eine Möglichkeit zum „Auftanken" zwischen den Aktivitäten genutzt werden. Menschen mit schweren psychischen Erkrankungen benötigen möglicherweise zusätzliche Ruhe, um die nötige Energie für ihre täglichen Aktivitäten zu haben. Schlaf kann jedoch auch problematisch sein, wenn er als Reaktion auf Inaktivität oder Langeweile eingesetzt wird und zu Aktivitäts- und Partizipationsmustern führt, die nicht mit anderen Menschen in der Community übereinstimmen, oder wenn Schlafmuster den natürlichen zirkadianen Rhythmus stören.

Arbeitsblatt 2.2: Betrachtung der Vielfalt meiner Aktivitäts- und Partizipationsmuster bietet eine Basis für die Reflexion auf der Grundlage einiger der Hauptbereiche der ICF. Die ICF ist frei zugänglich unter http://www.who.int/classifications/icf/. Das Arbeitsblatt bietet auch eine zusätzliche Möglichkeit, spezifische Beispiele für Aktivitäten und Partizipation aus jeder der Hauptkategorien anzugeben. Es kann dazu genutzt werden, zusätzliche Aktivitäten und Partizipation hinzuzufügen, vielleicht solche, die durchgeführt, aber nicht an den „typischen" Tagen erfasst werden. Im Allgemeinen ist es eine gute Idee, eher zu detailliert zu sein, um so ein umfangreiches Bild der Muster zu erhalten und die Stärken zu nutzen.
Balance bezieht sich auf das Ausmaß der Vielfalt innerhalb der Aktivitäts- und Partizipationsmuster einer Person. Das heißt nicht, dass die Zeit gleichmäßig auf Selbstfürsorge-, Produktivitäts-, Freizeit- und Erholungsaktivitäten verteilt werden muss, sondern vielmehr, dass die aufgewendete Zeit in einer Weise ausgeglichen sein sollte, die die Möglichkeit für ein sinnvolles und wertvolles Leben bietet und die Stärken nutzt.
Ergotherapiewissenschaftler:innen haben dies als „Betätigungsintegrität" bezeichnet, eine Grundlage für die Bewertung des Gleichgewichts (Pentland & McColl, 2008).
In der Allgemeinbevölkerung konzentriert sich das Konzept des Gleichgewichts bei der Zeitverwendung in der Regel auf das Gleichgewicht zwischen Arbeitszeiten und anderen Lebensaktivitäten. Für Menschen mit schweren psychischen Erkrankungen ist dies nicht immer relevant, da sie in der Regel nur in geringem Maße erwerbstätig sind oder andere produktive Tätigkeiten ausüben. Alex aus dem Fallbeispiel veranschaulicht mit seinen Aktivitäts- und Partizipationsmustern ein Ungleichgewicht, das Menschen mit schweren psychischen Erkrankungen häufig erleben. Dieses Ungleichgewicht spiegelt eine Entfremdung oder Abkopplung von den Aktivitäten wider, die ihm Erfüllung, Freude und Sinn bringen könnten.
Arbeitsblatt 2.3: Betrachtung der Balance meiner Aktivitäts- und Partizipationsmuster kategorisiert die Aktivitäten nach den allgemeinen Bereichen Selbstfürsorge, Freizeit, Produktivität und Erholung. Jeder Bereich ist in eine Vielzahl verschiedener Arten von Aktivitäten und Partizipation unterteilt. Die Muster können im Hinblick darauf betrachtet werden, wie sie in der täglichen Zeitnutzung vorkommen.

Mit ***Information 2.1: Tägliche Aktivitäten codieren*** können die Stunden, die in jeder Kategorie von Selbstfürsorge, Produktivität, Freizeit und Erholung verbracht werden, berechnet und in ***Arbeitsblatt 2.3: Betrachtung der Balance meiner Aktivitäts- und Partizipationsmuster*** aufgenommen werden.

Nationale Statistiken über die Zeitnutzung liefern häufig eine Aufschlüsselung typischer Aktivitätsmuster. Aus den Informationen von Statistics Canada (2019) geht beispielsweise hervor, dass Kanadier:innen, die älter als 15 Jahre sind, im Durchschnitt wie folgt ihre Zeit nutzen:

- Stunden für Produktivität → 7,9;
- Stunden für Freizeit → 5,1;
- Stunden für Selbstfürsorge → 2,0 und
- Stunden für Schlaf → 8,7.

(Anmerkung der Übersetzer:innen: Die genannten Werte sind vergleichbar mit denen des deutschen Statistischen Bundesamtes für die Zeitverwendung in Deutschland.)

Für Personen, die seit einiger Zeit nicht mehr aktiv an Produktivitätsaktivitäten beteiligt sind, können die Zeitnutzungsmuster derjenigen, die nicht Vollzeit arbeiten, zum Vergleich dienen, da sie ihre täglichen Aktivitäten auch ohne die durch eine bezahlte Beschäftigung gegebene Struktur organisieren. Dabei ist zu bedenken, dass es sich in den nationalen Statistiken häufig um Personen handelt, die sich im „Ruhestand" befinden und nicht mehr arbeiten müssen. Diese Personen sind in einer finanziell, sozial und wohnungsmäßig vorteilhafteren Lage als diejenigen, die langfristig an den Rand der Gesellschaft gedrängt werden. Das kanadische Statistikamt meldet für Personen im Rentenalter die folgenden Zeitnutzungsmuster:

- Produktivität → 5,1 Stunden;
- Freizeit → 7,4 Stunden;
- Selbstfürsorge → 2,4 Stunden;
- Schlaf → 9 Stunden.

(Anmerkung der Übersetzer:innen: Die genannten Werte sind vergleichbar mit denen des deutschen Statistischen Bundesamtes für die Zeitverwendung in Deutschland.)

In Alex' Fallbeispiel deuten seine Zeitnutzungsmuster darauf hin, dass er mehr als 10 Stunden pro Tag schläft oder ein Nickerchen macht. Dies ist eine Zeitspanne, die deutlich über der der Vergleichsgruppe liegt. Mit gezielten Nachfragen fanden Alex und Jamie heraus, dass davon mindestens zwei Stunden mit gelegentlichen Nickerchen verbracht wurden, die hauptsächlich im Rahmen unstrukturierter Zeit stattfanden. Während Alex' Zeitnutzungsprotokolle keine Beteiligung an produktiven Aktivitäten zeigten, die über die Unterstützung des Vermieters hinausgingen, war er erfreut über die Information, dass seine Bemühungen, hier mitzuhelfen, durchaus ein produktiver Beitrag waren und dass ein voller Produktivitätstag keine Voraussetzung für Gesundheit und Wohlbefinden war.

Überlegungen zur Ausgewogenheit können sich auch auf den zeitlichen Ablauf der Aktivitäten und der Beteiligung im Laufe eines Tages beziehen. Der „zirkadiane Rhythmus" des 24-Stunden-Tageszyklus bezieht sich auf die Vorstellung, dass die menschlichen Funktionen im Kontext von „Körperuhren" ablaufen, die die Aktivitätszeitpläne beeinflussen. So ist der Mensch beispielsweise tagsüber am aktivsten, während die Nacht normalerweise dem Schlaf vorbehalten ist. Störungen in diesen Rhythmen können mit einer Reihe von Gesundheitsproblemen einhergehen und das allgemeine Wohlbefinden beeinträchtigen. Bei vielen Menschen mit schweren psychischen Erkrankungen können die Aktivitäts- und Partizipationsmuster durch den Mangel an Struktur und Routine negativ beeinflusst werden. Sie haben dadurch weniger Möglichkeiten, sich an den Zeitstrukturen zu beteiligen, die wichtige Betätigungsangebote wie Arbeit und Schule ermöglichen, was in Folge beispielsweise zu einer Anfälligkeit für Langeweile und gelegentlichen Schlaf am Tag führt.

Es kann schwierig sein, Aktivitäten und Partizipation in bestimmte Kategorien einzuteilen. Eine mit Freund:innen gemeinsam eingenommene Mahlzeit kann beispielsweise als „Essen" und damit als „Selbstfürsorge" eingestuft werden, doch wenn die Aktivität eher als gesellige Zeit mit Freund:innen geschätzt wird, sollte sie als eine soziale Form der „Freizeit" kategorisiert werden. Die Kategorisierung von aktiver und passiver Freizeit kann sich als besonders schwierig erweisen, aber es lohnt sich, darauf zu achten, da die Aktivitäts- und Partizipationsmuster von Menschen mit schweren psychischen Erkrankungen von passiver Freizeit dominiert werden können.

Bei der Klassifizierung von Aktivitäten und Partizipation ist es wichtig, die Absicht oder den Grad der Beteiligung einer Person zu berücksichtigen. So kann zum Beispiel Fernsehen oder Musikhören ein bestimmtes Interesse widerspiegeln und das Verfolgen eines Handlungsstrangs oder das aufmerksame Hinhören auf bestimmte Merkmale eines Musikstücks beinhalten. Andererseits können diese Aktivitäten als passiv betrachtet werden, da sie wenig aktive Beteiligung erfordern. In der gemeindenahen psychiatrischen Versorgung kann es vorkommen, dass viele Menschen ohne Tagesstruktur oder Aktivitätsangebote die meiste Zeit des Tages in einem Raum vor dem Fernseher sitzen, ohne sich tatsächlich mit dem Inhalt zu beschäftigen oder aktiv auszuwählen, was sie sich ansehen.

Die Einstufung von Aktivität und Partizipation erfolgt am besten durch ein Gespräch über den eigentlichen Zweck oder Sinn der Aktivität. Im Zusammenhang mit einer schweren psychischen Erkrankung können die Absicht oder die Hauptmerkmale von Aktivitäten und Partizipation oft übersehen werden. Eine Person mit akuten psychotischen Symptomen, die ihren Alltag bewältigt, kann beispielsweise lange Zeit allein in einem ruhigen Raum sitzen. Es mag den Anschein haben, dass dies am besten als passive Freizeitbeschäftigung eingestuft werden kann, aber in Wirklichkeit kann es sich um gezielte Bemühungen der Selbstfürsorge oder Selbstberuhigung handeln.

2.2.2 Reflexion über die Ausrichtung auf Bedeutung, Werte, Überzeugungen, Familie, Kultur und sozialen Kontext

Die Sinnstiftung ist wichtig für die Genesung von Menschen mit schweren psychischen Erkrankungen und kann viele Formen annehmen. Beispielsweise müssen Betroffene ihre Gedanken, Emotionen und funktionalen Veränderungen sowie viele andere Herausforderungen und Auswirkungen verarbeiten, die im Zusammenhang mit den Erfahrungen der eigenen psychischen Erkrankung stehen. Auch Meinungen und Diagnosen von Gesundheitsfachkräften müssen verarbeitet werden (siehe zum Beispiel die Ich-Erzählung von Colori, 2020).

Die Sinnstiftung in diesem Interventionsansatz bezieht sich auf eine bestimmte Art von Bedeutung, oft als Suche nach einem „Sinn im Leben" bezeichnet.

Bestimmte Aspekte von Aktivitäts- und Partizipationsmustern, wie die Art der ausgeübten Aktivitäten und ihre Abfolge an den typischen Tagen, sind über Ländergrenzen hinweg bemerkenswert ähnlich (Vagni & Cornwell, 2018). Jedoch können die Bedeutung und relative Wichtigkeit, die den Aktivitäts- und Partizipationsmustern beigemessen werden, individuell sehr unterschiedlich sein. Dienstleistungsanbieter:innen, die den Ansatz *Handeln ermöglichen – Trägheit überwinden* anwenden, müssen sich der Tatsache bewusst sein, dass, obwohl die Intervention die Selbstbestimmung optimiert, die individuellen Entscheidungen in unterschiedlichem Ausmaß beeinflusst werden. Die Entscheidungen werden von Werten, Überzeugungen und kulturellen Überlegungen gelenkt, die mit ihren familiären Netzwerken, Erziehungserfahrungen und anderen einflussreichen Lebenskontexten verbunden sind. Es ist wichtig, sich daran zu erinnern, dass all diese Einflüsse ihrerseits fließend sind und sich im Laufe der Zeit weiterentwickeln können. Ananthis Fallbeispiel im Anhang ist das Beispiel einer jungen Frau, die die Überzeugungen und Werte ihrer Eltern und ihrer Kultur mit ihren eigenen Zielen und den Auswirkungen ihrer Krankheitsfolgen bewältigen muss. So wie sich ihre Aktivitäts- und Partizipationsmuster und die damit verbundene Bedeutung im Laufe ihrer Genesung entwickeln und verändern, so können sich auch die Perspektiven ihrer Familie verändern.

Gezielte Fragen zur Reflexion über Bedeutung, Überzeugungen usw. können in Gesprächen besonders schwierig zu formulieren und zu steuern sein, da sie sowohl Bereiche berühren können, die nicht greifbar als auch potenziell belastend sind. In unserem durchgehenden Fallbeispiel ist Alex beispielsweise sowohl durch seine derzeitigen Aktivitäts- und Partizipationsmuster beunruhigt, aber auch schnell verängstigt und überfordert, wenn über diese Muster gesprochen wird. Jamie reduziert diesen Stress, indem sie einfache und klare Fragen stellt, Beispiele und Geschichten anregt, aufmerksam zuhört, mit echtem Interesse antwortet und eine Verbindung zwischen den Aktivitäten und Beteiligungserfahrungen herstellt.

Arbeitsblatt 2.4: Betrachtung von Werten und Überzeugungen, die Aktivitäts- und Partizipationsmuster beeinflussen enthält Leitfragen, die ein Gespräch und die Reflexion darüber anregen können, wie Werte, Überzeugungen, Kultur und Familie mit Aktivitäts- und Partizipationsmustern in Einklang stehen.

2.2.3 Reflexion über die spezifischen Dimensionen von Gesundheit und Wohlbefinden durch Aktivität und Partizipation

Den Zusammenhang zwischen Aktivitäts- und Partizipationsmustern und Gesundheit und Wohlbefinden zu verstehen, ist für diesen Interventionsansatz grundlegend. Der konzeptionelle Bezugsrahmen, der zur Erläuterung dieses Zusammenhangs verwendet wird, ist das Do-Live-Well-Framework (siehe www.dolivewell.ca), das in der Einleitung kurz beschrieben wird. Das Do-Live-Well-Framework identifiziert Dimensionen der Erfahrung durch Aktivitäten, die nachweislich mit körperlichem, geistigem, sozialem, emotionalem und spirituellem Wohlbefinden verbunden sind. (Anmerkung der Übersetzer:innen: Das Framework ist ebenfalls in deutscher Übersetzung im Schulz-Kirchner Verlag erschienen.)

Diese Dimensionen können als spezifische Formen von Bedeutung verstanden werden, die Menschen mit ihren Aktivitäten und ihrer Partizipation verbinden. Menschen können jeder konkreten Aktivitäts- oder Partizipationsform auch mehrere Bedeutungen beimessen, die mit diesen Dimensionen übereinstimmen. In unserem Fallbeispiel kann Alex zum Beispiel dem Hausbesitzer bei der Hausarbeit helfen und dies als eine Möglichkeit erleben, einen Beitrag für seine eigene Community zu leisten, eine soziale Verbindung aufzubauen, sich körperlich zu betätigen und wichtige persönliche Eigenschaften wie Hilfsbereitschaft und Großzügigkeit auszudrücken.

Diese Dimensionen werden in dieser Intervention angepasst, um Bereiche anzusprechen, die mit Gerechtigkeit, Inklusion und Bürgerschaft zu tun haben. Die Erfahrungsdimensionen in dieser Intervention umfassen zum Beispiel den „Zugang zum gemeinschaftlichen Umfeld", der im DLW-Rahmen nicht offiziell als Dimension ausgewiesen ist, insbesondere wegen der sozialen Ausgrenzung von Menschen mit schweren psychischen Erkrankungen. Die zehn Dimensionen, die in dieser Intervention schwerpunktmäßig entwickelt wurden, lauten wie folgt:

2.2.3.1 Auf mich achten

Diese Erfahrungsdimension bezieht sich auf Aktivitäts- und Partizipationsmuster, die darauf ausgerichtet sind, das persönliche Wohlbefinden zu erhalten oder zu verbessern. Sie umfasst eine Reihe von Aktivitäten des täglichen Lebens. Dazu gehören Aktivitäten im Zusammenhang mit:

1. der *persönlichen Selbstfürsorge* wie Körperpflege und Essen sowie damit verbundene Tätigkeiten wie das Einkaufen von Kleidung, Lebensmitteln, das Waschen von Kleidung usw.;
2. *sich um das eigene häusliche Umfeld zu kümmern* in einer Weise, die Funktion, Akzeptanz und Inklusion, Sicherheit sowie andere Formen von Gesundheit und Wohlbefinden unterstützt;
3. *spirituelle Aktivitäten,* die einen Sinn oder ein Ziel im Leben fördern und so zu Gefühlen des inneren Friedens beitragen sowie Menschen mit ähnlichen Überzeugungen und Werten verbinden – Aktivitäten, die auf die Erholung oder die Bewältigung von Alltagsbelastungen ausgerichtet sind;
4. Aktivitäten, die auf ein aktives *Gesundheitsmanagement* ausgerichtet sind.

Diese Aktivitäten der Selbstfürsorge werden als grundlegend für die Erhaltung von Leben und Gesundheit angesehen. Bei vielen Menschen mit schweren psychischen Erkrankungen sind diese Aktivitäten nicht nur durch die funktionellen Folgen der Krankheit beeinträchtigt, sondern auch durch die Bedingungen und den Kontext, in dem sie leben. Sol, der in einem der Fallbeispiele im Anhang vorgestellt wird, macht nach seiner langen Obdachlosigkeit die Erfahrung, dass er seine Aktivitäts- und Partizipationsmuster anpassen muss, als er in eine Wohnung gezogen ist.

Die Forschung über den Alltag wohnungsloser Menschen hat gezeigt, welche Anpassungen bei der Selbstfürsorge (z. B. Entwicklung von Fähigkeiten, Veränderungen von Routinen) beim Übergang zu einer dauerhaften Wohnsituation erforderlich sind (Marshall et al., 2018).

Das ***Arbeitsblatt 2.5: Wie sorge ich durch meine Aktivitäten und meine Teilhabe für mich selbst?*** bietet eine Grundlage, um über Aktivitäten und Partizipation in Bezug auf die Selbstfürsorge zu reflektieren.

2.2.3.2 Meinen Geist und meine Sinne anregen

Beeinträchtigungen der Kognition und der sensorischen Verarbeitung sind für viele Menschen mit schweren psychischen Erkrankungen als besonders problematische Folgen erkannt worden. In dem Bemühen, die Auswirkungen dieser Beeinträchtigungen auf das tägliche Handeln, die Aktivität und die Partizipation der Betroffenen zu verringern, wurden spezifische Therapien wie kognitive Remediation und sensorische Modulationstherapien entwickelt (Lipskaya-Velikovsky et al., 2015; Wykes & Spaulding, 2011). Dennoch kann man davon ausgehen, dass die täglichen Aktivitäts- und Partizipationsmuster von Menschen mit schweren psychischen Erkrankungen kaum Möglichkeiten bieten, die geistigen und sensorischen Fähigkeiten zu fordern und zu stimulieren. Aktivitäten und Partizipation, die die geistigen Fähigkeiten und die Sinne ansprechen, können, wenn sie das „richtige" Maß an Herausforderung und Anregung bieten, sowohl persönlich bedeutsam sein als auch einen zusätzlichen Nutzen für die Stärkung der kognitiven und sensorischen Fähigkeiten haben.

Es gibt eine breite Palette von Aktivitäten, die den Geist trainieren, z. B. Lesen (Bücher, Zeitschriften, Comics, Gedichte usw.), Spielen (Karten, Rätsel, Kreuzworträtsel, Computerspiele usw.), Schreiben (Tagebuch führen, kreatives Schreiben, E-Mails/Briefe schreiben usw.), das Befolgen von Anleitungen, um Produkte zu erstellen oder zum Lösen von Problemen.

Diese Aktivitäten sind oft auch in soziale Partizipationsmöglichkeiten und Rollen integriert, wie z. B. Ausbildung und Bildung, soziale Veranstaltungen, Vereine usw. Die Herausforderung und Stimulierung der sensorischen Fähigkeiten umfasst Aktivitäten und Partizipation, die das Hören, Sehen, Schmecken und Tasten aktivieren, wie z. B. das Hören von Musik oder Podcasts, Tanzen, Möglichkeiten des Zugangs zur Natur, zu Tieren und Grünflächen, das Herstellen und Probieren verschiedener Lebensmittel und die Teilnahme an Messen, Umzügen und damit verbundenen Gemeinschaftsaktivitäten, um nur einige zu nennen. ***Arbeitsblatt 2.6: Habe ich Möglichkeiten, meinen Geist und meine Sinne anzuregen?*** bietet eine Grundlage für die Reflexion.

2.2.3.3 Etwas körperliche Aktivität bekommen und meinen Körper bewegen

Bei Menschen mit schweren psychischen Erkrankungen wird zunehmend darauf hingewiesen, dass eingeschränkte körperliche Aktivität ihr Risiko für Herz-Kreislauf-Erkrankungen und Diabetes sowie einer geringeren Lebenserwartung im Vergleich zur Allgemeinbevölkerung erhöht (Rosenbaum et al., 2014; Williams et al., 2019). Körperliche Aktivität kann sich positiv auf ein breiteres Spektrum von Gesundheits- und Wohlfühlfaktoren auswirken, indem sie beispielsweise das Sturzrisiko senkt, Symptome wie Depressionen lindert und Menschen dazu befähigt, die körperlichen Anforderungen anderer Aktivitäten zu erfüllen, die mit Wohlbefinden verbunden sind, wie Freizeit und Arbeit (Perez-Cruzado et al., 2017).

Körperliche Aktivität wird häufig mit Aktivitäten und Beteiligung in Form von Bewegung und Sport in Verbindung gebracht. Bei diesem Interventionsansatz werden die Dienstleistungsanbieter:innen dazu ermutigt, die Menschen dazu zu bringen, darüber nachzudenken, wie sie durch mehr körperliche Aktivität und weniger sitzende Tätigkeit ein breiteres Spektrum an Aktivitäten und Partizipation erreichen können. So können beispielsweise der Besuch eines Freundes, ein Einkaufsbummel, Gartenarbeit, das Singen in einem Chor oder die Teilnahme an einer Kundgebung zu einem körperlich aktiven Tag beitragen, auch wenn dies nicht die Hauptbedeutung der Aktivität ist.
Beispiele für angeleitete Überlegungen zum Thema körperliche Aktivität finden Sie auf ***Arbeitsblatt 2.7: Geben mir meine Aktivitäten und meine Teilhabe genug körperliche Aktivität und Bewegung?***
Während für die erwachsene Allgemeinbevölkerung Standardrichtlinien für körperliche Aktivität entwickelt wurden (siehe z. B. die kanadischen 24-Stunden-Bewegungsrichtlinien unter https://csepguidelines.ca/), ist die verfügbare Evidenz, die sich speziell auf Menschen mit schweren psychischen Erkrankungen bezieht, begrenzt. Evidenzbasierte Richtlinien für die Praxis müssen hier noch erstellt werden. Dennoch empfehlen die Leitlinien für andere Bevölkerungsgruppen mit Behinderungen oder Bewegungseinschränkungen zwei- bis dreimal pro Woche eine Aktivität von mäßiger bis starker Intensität für insgesamt 150 Minuten pro Woche sowie Muskel- und Knochenstärkungsaktivitäten für die wichtigsten Muskelgruppen an zwei Tagen pro Woche. Da es Hinweise auf ein höheres Verletzungsrisiko im Zusammenhang mit Stürzen gibt, sollten Menschen mit schweren psychischen Erkrankungen auch zwei- bis dreimal pro Woche Aktivitäten in Betracht ziehen, die das Gleichgewicht beeinflussen.

Wo ein hohes Maß an sitzender Tätigkeit üblich ist, empfehlen die Richtlinien für körperliche Aktivität, lange Sitzphasen zu unterbrechen (McGinty et al., 2013).

2.2.3.4 Die eigene Identität zum Ausdruck bringen

Diese Dimension bezieht sich auf die Möglichkeit, dass unsere Aktivitäts- und Partizipationsmuster mit persönlichen Interessen, Persönlichkeitsmerkmalen, Neugierde, Vorlieben und Stärken übereinstimmen und wir uns darüber zum Ausdruck bringen können. Identität ist ein komplexes Konzept, das aus mindestens zwei unterschiedlichen, aber stark interaktiven Perspektiven betrachtet werden kann: persönliche Identität und soziale Identität. Die persönliche Identität bezieht sich auf das Gefühl, das Menschen von sich selbst haben, als unterschiedliche Persönlichkeiten, die eine gewisse Kohärenz und Kontinuität aufweisen. Die soziale Identität bezieht sich darauf, wie Menschen sich in Bezug auf andere und die Welt im Allgemeinen identifizieren. Die Beziehung zwischen Identität, Gesundheit und Wohlbefinden ist komplex, beinhaltet aber die Idee, dass Wohlbefinden dort gefördert wird, wo eine Übereinstimmung zwischen dem Identitätsgefühl einer Person und ihren Handlungen, sozialen Beziehungen und Lebensbedingungen besteht (McLean & Syed, 2015; Sharma & Sharma, 2010).

Für Menschen mit schweren psychischen Erkrankungen können die Störungen in den Prozessen, die der Entwicklung und dem Ausdruck der persönlichen und sozialen Identität zugrunde liegen, enorm sein. Persönliche Erfahrungsberichte von Menschen mit Krankheitserfahrung haben gezeigt, wie die Vorstellungen davon, „wer bin ich", erschüttert werden. Patricia Deegan beispielsweise berichtet, wie ihre Diagnose einer psychischen Erkrankung „ihre Identität" vereinnahmte, bis sie auf ihrem Genesungsweg andere Aspekte ihres Selbst entdeckte und diese weiterentwickelte (siehe Genesung von psychischen Störungen, Vortrag von Pat Deegan – Recovery Stories 2013, www.recoverystories.info/recovery-from-mental-disorders-lecture-by-pat-deegan).

Aktuelle Sichtweisen auf Genesung und psychische Erkrankungen haben die Bedeutung der Entwicklung eines persönlichen und sozialen Identitätsgefühls über die Krankheit hinaus hervorgehoben. Durch Aktivitäts- und Partizipationsmuster haben Menschen mit schweren psychischen Erkrankungen die Möglichkeit, ein starkes Selbstkonzept zu entwickeln und auszudrücken und sich in sozialen Interaktionen auf eine Weise zu beteiligen, die dieses Selbstkonzept sowohl anerkennt als auch weiterentwickelt. Für viele Menschen mit schweren psychischen Erkrankungen kann die Beteiligung an Aktivitäten, Partizipation und der Austausch mit anderen Betroffenen ein wichtiges Mittel sein, um eine positive kollektive Identität zu entwickeln und einen positiven Wandel zu bewirken (Quinn et al., 2020). ***Arbeitsblatt 2.8: Wie bringe ich meine Identität durch Aktivitäten und Teilhabe zum Ausdruck?*** bietet die Möglichkeit, über verschiedene Aspekte der Identität nachzudenken.

2.2.3.5 Meine Fähigkeiten und Entwicklungspotenziale erweitern

Diese Dimension konzentriert sich auf das Ausmaß, in dem Aktivitäts- und Partizipationsmuster zur Entwicklung von Begabungen, Wissen, Fähigkeiten, Fertigkeiten und Leistungsfähigkeit beitragen können.

Die Entwicklung dieser Fähigkeiten wirkt sich auf verschiedene Weise auf die Gesundheit und das Wohlbefinden aus. Sie hilft beispielsweise dem/der Teilnehmer:in schwierige Situationen zu bewältigen, indem sie das Erleben von Stress reduziert, weil die persönlichen Fähigkeiten mit den Anforderungen in Einklang gebracht werden. Sie wirkt sich positiv auf den sozioökonomischen Status aus, indem sie die Übereinstimmung zwischen Wissen, Fähigkeiten und Erfahrungen und den Anforderungen in Bildungs- und Arbeitssituationen erhöht.

Die Erfahrung einer schweren psychischen Erkrankung beginnt und entwickelt sich typischerweise in der Jugend und im frühen Erwachsenenalter – eine wichtige Zeit für die Entwicklung von Wissen und Fähigkeiten, insbesondere durch formale Bildung. Folglich gilt das Erreichen von Bildungsabschlüssen als wichtiges Ziel, um soziale Marginalisierung zu reduzieren sowie Gesundheit und Wohlbefinden zu fördern. Gesundheit und Wohlbefinden können durch ein breiteres Spektrum an Erfahrungen im Zusammenhang mit der Entwicklung von Wissen und Fähigkeiten beeinflusst werden. Die Entwicklung von Fähigkeiten kann durch ein breites Spektrum an formellen und informellen Lernmöglichkeiten ermöglicht werden. ***Arbeitsblatt 2.9: Wissen, Fähigkeiten und Entwicklungspotenzial durch meine Aktivitäten und Teilhabe erweitern*** bietet eine Grundlage für die Reflexion über diese Dimension.

2.2.3.6 Freude und Vergnügen haben

Diese Dimension bezieht sich auf die Beteiligung an Aktivitäts- und Partizipationsmustern, die Momente der Freude und positive emotionale Erfahrungen ermöglichen, wie Zufriedenheit, Heiterkeit oder hedonistisches Vergnügen. Es wird angenommen, dass diese Dimension auf vielfältige Weise mit der menschlichen Gesundheit und dem Wohlbefinden zusammenhängt – indem sie Stress abbaut, ein starkes Gefühl für den Sinn des Lebens vermittelt, Intimität und gemeinsame Erlebnisse fördert. Diese Erfahrungen und Erlebnisse sind vielfältig, aber ihnen ist gemeinsam, dass sie multisensorisch sind, Spaß machen, unbeschwert sind sowie körperliche und emotionale Reaktionen hervorrufen, die als angenehm empfunden werden. Diese Aktivitäten können so einfach sein wie die Zubereitung und Einnahme eines exotischen Essens, das Teilen von Intimität, das „emotionale Hochgefühl" bei der Bewältigung einer körperlichen Herausforderung, das Spielen mit einem Kind, die Ausgelassenheit bei einer Comedy-Veranstaltung genießen oder – für manche Menschen – eine Fahrt mit der Achterbahn.

Für viele Menschen mit einer schweren psychischen Erkrankung sind die Möglichkeiten, einfache Vergnügungen und Freude zu erleben, begrenzt oder sogar nicht vorhanden. Aktivitäten und Partizipation im Zusammenhang mit sexueller Intimität, Risikofreude, Humor usw. stehen im besten Fall nur selten im Fokus der psychosozialen Dienste und sind im schlimmsten Fall Gegenstand von Vorurteilen über die Angemessenheit und ethische Praxis (Gelkopf, 2011).

Für viele Menschen geht die Erfahrung einer schweren psychischen Erkrankung mit einer Dämpfung der Gefühle einher, die mit Vergnügen und Freude verbunden sind. Alex in unserem Fallbeispiel beschreibt beispielsweise einen spürbaren Unterschied im Erleben von Freude im Vergleich zu seinen früheren Jahren. Studien über die Genesung von schweren psychischen Erkrankungen haben jedoch gezeigt, dass Erfahrungen von Freude möglich sind und eine wichtige Atempause von der Krankheit bieten, Hoffnung wecken, etwas bieten, auf das man sich freuen kann und helfen können, den eigenen Wert als Mensch wiederzuentdecken, um hier nur einige Beispiele zu nennen (Davidson et al., 2006). Das ***Arbeitsblatt 2.10: Wie geben mir meine Aktivitäten und meine Teilhabe die Möglichkeit, Freude und Vergnügen zu empfinden?*** bietet eine Grundlage für die Betrachtung dieser Dimension.

2.2.3.7 Beziehungen zu anderen Menschen haben

Soziale Interaktionen und soziale Netzwerke sind wichtig für Gesundheit und Wohlbefinden, da sie eine potenzielle Ressource für materielle, emotionale und operative Unterstützung darstellen. Soziale Beziehungen haben das Potenzial, Einsamkeit zu reduzieren und Gefühle der Zugehörigkeit und gegenseitigen Verbundenheit zu erzeugen (Jaremka & Sunami, 2018). Positive und soziale Beziehungen zu entwickeln und aufrechtzuerhalten wird für Menschen mit schweren psychischen Erkrankungen als problematisch angesehen. Doch trotz der vielen Faktoren, die die sozialen Beziehungen von Menschen mit psychischen Erkrankungen beeinträchtigen können, gibt es in der Forschungsliteratur und in persönlichen Erzählungen zahlreiche Belege dafür, dass soziale Bindungen in ihren verschiedenen Formen ein wesentlicher Aspekt des Genesungsprozesses sind (siehe z. B. Leamy et al., 2011). Natürlich sind nicht alle sozialen Beziehungen positiv, selbst wenn sie der Person dezente Erfahrungen des Wohlbefindens vermitteln. Beispielsweise können Beziehungen, die durch problematische Aktivitäten im Zusammenhang mit Substanzkonsum geprägt sind, von der betroffenen Person in gewisser Weise als unterstützend erlebt werden, während sie gleichzeitig zu Konflikten in anderen sozialen Beziehungen, zu schlechter körperlicher Gesundheit und zu rechtlichen Problemen beitragen.

Aktivitäten und Partizipation bieten die Möglichkeit, etwas mit anderen und für andere zu tun. Diese Möglichkeit, etwas für andere zu tun, kann besonders wichtig für Menschen mit schweren psychischen Erkrankungen sein, die sich in einer dauerhaften sozialen Rolle als Hilfeempfänger erleben können. In dieser Situation können ihre Familien, andere Personen in ihrem Netzwerk und auch sie selbst die Fähigkeit verlieren, sie auch als Menschen zu sehen, die etwas für andere geben können.

Menschen mit schweren psychischen Erkrankungen können zum Wohlbefinden anderer in gemeinsamer, wechselseitiger Sorge beitragen und tun dies auch. Sicherlich wurde der potenzielle Nutzen dieses Verständnisses bisher nur wenig beachtet (siehe zum Beispiel Haselden et al., 2018).

Gemeinsame Aktivitäten und Partizipation mit anderen können im persönlichen Kontakt oder auch mithilfe technischer Medien online erfolgen. In der Literatur und Forschung hat sich die überwiegende Mehrheit in diesem Bereich auf die Nutzung von Online-Therapiedienstleistungen konzentriert. Es gibt immer mehr Belege für die Online-Nutzung von Menschen mit schweren psychischen Erkrankungen im Rahmen von sozialen Netzwerken und Spielen (Highton-Williamson et al., 2014). Über soziale Netzwerke und Spiele hinaus haben Online-Angebote für Bildung, Lernen und Austausch im Zusammenhang mit Hobbys und virtuellem Ehrenamt zweifellos Potenzial.

Der potenzielle Nutzen des Kontaktes zu Tieren und Haustieren wurde als eine Form der sozialen Beziehung mit möglichen Vorteilen für Gesundheit und Wohlbefinden erkannt. Die Forschung im Zusammenhang mit Begleittieren hat zum Beispiel gezeigt, dass die damit verbundenen Aktivitäten die Beziehungen zu anderen Menschen, die Integration in die Gemeinschaft, die Strukturierung und Routine des Tages und die Möglichkeit, Wissen und Fähigkeiten zu entwickeln, fördern können. Die Beziehung zu Haustieren selbst ist eine Quelle emotionaler Unterstützung und eine Möglichkeit, um zum Wohlbefinden eines Lebewesens beizutragen (Zimolag & Krupa, 2009). Es ist wichtig, zu berücksichtigen, welche Bandbreite unterschiedliche soziale Kontakte für Menschen mit schweren psychischen Erkrankungen haben. Kontakte können tendenziell stark von Angehörigen dominiert oder durch Überrepräsentation formaler Dienstleistungsbeziehungen gekennzeichnet sein, was ein Risiko darstellt, andere Möglichkeiten einzuschränken. Breitere soziale Netzwerke könnten diesem entgegenwirken (Degnan et al., 2018). Alex' soziales Netzwerk ist zum Beispiel stark von familiären und beruflichen Kontakten geprägt. Während ihm seine familiären Kontakte zunächst viele Möglichkeiten für den Aufbau von sozialen Beziehungen bieten, die mit Gesundheit und Wohlbefinden durch gemeinsame Aktivitäten und Partizipation verbunden sind, könnte er mit der Zeit versuchen, ein breiteres Spektrum an sozialen Kontakten aufzubauen, die ihm Zugang zu weiteren Formen der Unterstützung bieten.
Arbeitsblatt 2.11: Wie trete ich durch meine Aktivitäten und Teilhabe mit anderen in Kontakt? bietet eine Grundlage, um zu reflektieren, wie soziale Interaktionen im Kontext täglicher Aktivitäten und Partizipation realisiert und erlebt werden.

2.2.3.8 Einen Beitrag zur Gesellschaft und zu meiner Community leisten

Diese Dimension beinhaltet die Beteiligung an Aktivitäten und Partizipation, die die Wechselbeziehung zwischen Individuen und der Gesellschaft widerspiegeln – sei es die breite Gesellschaft oder die lokale Gemeinschaft. Gesellschaften sind so organisiert, dass von allen Bürger:innen Beiträge erwartet und unterstützt werden. Zu den gängigen Beispielen gehören bezahlte oder ehrenamtliche Arbeit, Erziehung und Pflege und Beteiligung an zivilgesellschaftlichen Aktivitäten wie der Einsatz für ein breites Spektrum von Themen, politischen Aktivitäten usw. Ein/eine Student:in zu sein, kann auch als eine Form des gesellschaftlichen Beitrags verstanden werden, insbesondere wenn damit beabsichtigt ist, die Person auf ein breites Spektrum von sozialen Rollen vorzubereiten. Aus der Perspektive von Gesundheit und Wohlbefinden hat diese Wechselbeziehung, die über die Aktivität zum Ausdruck kommt, das Potenzial, Zugehörigkeit zu fördern, soziale Bindungen und Vertrauen zu stärken und Einzelpersonen als geschätzte Mitglieder ihrer Gemeinschaft mit legitimen Rechten auf die Ressourcen und Möglichkeiten dieser Gemeinschaft zu positionieren.
Für viele Menschen mit schweren psychischen Erkrankungen können soziale Ausgrenzung und Marginalisierung als ein Prozess angesehen werden, durch den ihre Beiträge zur Gesellschaft und zur Gemeinschaft ernsthaft untergraben werden. Das derzeitige Denken geht davon aus, dass Vorurteile, die dem Stigma psychischer Erkrankungen zugrunde liegen (z. B. im Zusammenhang mit Inkompetenz und Gefährlichkeit), aufrechterhalten werden, wenn die Mitglieder der Gesellschaft nur begrenzten Kontakt zu Menschen mit psychischen Erkrankungen in pro-sozialen Rollen und Beiträgen haben (Corrigan et al., 2012). Dass Menschen mit psychischen Erkrankungen an geschätzten Aktivitäten und Partizipation beteiligt sind, beispielsweise indem sie selbst Beiträge zur Gemeinschaft leisten, ist ein wirksames Mittel, um Stigmatisierung und Diskriminierung, einschließlich der Selbststigmatisierung, zu verringern (Ashcraft, 2013).

Ein Großteil der Bemühungen zur Verbesserung von Aktivität und Partizipation im Bereich der psychischen Gesundheit ist auf die Arbeitstätigkeit ausgerichtet. Dies ist nicht überraschend, wenn man bedenkt, wie sehr die Arbeitstätigkeit den sozialen Status, die wirtschaftliche Selbstständigkeit, die Inklusion und Akzeptanz und vieles mehr beeinflusst. Viele Verfahren im Interventionsansatz *Handeln ermöglichen – Trägheit überwinden* richten sich an der evidenzbasierten unterstützten Beschäftigung (supported employment) aus, orientieren sich aber an einem breiteren Spektrum von Aktivitäten und Partizipationsmöglichkeiten. ***Arbeitsblatt 2.12: Habe ich die Möglichkeit, durch meine Aktivitäten und meine Teilhabe einen Beitrag für meine Community und die Gesellschaft zu leisten?*** bietet eine Grundlage für die Reflexion über diese Beiträge zu Community und Gesellschaft.

2.2.3.9 Wohlstand und Sicherheit aufbauen

Diese Dimension bezieht sich auf Aktivitäten und Partizipation, die zu finanzieller und sozialer Sicherheit und Wohlstand beitragen. Während diese Erfahrungsdimension zwar meist mit dem Zugang zu Einkommen und Lebensunterhalt in Verbindung gebracht wird, kann sie sich aber auch im weiteren Sinne auf die Sicherung des Zugangs zu wichtigen materiellen Ressourcen und anderen finanziellen Mitteln beziehen. Menschen mit schweren psychischen Erkrankungen leben oft in Armut und erleben materielle Entbehrung oder einen Zustand wirtschaftlicher Belastung und Einschränkungen, die den Zugang zu wichtigen Ressourcen und Möglichkeiten im Zusammenhang mit Gesundheit und Wohlbefinden einschränken (Tøge & Bell, 2016).

Diese materielle Entbehrung kann zum Beispiel den Zugang zu gesunden Lebensmitteln, notwendigen Medikamenten und zu sicheren Lebensbedingungen beeinträchtigen. Armut beeinflusst die Möglichkeit zu Bildung, zu Freizeitaktivitäten mit Freunden oder selbst die Auswahl der Kleidung für die Arbeitstätigkeit.
In Ländern, in denen etablierte Sozialhilfesysteme ein Grundeinkommen oder Sozialleistungen bereitstellen, bieten diese Gelder in der Regel ein Einkommen auf Armutsniveau. Sie können sogar so strukturiert sein, dass sie die Bemühungen um ein Einkommen durch Arbeitstätigkeit hemmen (Rosenheck et al., 2017). In Ländern, in denen es kein solches Sicherheitsnetz gibt, können das Einkommen und die materiellen Ressourcen der Familien strapaziert werden. Das schwer psychisch kranke Familienmitglied erlebt in einem familiären Kontext der finanziellen Knappheit eine wirtschaftliche Abhängigkeit. Wenn das wirtschaftliche Wohlergehen eingeschränkt ist, beteiligen sich die Menschen oft an einkommensschaffenden Aktivitäten, die gesellschaftlich weitgehend nicht akzeptiert und anerkannt sind. Sol, eines der Fallbeispiele im Anhang, bettelt und dealt mit Drogen, um an Einkommen oder materielle Güter zu gelangen.

Die Erfahrung von Armut hat nachweislich weitreichende Auswirkungen auf die Lebensqualität von Menschen mit schweren psychischen Erkrankungen (siehe z. B. Wilton, 2004). In einer solchen Situation wirtschaftlicher Knappheit kann sich selbst ein bescheidener Zuwachs an Finanzen oder materiellen Ressourcen positiv auf Aspekte der Aktivität und Teilhabe auswirken.

Aktivitäten und Partizipation mit dem Ziel, den finanziellen Status zu erhöhen, können eine Reihe unterschiedlicher Bemühungen umfassen. Dazu zählen bezahlte Arbeit, Tauschgeschäfte, die Produktion von Nahrungsmitteln und die Nutzung von Fördermöglichkeiten, um auf diese Weise den Zugang zu Einkommen durch produzierte Waren oder Dienstleistungen zu erhalten.
Darüber hinaus können formelle oder informelle Sparaktivitäten finanzielle Vorteile erzeugen, die sich positiv auf andere Aktivitäten und Partizipationsmöglichkeiten auswirken. Das Engagement für politische Maßnahmen, die sich auf wirtschaftliche Sicherheit und den Zugang zu bestimmten finanziellen Ressourcen konzentrieren, sowie der Zugang zu Bildungsangeboten zum Umgang mit Geld sollten dabei ebenfalls berücksichtigt werden. ***Arbeitsblatt 2.13: Kann ich durch meine Aktivitäten und meine Teilhabe Wohlstand und Sicherheit aufbauen?*** bietet eine Grundlage für die Reflexion in diesen Bereichen.

2.2.3.10 Zugang zum gemeinschaftlichen Umfeld

Angesichts der Tatsache, dass Menschen mit schweren psychischen Erkrankungen seit jeher von der vollen Partizipation an der Gemeinschaft ausgeschlossen werden und Stigmatisierung und Diskriminierung weit verbreitet sind, ist der Zugang zum gemeinschaftlichen Umfeld ein besonders wichtiger Bereich, den es für diese Menschen zu berücksichtigen gilt.

Die Integration in die Gemeinschaft ist ein komplexes Konstrukt und kann in verschiedene Arten der Integration unterteilt werden:

- die physische Integration, die sich auf den physischen Ort der Aktivitäten bezieht, insbesondere auf die Teilnahme an Aktivitäten außerhalb der Wohnung;
- die soziale Integration, die die Interaktion mit Menschen und Aktivitäten in der Nachbarschaft und in der Gemeinschaft umfasst;
- und die psychologische Integration, die ein Gefühl der Zugehörigkeit zu einer Gemeinschaft darstellt (Aubry & Myner, 1996; Ecker & Aubry, 2017).

Die physische Integration wirkt sich positiv auf das Wohlbefinden aus, auch wenn keine aktive Sozialisation stattfindet. Der Besuch verschiedener öffentlicher Umgebungen wird mit einer stärkeren sozialen Integration in Verbindung gebracht, da die Möglichkeit zur sozialen Interaktion zunimmt. Andererseits sind Men-

2

schen, die den Großteil ihrer Zeit an nur wenigen und eher isolierten Orten verbringen, wahrscheinlich sozial abgekoppelt und haben weniger Gelegenheit, einen Beitrag zur Gesellschaft zu leisten. Ein Zugang zu gemeinschaftlichen Umgebungen ohne durch Aktivität und Partizipation gebotene Bedeutung kann die Person in der Gemeinschaft gefährden (Fitzgerald et al., 2005). Beispielsweise können Menschen mit schweren psychischen Erkrankungen als „herumlungernd" oder orientierungslos in einem öffentlichen Umfeld wahrgenommen werden, was das Risiko erhöht, dass diese zu Opfern werden (Hiday et al., 1999; Sells et al., 2003). Mithilfe des ***Arbeitsblatts 2.14: Welche Angebote in meinem Umfeld nutze ich für meine Aktivitäten und meine Teilhabe?*** wird untersucht, inwieweit sich die Aktivitäten auf die häusliche Umgebung beschränken und welche Vielfalt an Gemeinschaftsumgebungen genutzt wird. In Anbetracht der Tatsache, dass viele Menschen mit schweren psychischen Erkrankungen nur über begrenzte finanzielle Mittel verfügen und möglicherweise in sozioökonomisch schwächeren Gegenden wohnen, ist es wichtig, zu berücksichtigen, inwieweit die unmittelbare Umgebung ein Gefühl der Sicherheit vermittelt und Zugang zu wichtigen Ressourcen bietet, die die Aktivitäten unterstützen, wie z. B. der öffentliche Personennahverkehr.

2.3 Interpretation von Aktivitäts- und Partizipationsmustern

Dieses Kapitel hat eine gute Grundlage zur Betrachtung des Zusammenhangs von Aktivitäts- und Partizipationsmustern und Gesundheit und Wohlbefinden gelegt. Es bietet eine Vielzahl von Perspektiven, um diese Betrachtung zu leiten: Ausgewogenheit, Vielfalt, Bedeutung, Werte, sozialer und kultureller Kontext und Dimensionen der Erfahrung.

Bejerholm, Hansson & Eklund (2006) untersuchten die Zeitverwendungsmuster von Menschen mit psychischen Erkrankungen, indem sie ein 24-Stunden-Zeitverwendungsprotokoll analysierten. Durch die Integration von Informationen aus verschiedenen Dimensionen der Beteiligung an Aktivität waren sie in der Lage, drei verschiedene Muster bei ihren Teilnehmer:innen zu identifizieren:

- keine Beteiligung
- etwas Beteiligung
- Beteiligung

Information 2.2: Ebenen der Beteiligung an Aktivität und Teilhabe wendet die Ebenen auf Dimensionen von Gesundheit und Wohlbefinden durch Aktivität und Partizipation an, die in diesem Kapitel vorgestellt wurden. Diese liefern qualitative Beschreibungen von Mustern, die mit unterschiedlichen Niveaus von Gesundheit und Wohlbefinden verbunden sind.

Dieses Profil der Beteiligungsstufen soll zwar als Reflexionshilfe dienen, spiegelt jedoch nicht die Bandbreite der täglichen Aktivitäts- und Partizipationsmuster wider, die im Zusammenhang mit einer psychischen Erkrankung auftreten können. So können beispielsweise Personen, die Phasen der Manie oder Hypomanie erleben, Aktivitätsmuster aufweisen, die durch übermäßige Beteiligung gekennzeichnet sind. Diese Situation beeinträchtigt die Qualität der Aktivitätserfahrung und -leistung sowie die Gesundheit und das Wohlbefinden.
Arbeitsblatt 2.15: Ein Messinstrument für Gesundheit und Wohlbefinden durch Aktivität und Teilhabe bietet die Möglichkeit, ein Gesamtbild der individuellen Wahrnehmung der aktuellen Aktivitäten und Partizipation zu erhalten. Das Arbeitsblatt kann Entscheidungen in Bezug auf potenzielle Bereiche für Veränderungen oder Verbesserungen unterstützen und gleichzeitig Bereiche mit Stärken hervorheben. Es kann auch dazu verwendet werden, Veränderungen im Laufe der Zeit zu verfolgen, die erzielten Fortschritte zu überwachen und zur Bewertung und Entwicklung von Dienstleistungen beizutragen. Die beiden letztgenannten Möglichkeiten werden in den Kapiteln 6, 7 und 8 näher erläutert.

2.4 Schlüsselkompetenzen

Die mit diesem Kapitel verbundenen Kompetenzen beziehen sich auf die Einstellungen, das Wissen und die Fertigkeiten, die der Fähigkeit zugrunde liegen, die eigenen Aktivitäts- und Partizipationsmuster aus einer Vielzahl von unterschiedlichen Blickwinkeln zu reflektieren. Diese Kompetenzen fördern das Vertrauen, den Respekt und die Sensibilität, die der/die Teilnehmer:in benötigt, um abzuwägen, ob und wie Veränderungen in den persönlichen Aktivitäts- und Partizipationsmustern sowohl persönlich lohnend als auch möglich sein könnten. Diese Kompetenzen umfassen:

- Aufklärung über Aktivitäten und Partizipation und den Zusammenhang mit Gesundheit und Wohlbefinden.
- Aufrechterhaltung des Interesses und der Beteiligung der Klient:innen während der Reflexion der persönlichen Aktivitäts- und Partizipationsmuster.
- Unterstützung des Wohlbefindens der Klient:innen während des gesamten Prozesses der Reflexion der persönlichen Aktivitäts- und Partizipationsmuster.
- Ermutigung und Unterstützung bei der Verwendung von Arbeitsblättern und anderen Ressourcen zur Förderung der Reflexion.

- Bewahrung der Sensibilität für die Vielfalt der Werte, Erfahrungen, Überzeugungen usw.
- Etablierung eines gemeinsamen Verständnisses von Aktivitäts- und Partizipationsmustern und -themen mit den Klient:innen.
- Einbindung der Klient:innen in die Identifizierung von Werten, Überzeugungen, Bedeutungen und Kontexten, die ihren Entscheidungen für Aktivitäten und Partizipation sowie ihrer Beteiligung zugrunde liegen.
- Identifizierung der Stärken und Ressourcen innerhalb der Aktivitäts- und Partizipationsmuster.

Tägliches Zeitnutzungsprotokoll

Name: ______________________________

Datum: ______________________________

Tragen Sie in die Tabelle ein, wie Sie vor Kurzem einen typischen Tag verbracht haben.

Zeit	Aktivität	Wo?	Die Aktivität wurde durchgeführt: allein/mit jemand anderem
0:00			
0:30			
1:00			
1:30			
2:00			
2:30			
3:00			
3:30			
4:00			
4:30			
5:00			
5:30			
6:00			

Tägliches Zeitnutzungsprotokoll

Name: ______________________ Datum: ______________________

Zeit	Aktivität	Wo?	Die Aktivität wurde durchgeführt: allein/mit jemand anderem
6:30			
7:00			
7:30			
8:00			
8:30			
9:00			
9:30			
10:00			
10:30			
11:00			
11:30			
12:00			
12:30			
13:00			

Tägliches Zeitnutzungsprotokoll

Name: ______________________ Datum: ______________________

Zeit	Aktivität	Wo?	Die Aktivität wurde durchgeführt: allein/mit jemand anderem
13:30			
14:00			
14:30			
15:00			
15:30			
16:00			
16:30			
17:00			
17:30			
18:00			
18:30			
19:00			
19:30			
20:00			

Tägliches Zeitnutzungsprotokoll

Name: ______________________ Datum: ______________________

Zeit	Aktivität	Wo?	Die Aktivität wurde durchgeführt: allein/mit jemand anderem
20:30			
21:00			
21:30			
22:00			
22:30			
23:00			
23:30			

Betrachtung der Vielfalt meiner Aktivitäts- und Partizipationsmuster

Name: ______________________________

Datum: ______________________________

Kreuzen Sie für jedes Aktivitäts-/Teilhabebeispiel an, ob Sie sich routinemäßig daran beteiligen und ob Sie sich eine Veränderung in Ihrer Teilhabe wünschen.

Bereich der Aktivität/Teilhabe	**Dies gehört zu meinen Routineaktivitäten und Partizipationsmustern (Zutreffendes ankreuzen)**	**Dies ist ein Bereich meines Lebens, in dem ich mich meiner Meinung nach anders beteiligen könnte (bitte alles ankreuzen, was zutrifft)**
Selbstfürsorge und Hausarbeit		
Körperpflege		
Meine Ernährung gestalten		
Meine Fitness regeln		
Auf meine Gesundheit achten und Krankheiten vorbeugen		
Gegenstände des täglichen Lebens und für die Wohnung kaufen		
Mahlzeiten zubereiten und einnehmen		
Meinen Wohnbereich aufräumen und sauber halten oder renovieren		
Meine Kleidung pflegen		
Andere in ihrem Wohlbefinden unterstützen		
Betreuung von Haustieren		
Pflege von Pflanzen		
Soziale Beziehungen		
Gemeinsame Aktivitäten mit der Familie		
Gemeinsame Aktivitäten mit Freund:innen		
Entwicklung neuer Beziehungen		
Entwicklung oder Aufrechterhaltung einer romantischen Beziehung		

Wesentliche Lebensbereiche		
Teilhabe an Bildung		
Teilhabe an bezahlter oder unbezahlter Arbeit		
Meine Finanzen regeln		
Community, soziales und zivilgesellschaftliches Leben		
Teilhabe an Community-Vereinen oder -Verbänden		
Erholung und Freizeit		
– Spielen		
– Sport		
– Kunst und Kultur		
– (Kunst-)handwerk		
– Hobbys		
– Soziale Kontakte pflegen		
Teilhabe an religiösen oder spirituellen Aktivitäten		
Aktivitäten zur Förderung der Menschenrechte		
Teilhabe an Aktivitäten, die mit der Bürgerschaft verbunden sind, wie Politik und Verwaltung		

2

Betrachtung der Balance meiner Aktivitäts- und Partizipationsmuster

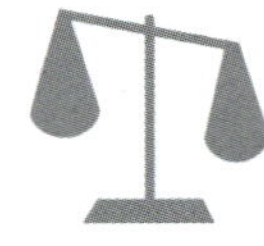

Name: ______________________________

Datum: ______________________________

Sehen Sie sich Ihre Zeitprotokolle an und kennzeichnen Sie jede Aktivität, die Sie aufgezeichnet haben, als Selbstfürsorge, Produktivität, Freizeit oder Erholung. Verwenden Sie die ***Information 2.1: Tägliche Aktivitäten codieren*** als Hilfe. Addieren Sie die in jeder Kategorie verbrachten Stunden für einen Tag. So erhalten Sie ein visuelles Bild von der Ausgewogenheit Ihrer Aktivitäten.

Kategorie	Verbrachte Stunden
Selbstfürsorge	
Produktivität	
Freizeit	
Erholung	

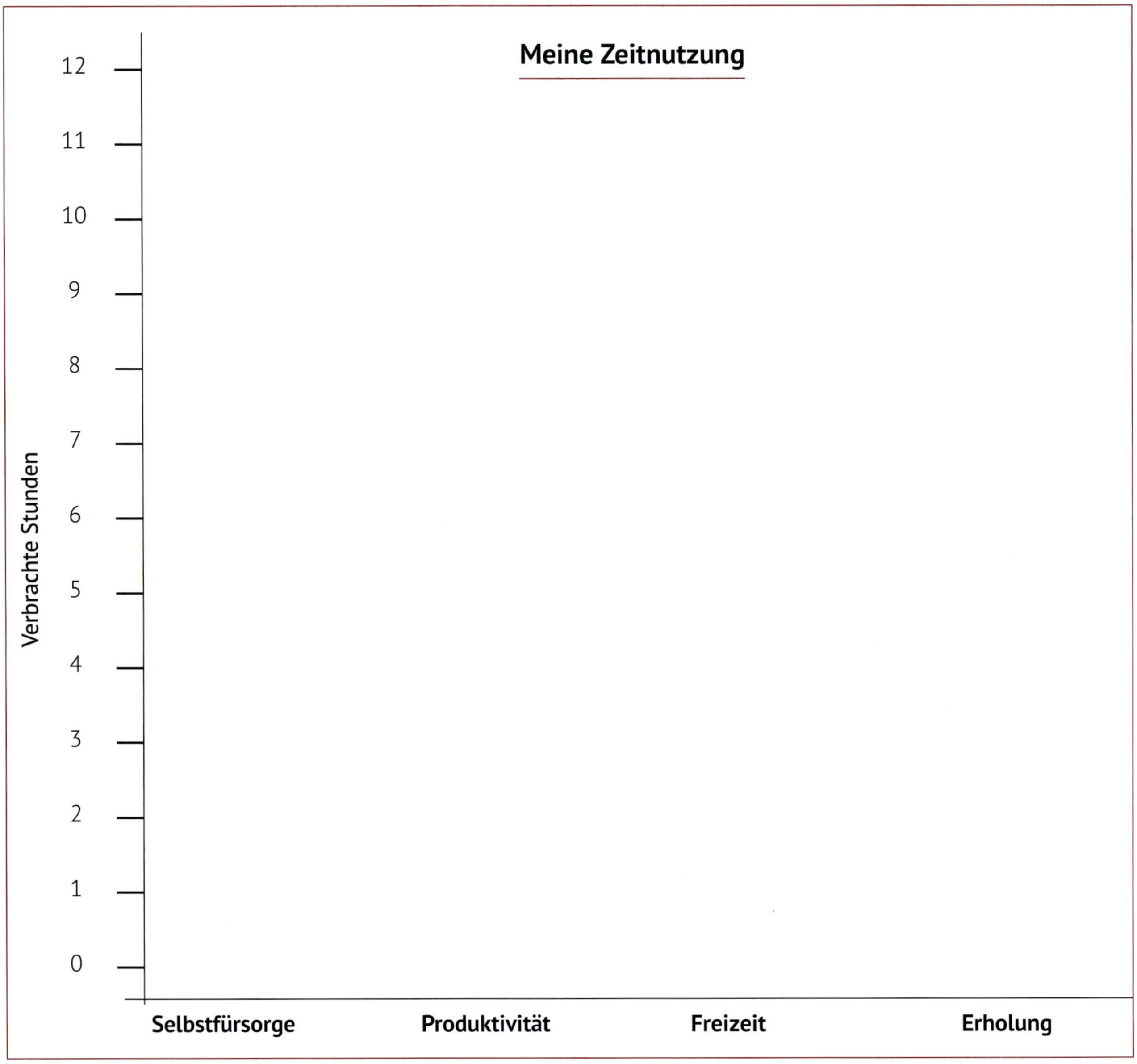

Meine Zeitnutzung

Verbrachte Stunden

12
11
10
9
8
7
6
5
4
3
2
1
0

Selbstfürsorge **Produktivität** **Freizeit** **Erholung**

Arbeitsblatt 2.3 (1)

Aktivitäten zur Selbstfürsorge	Beispiele	Beispiele für meine Aktivitäten	Zeitaufwand
Selbstfürsorge	▪ Sich waschen ▪ Sich anziehen		
Gesundheitspflege	▪ Wahrnehmung von Terminen		
	▪ Durchführen ärztlicher Verordnungen		
Aktivitäten der Produktivität	**Beispiele**	**Beispiele für meine Aktivitäten**	**Zeitaufwand**
Bezahlte Arbeit	▪ Bezahlte Arbeit für einen/ eine Arbeitgeber:in ▪ Bezahlte selbstständige Arbeit		
Unbezahlte Arbeit	▪ Arbeit für einen/eine Arbeitgeber:in ohne Lohn		
Ehrenamtliche oder andere Arbeit für die Gesellschaft	▪ Unbezahlte Arbeit für eine Organisation, in der Community oder einem Verein		
Bildung und Ähnliches	▪ Schulbesuch ▪ Teilnahme an Workshops oder Schulungen ▪ Webbasiertes Lernen		
Tagesprogramme	▪ Teilnahme an Behandlungsprogrammen oder Gesundheitsdienstleistungen		
Kindererziehung	▪ Betreuung der Kinder		
Aktivitäten der häuslichen Organisation	▪ Reinigen ▪ Renovieren ▪ Einkaufen von Waren und Dienstleistungen		

Freizeitaktivitäten	Beispiele	Beispiele für meine Aktivitäten	Zeitaufwand
Aktive Freizeit	▪ Sport ▪ Vereine ▪ Teilnahme an Kultur- und Sportveranstaltungen		
Passive Freizeit	▪ Lesen ▪ Fernsehen ▪ Musik hören		
Soziale Beziehungen pflegen	▪ Kaffee mit einem/einer Freund:in trinken ▪ Teilnahme an einem gemeinsamen Essen ▪ Telefongespräch mit einem/einer Freund:in ▪ Einen/eine Freund:in bei einer Social-Media-Plattform besuchen ▪ Brief an einen/eine Freund:in schreiben		
Aktivitäten der Erholung	**Beispiele**	**Beispiele für meine Aktivitäten**	**Zeitaufwand**
Nachtschlaf	▪ Die Zeit des Tages, die Sie hauptsächlich schlafen		
Kurzer Schlaf	▪ Gelegentlicher Schlaf während des Tages		

Betrachtung von Werten und Überzeugungen, die Aktivitäts- und Partizipationsmuster beeinflussen

2

Name: ________________________________

Datum: ________________________________

Hier sind einige Leitfragen, die Ihnen dabei helfen können, herauszufinden, wie sich Ihre Kultur, Ihre Werte und Ihre Überzeugungen in Ihren derzeitigen Aktivitäts- und Partizipationsmustern widerspiegeln. Sie können Sie auch dazu anregen, darüber nachzudenken, wie Sie diese in Zukunft in Ihre täglichen Aktivitäten und Ihre Teilhabe integrieren können.

1. Wenn Sie an die vergangene Woche denken, welche Aktivitäten haben Sie am meisten begeistert? Warum sind diese Ihre Favoriten?

____

____

____

2. Welche waren Ihre am wenigsten bevorzugten Aktivitäten in der vergangenen Woche? Warum?

____

____

____

3. Was ist für Sie wichtig?
   - Welche Aktivitäten stehen im Einklang mit dem, was Sie für wichtig halten?

____

____

____

   - Welche Aktivitäten **wünschen** Sie durchzuführen, da diese mit dem übereinstimmen, was Sie für wichtig halten?

____

____

____

Arbeitsblatt 2.4 (1)

- Gab es früher Aktivitäten, die Ihnen wichtig waren, die Sie aber jetzt nicht mehr ausüben?

4. Wenn Sie an Ihre Familie oder andere wichtige Menschen in Ihrem Leben denken, was würden sie sagen? Welche Aktivitäten würden sie als wichtig erachten?

5. Gibt es Aktivitäten, die andere von Ihnen **erwarten**? Sind das Aktivitäten, die Sie gerne in Ihrem Leben haben würden?

6. Was würden Sie gerne in der Zukunft tun, wenn es möglich wäre?

Wie sorge ich durch meine Aktivitäten und meine Teilhabe für mich selbst?

2

Name: ______________________________

Datum: ______________________________

Wenn Sie sich gut um sich selbst kümmern, wird das Ihre persönliche Gesundheit und Ihr Wohlbefinden beeinflussen. Stellen Sie sich eine typische Woche vor. Welche Aktivitäten unternehmen Sie, um für sich selbst zu sorgen? Kreuzen Sie Beispiele an, die auf Sie zutreffen.

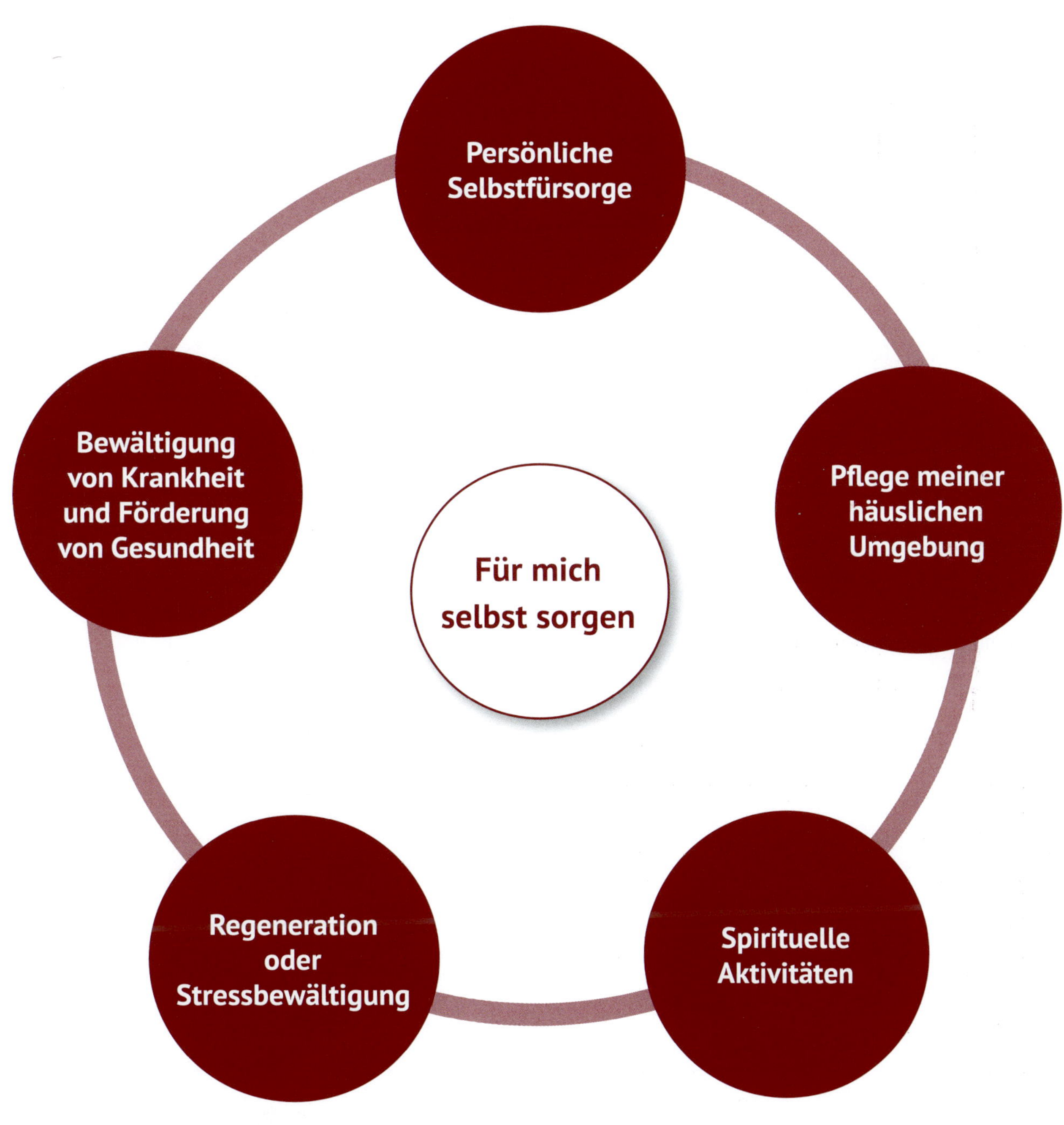

Arbeitsblatt 2.5 (1)

		Mache ich	Muss ich tun	Möchte ich tun
Selbstfürsorge	Körperpflege – baden/duschen, rasieren, saubere Kleidung tragen			
	Körperpflege – Zähne putzen, Mundhygiene			
	Körperpflege – Haare waschen und bürsten			
	Körperpflege – Nägel schneiden, Hautpflege			
	Gesunde Ernährung			
	Einkauf von Lebensmitteln			
	Einkauf von Kleidung und persönlichen Dingen			
	Wäsche waschen			
	Management meiner Finanzen			
	Andere:			
Mein Zuhause pflegen	Reinigen/Organisieren des Zuhauses			
	Abwaschen			
	Dekoration des Zuhauses			
	Pflege des Gartens			
	Andere:			

		Mache ich	Muss ich tun	Möchte ich tun
Spirituelle Aktivitäten	Aktivitäten, die zu einem Gefühl von Bedeutung oder Sinn im Leben beitragen			
	Aktivitäten, die zu einem Gefühl des inneren Friedens beitragen			
	Aktivitäten, um mit Menschen mit ähnlichen Überzeugungen und Werten in Kontakt zu kommen			
	Andere:			
Stressbewältigung	Sport machen			
	Spazieren gehen			
	Entspannungsübungen			
	Freizeitaktivität ausüben			
	Andere:			
Krankheitsbewältigung	Umgang mit Medikamenten			
	An einer Selbsthilfegruppe teilnehmen			
	An Psychoedukation teilnehmen			
	Aktivitäten für Recovery und Wohlbefinden			
	Andere:			

2

Habe ich Möglichkeiten, meinen Geist und meine Sinne anzuregen?

Name: ___________________________________

Datum: ___________________________________

Den Geist anregen – einige Beispiele

- Lesen – Bücher, Magazine, Zeitungen, Comics, Poesie
- Schreiben – Tagebuch schreiben, kreatives Schreiben, Schreiben von E-Mails/Briefen/Blogs etc.
- Spiele spielen – Puzzles, Kreuzworträtsel, Schach, Sudoku, Brettspiele, Online- oder Computerspiele
- Etwas lernen – eine Sprache, ein Instrument spielen, ein neues Rezept oder Anleitungen für ein Hobby ausprobieren, an einem Kurs teilnehmen etc.

Die Sinne anregen – einige Beispiele

- Musik, Podcasts, Hörbücher hören
- Verschiedene Aromen und Gewürze probieren
- Eine Kunstgalerie, eine Ausstellung oder ein Museum besuchen
- Schwimmen gehen
- Einen Spaziergang in der Natur machen, die Vögel füttern
- An einem Fest-Umzug oder einem Community-Fest teilnehmen
- Gärtnern

1. Haben Sie in der vergangenen Woche Aktivitäten unternommen, die Ihre Sinne oder Ihren Geist angeregt haben?

____

____

____

____

2. Welche Aktivitäten, die Ihren Geist und Ihre Sinne anregen, würden Sie gerne öfter machen?

____

____

____

____

Geben mir meine Aktivitäten und meine Teilhabe genug körperliche Aktivität und Bewegung?

2

Name: ______________________________

Datum: ______________________________

Die aktuellen Leitlinien für körperliche Aktivität und Bewegung empfehlen Aktivitäten zur Verbesserung der Lebensqualität:

- Ausdauertraining – durch die Erhöhung der Atem- und Herzfrequenz
- Bewegung – durch die Verringerung langer Sitzperioden

Manche Menschen folgen diesen Empfehlungen durch gezieltes Training, aber sie können auch durch alltägliche Aktivitäten umgesetzt werden, die in den Alltag eingebaut werden.

Gesundheit und Wohlbefinden steigern durch	**Empfehlungen aus Leitlinien für Menschen mit gesundheitlichen Einschränkungen**	**Beispiele für alltägliche Aktivitäten**
Ausdauertraining mit mäßiger Intensität (Sie können sich während der Aktivität unterhalten, auch wenn sich Ihre Atmung und Herzfrequenz erhöht)	2- bis 3-mal pro Woche, jeweils 30 Minuten lang	▪ Zügiges Gehen ▪ Schwimmen ▪ Tanzen ▪ Gärtnern ▪ Gründliches Reinigen ▪ Sport
Bewegung – Verringerung von langem Sitzen	weniger als ein bis zwei Stunden am Stück sitzen	▪ Unterbrechen Sie alle 30 Minuten das Sitzen, stehen Sie auf und gehen Sie umher. ▪ Bauen Sie Bewegung in Ihre typischen Aktivitäten ein – z. B. gehen Sie zu Fuß zu Ihren Aktivitäten; nehmen Sie, wenn möglich, die Treppe; stehen Sie beim Lesen oder beim Online-sein

	Ja	**Nein**
Hatten Ihre typischen Aktivitäten in der Vergangenheit mehr aerobe Intensität und Bewegung?		
Überlegen Sie sich, was Sie an Ihrem typischen Tag tun. Erreichen Sie die Empfehlungen aus den Leitlinien für körperliche Aktivität und Bewegung?		
Sind körperliche Aktivität und Bewegung für Sie wichtig?		

Gibt es Möglichkeiten, wie Sie mehr körperliche Aktivitäten und Bewegung in Ihren Tag einbauen können? Wenn ja, was sind das für Möglichkeiten?

____

____

Gibt es Dinge, die Sie daran hindern, mehr körperliche Aktivitäten und Bewegung in Ihren Tag einzubauen?

____

____

Arbeitsblatt 2.7

2

Wie bringe ich meine Identität durch Aktivitäten und Teilhabe zum Ausdruck?

Name: ____

Datum: ____

Wenn wir über unsere Identität nachdenken, gibt es viele Dinge, die uns zu der einzigartigen Person machen, die wir sind, und die zu unserem Wohlbefinden beitragen. Jedes Blütenblatt der Blume steht für Aspekte, die definieren, wer wir sind und wie dies unsere Wahl von Aktivitäten und Teilhabe beeinflusst.

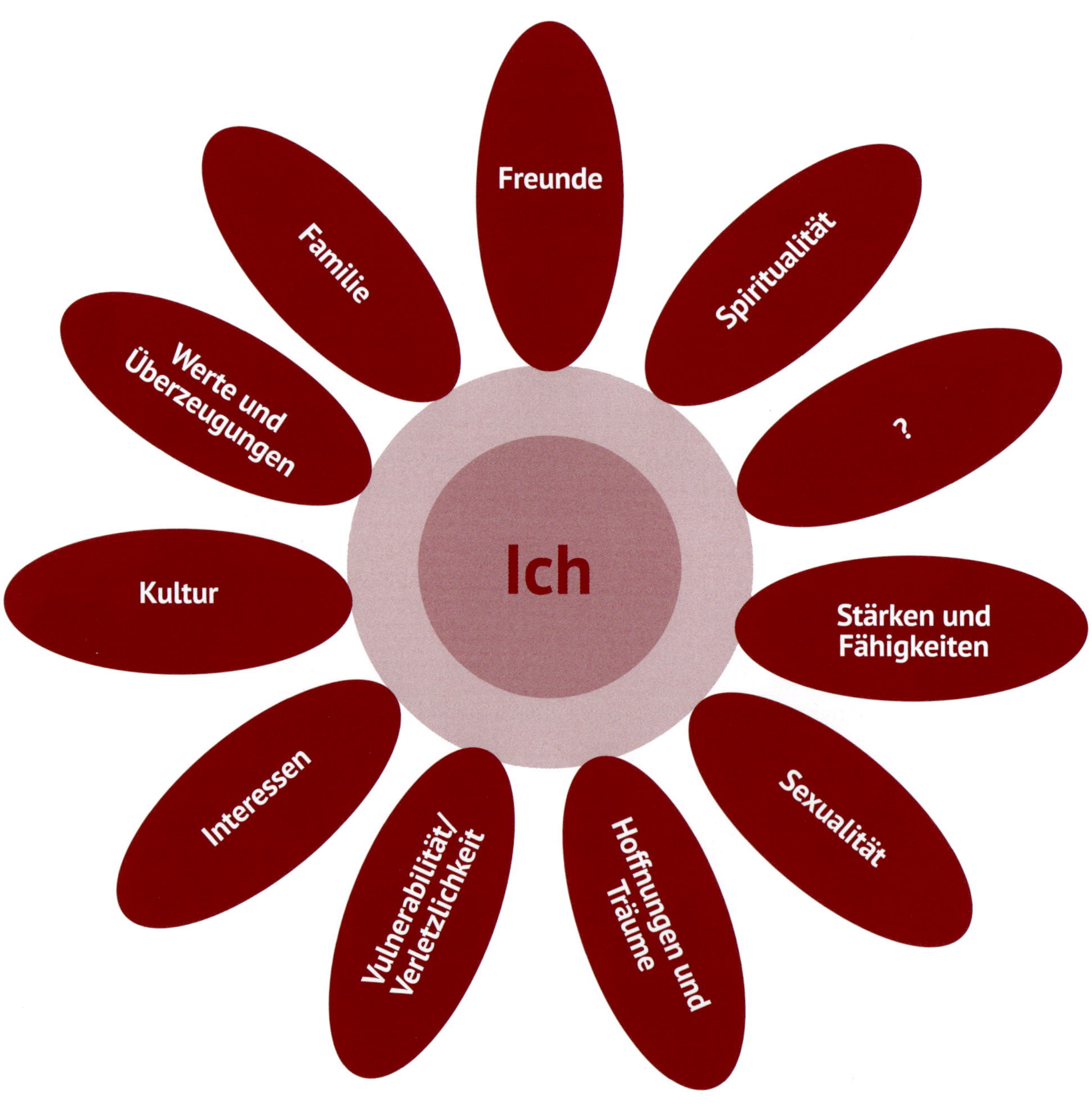

Arbeitsblatt 2.8 (1)

1. Welche Blütenblätter der Blume beeinflussen Ihre Entscheidungen und Handlungen in Bezug auf Ihre Aktivitäten und Teilhabe? Wie beeinflussen sie Ihre Entscheidungen und Handlungen?

____

____

____

____

2. Wenn Sie über Ihre typischen alltäglichen Aktivitäten und Ihre Teilhabe nachdenken, durch welches dieser „Blütenblätter von Ihnen“ wird:

- am stärksten zum Ausdruck gebracht, was Sie tun?

____

____

____

____

- am wenigsten zum Ausdruck gebracht, was Sie tun?

____

____

____

____

3. Gibt es bestimmte Blütenblätter, die für Sie bei der Entscheidung über Ihre Aktivitäten und Ihre Teilhabe wichtiger sind? Wenn ja, welche und warum?

____

____

____

____

Wissen, Fähigkeiten und Entwicklungspotenzial durch meine Aktivitäten und Teilhabe erweitern

Name: ______________________________

Datum: ______________________________

Die hier gestellten Fragen sollen Sie anregen, darüber nachzudenken, wie Sie Ihre täglichen Aktivitäten und Ihre Teilhabe am Leben so gestalten können, dass Sie mehr Möglichkeiten haben, Ihre persönlichen Qualitäten, Fähigkeiten und Stärken weiterzuentwickeln.

1. Wissen	**Ja**	**Nein**
Ich habe die Möglichkeit, in meinem täglichen Leben neue Dinge zu lernen, die ich für interessant oder wertvoll halte. *Beispiele:*		
2. Bildung/Ausbildung	**Ja**	**Nein**
Ich habe die Bildung/Ausbildung, die ich brauche, um die Dinge zu tun, die ich in meinem täglichen Leben tun möchte. *Beispiele:*		
3. Interessen	**Ja**	**Nein**
Es gibt in meinem Alltag Möglichkeiten, an Aktivitäten teilzunehmen, die für mich von Interesse sind. *Beispiele:*		
4. Fähigkeiten/Erfahrungen		
Hier sind ein paar Dinge, die ich ziemlich gut kann:		
Ich denke, dass meine täglichen Aktivitäten mir die Möglichkeit geben, diese Fähigkeiten anzuwenden *Beispiele:*		
5. Stärken		
Dies sind einige der Dinge, die ich als meine Stärken betrachte:		
Ich habe in meinen täglichen Aktivitäten die Möglichkeit, Dinge zu tun, die meine Stärken aufzeigen. *Beispiele:*	**Ja**	**Nein**

Wie geben mir meine Aktivitäten und meine Teilhabe die Möglichkeit, Freude und Vergnügen zu empfinden?

Name: ________________________________

Datum: ________________________________

Betrachten Sie die Aktivitäten, die Sie als Teil Ihrer typischen alltäglichen Aktivitäten und Ihrer Teilhabe identifiziert haben.

1. Welche Aktivitäten haben Ihnen Freude und Vergnügen bereitet?

____

____

2. Welche dieser Aktivitäten haben Ihnen am wenigsten Freude und Vergnügen bereitet?

____

____

3. Verursacht eine dieser Aktivitäten bei Ihnen Stress und ein Gefühl des Unbehagens?

____

____

4. Gibt es bestimmte Tageszeiten, zu denen Sie mehr Freude und Vergnügen bei Ihren Aktivitäten empfinden?

____

____

5. Welche Aktivitäten haben Sie in der Vergangenheit durchgeführt, die Ihnen Freude und Vergnügen bereitet haben? Konnten Sie in letzter Zeit an diesen Aktivitäten teilnehmen?

____

____

6. Denken Sie an Ihr allgemeines Aktivitäts- und Teilhabeverhalten – bringt Ihnen dies Freude und Vergnügen?

____

____

7. Welche Veränderungen in Ihrem Aktivitäts- und Teilhabeverhalten könnten Ihnen mehr Freude und Vergnügen bereiten?

____

____

Wie trete ich durch meine Aktivitäten und Teilhabe mit anderen in Kontakt?

Name: ______________________________________

Datum: ______________________________________

Die Aktivitäten, an denen wir teilnehmen, können den Aufbau sozialer Beziehungen beinhalten. Diese Kontakte tragen zu unserer Gesundheit und unserem Wohlbefinden bei. In der folgenden Tabelle sind mögliche soziale Kontakte im Rahmen Ihrer typischen alltäglichen Aktivitäten und Ihrer Teilhabe aufgeführt. Tragen Sie dort alle Personen/sozialen Kontakte ein, die Sie häufig sehen und mit denen Sie in Kontakt stehen.

Art/Form der sozialen Beziehung	Meine derzeitigen sozialen Kontakte umfassen	Aktivitäten, die wir gemeinsam unternehmen
Familie		
Freund:innen		
Arbeitskolleg:innen		
Nachbar:innen		
Dienstleistungsanbieter:innen		
Peers		
Haustiere		
Soziale Medien		
Gruppenmitglieder, beispielsweise in religiösen Gruppen, Selbsthilfegruppen, Sportteams ...		
Andere		

1. Gibt es Menschen oder soziale Kontakte in Ihrem Leben, die problematisch sind und die Sie gerne ändern würden?

2. Gibt es bestimmte Formen sozialer Kontakte, die Sie gerne aufbauen oder die Sie gerne häufiger erleben würden?

3. Gibt es Dinge, die Sie daran hindern, das zu tun, was Sie gerne mit anderen tun würden?

4. Gibt es Möglichkeiten, mit diesen anderen Menschen in Kontakt zu treten, um die Dinge zu machen, die Sie gerne tun würden?

5. Hätten Sie gerne die Möglichkeit, mehr mit Tieren zu unternehmen? Wenn ja, in welcher Form?

Habe ich die Möglichkeit, durch meine Aktivitäten und meine Teilhabe einen Beitrag für meine Community und die Gesellschaft zu leisten?

Name: ___________________________________

Datum: __________________________________

In der folgenden Tabelle sind einige Möglichkeiten aufgeführt, wie Sie Ihre Zeit nutzen können, um einen Beitrag für die Gesellschaft und zu Ihrer Community zu leisten. Erinnern Sie sich an das, was Sie über Ihre typische Zeitnutzung erfahren haben, um die folgende Tabelle auszufüllen und mehr über Ihre Beiträge zu erfahren.

Aktivitäten/Teilhabe	**Ich mache es schon jetzt**	**Ich würde es gerne machen**
Arbeiten gegen Bezahlung		
Ehrenamtliche Arbeit/Freiwilligenarbeit		
Betreuung, z. B. Kindererziehung, Fürsorge für Freund:innen und Verwandte		
Bildungsaktivitäten		
Hilfe für andere in der Community		
Teilnahme an Interessengruppen zu Themen, die mir wichtig sind		
Betreuung von Tieren		
Recycling, oder andere Aktivitäten zum Schutz der Umwelt		
Teilnahme an Wahlen (z. B. Wählen gehen, Unterstützung eines Kandidaten, Arbeit in einem Wahllokal)		
Beitritt zu einer Community-Gruppe oder zu einem Sportteam		
Teilnahme an Peer-Support-Aktivitäten		
Mentor:in für andere sein		
Andere:		

1. Gibt es derzeit Aktivitäten, mit denen Sie einen Beitrag zu Ihrer Community leisten? Möchten Sie diese gerne ausweiten?

____

____

____

____

____

2. Gibt es Dinge, die Sie daran hindern, sich an Aktivitäten zu beteiligen, die einen Beitrag zur Gesellschaft und zu Ihrer Community leisten?

____

____

____

____

____

2

Kann ich durch meine Aktivitäten und meine Teilhabe Wohlstand und Sicherheit aufbauen?

Name: ______________________________

Datum: ______________________________

In diesem Arbeitsblatt werden Sie zu Ihren Vorstellungen befragt, wie Sie durch Ihre Aktivitäten und Ihre Teilhabe Ihr finanzielles und wirtschaftliches Wohlergehen jetzt und in Zukunft beeinflussen können.

Was ist Ihre derzeitige Einkommensquelle? Wie hoch ist das Einkommen, das Sie erhalten?

____

____

Beantworten Sie die folgenden Fragen und denken Sie dabei an Ihre derzeitige Einkommensquelle und finanzielle Situation.

	Ja	Nein	Vielleicht
Manchmal reichen meine finanziellen Mittel nicht aus, um die Kosten für meine Grundbedürfnisse zu decken (z. B. Miete, Lebensmittel, Hygieneartikel).			
Es gibt Dinge, die ich gerne für mich oder andere kaufen würde, die ich mir aber nicht leisten kann.			
Ich würde gerne mehr zum finanziellen Wohlergehen anderer beitragen können.			
Es gibt Aktivitäten, die ich gerne machen würde, aber aufgrund meiner derzeitigen finanziellen Situation nicht machen kann.			

Arbeitsblatt 2.13 (1)

	Ja	Nein	Vielleicht
Meine derzeitige Einkommensquelle ist an Auflagen gebunden, die meine Möglichkeiten einschränken, Aktivitäten auszuüben, um meine finanzielle Situation zu verbessern.			
Meine täglichen Aktivitäten und meine Teilhabe geben mir die Möglichkeit, meine soziale und finanzielle Situation zu verbessern.			
Die Möglichkeit, meine soziale und finanzielle Situation durch meine täglichen Aktivitäten und meine Teilhabe zu verbessern, ist mir wichtig.			
Ich möchte herausfinden, wie ich meine Finanzen durch meine Aktivitäten und meine Teilhabe verbessern kann.			

Welche Angebote in meinem Umfeld nutze ich für meine Aktivitäten und meine Teilhabe?

Name: ____________________________________

Datum: ____________________________________

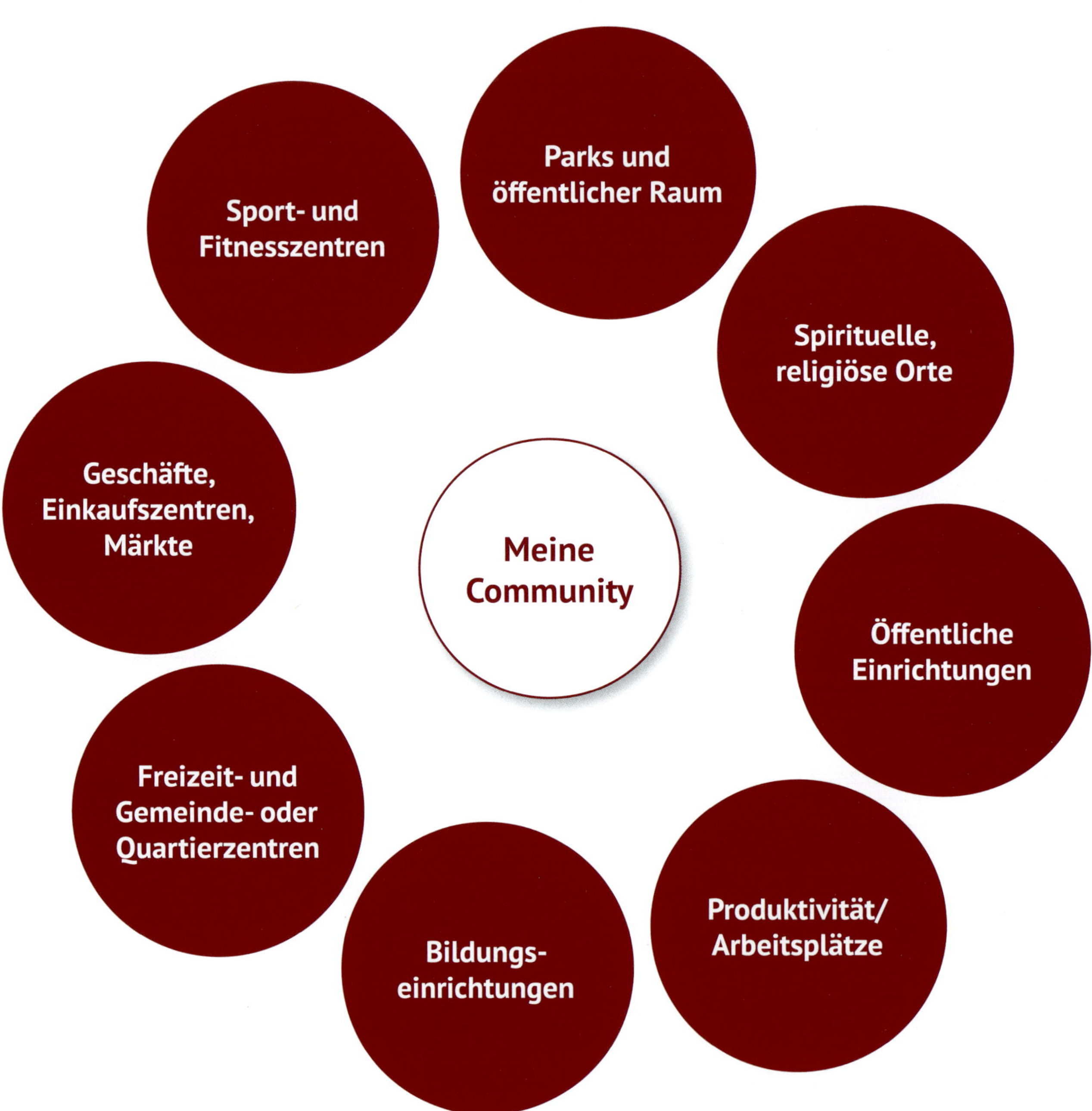

Rückblick auf Ihre täglichen Aktivitäten und Ihre Teilhabe

1. Nennen Sie alle verschiedenen Umgebungen Ihrer Community, die Sie besucht haben.

2. Wie viel Zeit haben Sie in der Community verbracht, also außerhalb des eigenen Zuhauses?

3. Zu welcher Tageszeit sind Sie normalerweise zu Hause? Zu welcher Tageszeit sind Sie normalerweise unterwegs?

4. Wo verbringen Sie die meiste Zeit, wenn Sie nicht zu Hause sind? Welchen Aktivitäten gehen Sie dann nach?

5. Fühlen Sie sich in Ihrer Nachbarschaft sicher? Wenn nicht, welche Aspekte verursachen das Unsicherheitsgefühl?

6. Welche Art von Interaktion haben Sie mit Ihren Nachbar:innen? Grüßen Sie oder sprechen Sie mit ihnen usw.? Wie wohl fühlen Sie sich mit Ihren Nachbar:innen?

7. Gibt es Orte in der Community, die Sie früher besucht haben, aber heute nicht mehr? Wenn ja, warum suchen Sie diese Orte nicht mehr auf?

8. Gibt es bestimmte Orte in Ihrer Community, die Sie gerne besuchen würden, es aber trotzdem nicht tun?

9. Möchten Sie mehr über Ihre Community und Orte, die Sie interessieren könnten, erfahren?

Ein Messinstrument für Gesundheit und Wohlbefinden durch Aktivität und Teilhabe

Name: ______________________________

Datum: ______________________________

1. Ausgewogenheit in meinem Alltag: Ich könnte von mehr Ausgewogenheit zwischen Selbstfürsorge, Freizeit, Produktivität und Erholung profitieren.

Bewerten Sie, wie sehr diese Aussage auf Sie zutrifft.

1	2	3	4	5	6	7	8	9	10

sehr zutreffend — etwas zutreffend — nicht zutreffend

2. Ich lebe meine Werte und Überzeugungen: Ich könnte von Aktivitäten und Teilhabe profitieren, die ich wichtig und bedeutungsvoll finde.

Bewerten Sie, wie sehr diese Aussage auf Sie zutrifft.

1	2	3	4	5	6	7	8	9	10

sehr zutreffend — etwas zutreffend — nicht zutreffend

3. Ich sorge für mich selbst: Ich könnte von Aktivitäten und Teilhabe profitieren, die meine Selbstfürsorge verbessern.

Bewerten Sie, wie sehr diese Aussage auf Sie zutrifft.

1	2	3	4	5	6	7	8	9	10

sehr zutreffend — etwas zutreffend — nicht zutreffend

4. Meinen Geist und meine Sinne aktivieren: Ich könnte von Aktivitäten und Teilhabe profitieren, die meinen Geist oder meine Sinne anregen.

Bewerten Sie, wie sehr diese Aussage auf Sie zutrifft.

1	2	3	4	5	6	7	8	9	10

sehr zutreffend — etwas zutreffend — nicht zutreffend

5. Körperliche Aktivität und Bewegung: Ich könnte von Aktivitäten und Teilhabe profitieren, die meine Fitness verbessern und mich aktiver machen.

Bewerten Sie, wie sehr diese Aussage auf Sie zutrifft.

1	2	3	4	5	6	7	8	9	10

sehr zutreffend — etwas zutreffend — nicht zutreffend

6. Identität zum Ausdruck bringen: Ich könnte von Aktivitäten und Teilhabe profitieren, die mehr Bezug zu meinen persönlichen Interessen und Eigenschaften haben.

Bewerten Sie, wie sehr diese Aussage auf Sie zutrifft.

1	2	3	4	5	6	7	8	9	10

sehr zutreffend etwas zutreffend nicht zutreffend

7. Entwicklung von Wissen, Fähigkeiten und Können: Ich könnte von Aktivitäten und Teilhabe profitieren, die mir die Möglichkeit geben, neue Dinge zu lernen und meine Stärken auszubauen.

Bewerten Sie, wie sehr diese Aussage auf Sie zutrifft.

1	2	3	4	5	6	7	8	9	10

sehr zutreffend etwas zutreffend nicht zutreffend

8. Vergnügen und Freude erleben: Ich könnte von Aktivitäten und Teilhabe profitieren, die mir Momente des Vergnügens bringen und mich glücklich machen.

Bewerten Sie, wie sehr diese Aussage auf Sie zutrifft.

1	2	3	4	5	6	7	8	9	10

sehr zutreffend etwas zutreffend nicht zutreffend

9. Mit anderen in Kontakt treten: Ich könnte von mehr sozialen Kontakten durch meine täglichen Aktivitäten und meine Teilhabe profitieren.

Bewerten Sie, wie sehr diese Aussage auf Sie zutrifft.

1	2	3	4	5	6	7	8	9	10

sehr zutreffend etwas zutreffend nicht zutreffend

10. Einen Beitrag zur Gesellschaft und zu meiner Community leisten: Ich könnte von Aktivitäten und Teilhabe profitieren, die mir die Möglichkeit geben, der Community etwas zurückzugeben.

Bewerten Sie, wie sehr diese Aussage auf Sie zutrifft.

1	2	3	4	5	6	7	8	9	10

sehr zutreffend etwas zutreffend nicht zutreffend

11. Sicherheit und Wohlstand schaffen: Ich könnte von Aktivitäten und Teilhabe profitieren, die mir die Möglichkeit geben, meine finanzielle Situation zu beeinflussen und mir mehr Geld oder Ressourcen zu verschaffen.

Bewerten Sie, wie sehr diese Aussage auf Sie zutrifft.

1	2	3	4	5	6	7	8	9	10

sehr zutreffend etwas zutreffend nicht zutreffend

12. Zugang zum Community-Umfeld: Ich könnte von Aktivitäten und Teilhabe profitieren, die mir eine Reihe von Community-Angeboten bringt.

Bewerten Sie, wie sehr diese Aussage auf Sie zutrifft.

1	2	3	4	5	6	7	8	9	10

sehr zutreffend — etwas zutreffend — nicht zutreffend

Auswertung:

Übertragen Sie die Werte aus den oben aufgeführten Bereichen in die Tabelle. Eine niedrigere Punktzahl in einem Bereich deutet darauf hin, dass es von Nutzen sein kann, diesem Bereich besondere Aufmerksamkeit zu schenken und dort vielleicht auch eine höhere Priorität für Veränderungen zu setzen.

Aktivitäten- und Teilhabebereich	**Bewertung**
1. Ausgewogenheit in meinem Alltag	
2. Ich lebe meine Werte und Überzeugungen	
3. Ich sorge für mich selbst	
4. Meinen Geist und meine Sinne aktivieren	
5. Körperliche Aktivität und Bewegung	
6. Identität zum Ausdruck bringen	
7. Entwicklung von Wissen, Fähigkeiten und Können	
8. Vergnügen und Freude erleben	
9. Mit anderen in Kontakt treten	
10. Einen Beitrag zur Gesellschaft und zu meiner Community leisten	
11. Sicherheit und Wohlstand schaffen	
12. Ich könnte von Aktivitäten und Teilhabe profitieren, die mir Zugang zu einer Reihe von Community-Angeboten bringen.	

Tägliche Aktivitäten codieren

Aktivitäten der Selbstfürsorge	
Persönliche Pflege ▪ Persönliche Hygiene und Körperpflege ▪ Gottesdienst/Gebet/Bibellesungen ▪ Spirituelle Aktivitäten ▪ Fahrten zu Gottesdiensten ▪ Mahlzeiten, Snacks und Kaffee ▪ Entspannen, Nachdenken und Ausruhen ▪ Sexuelle Aktivitäten ▪ Andere persönliche Aktivitäten	**Gesundheitsbezogene Fürsorge** ▪ Medizinische/gesundheitliche Versorgung zu Hause ▪ Medizinische und gesundheitsbezogene Termine ▪ Verordnungen erfüllen ▪ Fahrten zu Arztterminen oder Ähnliches ▪ Andere gesundheitsbezogene Fürsorge

Produktive Aktivitäten	
Bezahlte Arbeit ▪ Arbeit gegen Bezahlung ▪ Aktivitäten mit Bezug zur Arbeitstätigkeit ▪ Hobby oder Handwerk zum Verkauf oder Tausch ▪ Arbeitssuche ▪ Fahrten zur Arbeit und zurück **Freiwillige und andere ehrenamtliche Arbeit** ▪ Einschließlich der Fahrten zur Freiwilligenarbeit und zurück	**Unbezahlte Arbeit** ▪ Arbeit für einen/eine Arbeitgeber:in ohne Lohn ▪ Hin- und Rückfahrt zum unbezahlten Arbeitsplatz ▪ Hausarbeit und damit in Bezug stehende Aktivitäten ▪ Garten oder Grundstückspflege ▪ Fahrzeugpflege ▪ Einkauf von Waren und Dienstleistungen ▪ Kindererziehung/Elternschaft ▪ (Pflegerische) Betreuung ▪ Wegezeiten im Zusammenhang mit unbezahlter Arbeit
Bildung und Ähnliches ▪ Teilnahme an Voll- und Teilzeitkursen – auch online ▪ Hausaufgaben ▪ Teilnahme an einem Kurs für die berufliche oder persönliche Entwicklung ▪ Andere Bildungsaktivitäten ▪ Fahrten zu Bildungsaktivitäten und zurück	**Aktivitäten in Behandlungsprogrammen zur psychischen Gesundheit** Beispiele: ▪ Arbeiten in einem Programm vor Ort mit Bezahlung ▪ Zubereitung und Einnahme von Mahlzeiten vor Ort ▪ Teilnahme an einem Community-Ausflug ▪ Teilnahme an Vorträgen/Tagungen/Kursen ▪ Teilnahme an einer Selbsthilfegruppe oder -aktivität ▪ Teilnahme an Vereinsveranstaltungen ▪ Kontaktknüpfung vor Ort ▪ Fahrten zu Behandlungsangeboten

Freizeitaktivitäten		
Aktive Erholung ▪ Aktiver Sport ▪ Besuch von Veranstaltungen ▪ Andere aktive Freizeitaktivitäten ▪ Fahrten zu Freizeitaktivitäten	**Passive Freizeit** ▪ Fernsehen/Online sein ▪ Lesen ▪ Musik, Podcasts, Hörbücher etc. hören ▪ Zeitvertreib ohne Aktivität ▪ Unterhaltungsveranstaltungen ▪ Andere passive Freizeit ▪ Reisen zu passiven Freizeitaktivitäten	**Geselligkeit** ▪ Mit anderen kommunizieren, um persönlich oder mit Unterstützung von Technologie soziale Kontakte zu haben ▪ Mahlzeiten in Restaurants mit anderen einnehmen ▪ Zu Hause mit anderen zusammen sein ▪ Andere soziale Kontakte ▪ Reisen zu sozialen Aktivitäten

Aktivitäten zur Erholung	
Nachtschlaf ▪ Nachtschlaf/Hauptschlaf	**Kurzer Schlaf** ▪ Gelegentlicher Schlaf/kurzer Schlaf

Angepasst von Statistics Canada: Statistics Canada (2019). Activity Group: Classification structure.
Retrieved from: http://www23.statcan.gc.ca/imdb/p3VD.pl?Function=getVD&TVD=1230353

Ebenen der Beteiligung an Aktivität und Teilhabe

Prüfen Sie mit dieser Tabelle, wie typische tägliche Aktivitäts- und Partizipationsmuster mit Gesundheit und Wohlbefinden verbunden sind.

Keine Beteiligung	**Etwas Beteiligung**	**Beteiligung**
▪ Unausgeglichenheit von Selbstfürsorge, Produktivität, Freizeit und Erholung ▪ Keine erkennbare Struktur und Routine, die Aktivitäten organisieren ▪ Ein sehr begrenztes Angebot an Aktivitäten und Teilhabe ▪ Die täglichen Aktivitäten sind weitgehend auf die Grundbedürfnisse und den Schlaf ausgerichtet ▪ Tag/Nacht-Umkehr der Aktivitäten ▪ Aktivitäten und Teilhabe fast ausschließlich im häuslichen Umfeld oder in Behandlungseinrichtungen ▪ Überwiegend sitzende Tätigkeit ▪ Wenige Möglichkeiten, sich gemeinsam mit anderen Menschen zu beschäftigen ▪ Es ist schwierig, Stärken und Fähigkeiten durch tägliche Aktivitäten und Teilhabe zu erkennen ▪ Es gibt nur wenige Erwartungen von anderen in Bezug auf Aktivitäten und Teilhabe ▪ Wenige Anzeichen für eine Beteiligung an persönlich bedeutsamen Aktivitäten ▪ Wenig, worauf man sich bezüglich Aktivitäten und Teilhabe freuen kann	▪ Etwas Beteiligung in Selbstfürsorge, Freizeit, Produktivität und Erholungsaktivitäten ▪ Etwas Routine und Struktur ▪ Eine begrenzte Anzahl an unterschiedlichen Aktivitäten und Teilhabemöglichkeiten ▪ Lange Zeiträume passiver Tätigkeit ▪ Nickerchen und frühes Zubettgehen ▪ Zugang zu einigen Community-Angeboten für Aktivität und Teilhabe ▪ 30–60 Minuten Bewegung bei täglichen Aktivitäten ▪ Regelmäßig einige soziale Interaktionen ▪ Einige Interessen und Stärken, die bei täglichen Aktivitäten zum Ausdruck kommen ▪ Einige Verpflichtungen und Erwartungen, die in den Aktivitätsroutinen präsent sind ▪ An einigen bedeutungsvollen Tätigkeiten beteiligt sein ▪ Zukunftsperspektiven für Aktivität und Teilhabe für die unmittelbare Zukunft vorhanden	▪ Tage/Wochen mit ausgeglichener Selbstfürsorge, Freizeit, Produktivität und Erholung ▪ Die tägliche Zeitnutzung ist auf verschiedene Aktivitäten aufgeteilt ▪ An einer Reihe von Aktivitäten und Teilhabeangeboten beteiligt ▪ Schlaf- und Ruhezeiten, die so organisiert sind, dass sie den Bedürfnissen nach bedeutungsvollen Aktivitäten entsprechen ▪ Zugang zu einer Reihe von Community-Angeboten für Aktivitäten und Teilhabe ▪ Mehr als 60 Minuten Bewegung bei täglichen Aktivitäten ▪ Regelmäßige soziale Kontakte mit einem sozialen Netzwerk, das über die Familie und die Dienstleistungsanbieter:innen im Bereich der psychischen Gesundheit hinausgeht ▪ Die Zeitnutzungsmuster beinhalten eine Beteiligung an Aktivitäten, die gewollt, gebraucht und erwartet werden ▪ Aus täglichen Aktivitäten und Teilhabe wird fortlaufend Bedeutung gezogen ▪ Plant zukünftige Aktivitäten und Teilhabe mit Freude

Kapitel 3

3

Ein erster Schritt: Schnelle Veränderungen bei Aktivitäten und der Partizipation erzielen

Übersetzt von Carla Wallimann

Jamie freute sich über das vorsichtige Interesse von Alex, an seinen Aktivitäts- und Partizipationsmustern zu arbeiten. Allerdings war Jamie besorgt, dass sich ein langer Interventionsprozess, ohne die unmittelbare Erfahrung positiver Veränderung, für Alex als entmutigend erweisen könnte. Jamie schlug Alex vor, sich ein oder zwei Veränderungen zu überlegen, die rasch eingeführt werden könnten – Aktivitäten, die das Potenzial haben, die Motivation zu fördern, und Chancen bieten, möglichst bald einen Nutzen zu erleben.

Jamie bezeichnete diese vorgeschlagenen Änderungen als „Aktivitätsexperimente", um zu verdeutlichen, dass es darum geht, Dinge auszuprobieren. Die gewählte Aktivität soll für Alex eine gewisse Bedeutung haben und ihn interessieren. Auch soll sie ihn wegen seiner Angst vor neuen Dingen nicht überfordern. Zu diesem Zeitpunkt hatte Alex nur wenige Kontakte zu Freunden und zur Familie und insgesamt nur ein begrenztes Netz an Unterstützungspersonen, die ihn zur Teilhabe ermutigt oder tatsächlich gemeinsame Aktivitäten mit ihm durchgeführt hätten. Zudem durfte eine Aktivitätsveränderung seine begrenzten finanziellen Ressourcen nicht zusätzlich belasten.

Während der nächsten Sitzung schlug Jamie Alex vor, in den nahe gelegenen Park zu gehen. Sie nahmen Körner mit, um die Vögel zu füttern, während sie sich unterhielten. Jamie lenkte die Aufmerksamkeit von Alex auf die Umgebung im Park (ein Fußballspiel in der Nähe, ein Denkmal), und sie nutzten eine App auf Jamies Handy, um einen bestimmten Vogel zu identifizieren. Im Gespräch erinnerte Alex Jamie daran, dass er in einer eher ländlichen Gegend mit einfachem Zugang zur Natur aufgewachsen ist. Sie überlegten sich zwei Aktivitäten, die Alex in der nächsten Woche ausprobieren könnte. Jamie nutzte ihr Wissen über frühere und gegenwärtige Aktivitäten von Alex und machte einige dazu passende mögliche Vorschläge. Alex stimmte zu, als Ergänzung zu seinen bisherigen Aktivitäten einen kurzen Mittagsspaziergang auszuprobieren und dem Vermieter seiner Wohnung bei ein oder zwei Aktivitäten „rund um das Haus" zu helfen. Alex begrüßte Jamies Angebot, gemeinsam mit dem Vermieter zu sprechen, um zu schauen, an welchen Aufgaben oder Aktivitäten sich Alex beteiligen könnte.

Eine Woche später berichtete Alex, dass er an zwei Tagen im Park spazieren gegangen war. An einem dieser Tage wurde er von einem seiner Mitbewohner begleitet. Seine Schuhe seien auf einem der Spaziergänge so nass geworden, dass er sie nachher nicht mehr habe tragen können – ein Problem, da er nur ein einziges Paar besaß. Jamie und Alex diskutierten Möglichkeiten, um dieses Problem zu lösen. Alex hatte zudem seinem Vermieter dabei geholfen, den Garten für das kältere Wetter vorzubereiten. Sie scherzten dabei, dass das Unkraut im Handumdrehen wieder da sein würde. Jamie lachte mit und meinte, auf Unkraut könne man sich immer verlassen.

Reflexionsfragen:

1. Wie weckt Jamie das Interesse von Alex an seiner Umgebung und verknüpft dies mit Aktivität und Partizipation? Welche weiteren Strategien oder Ansätze könnten Sie nutzen?
2. Denken Sie an eine Zeit, in der Sie sich eine Aktivität vorgenommen haben, sie aber nicht durchgeführt haben. Was hat Sie daran gehindert?
3. Welche spezifischen Aspekte der vorgeschlagenen Aktivitäts- und Partizipationsänderungen sollten berücksichtigt werden, um die Chancen für erfolgreiche Aktivitätsexperimente zu erhöhen?

Dieses Kapitel enthält die folgenden Arbeitsblätter:
Arbeitsblatt 3.1: Aktivitätsexperimente erleichtern (Version für Dienstleistungsanbieter:innen)
Arbeitsblatt 3.2: Sammlung von Aktivitäts- und Teilhabemöglichkeiten in der persönlichen Umgebung
Arbeitsblatt 3.3: Protokoll der Aktivitätsexperimente

Dieses Kapitel beinhaltet das folgende Informationsmaterial:
Information 3.1: Auf der Suche nach Ideen für kleine Aktivitäts- und Teilhabeveränderungen?

3.1 Das Potenzial schneller Veränderungen

Wesentlich für Gesundheit durch Aktivität und Partizipation ist das tatsächliche „Tun". Coaching, Schulung, Zielsetzung und Planung sind wichtige Maßnahmen und Schritte, um Veränderungsprozesse zu unterstützen. Sie können jedoch keine Maßnahmen ersetzen, die darauf abzielen, Möglichkeiten zu schaffen, sich an bedeutungsvollen Tätigkeiten zu beteiligen. Ziel ist es, den Prozess des Übergangs von der Absicht in die Umsetzung zu unterstützen, Rückmeldungen zu den Bemühungen zu bekommen und Erfahrungen durch Handeln zu sammeln.

Das Heranführen an Aktivitäten und Partizipation in Form von kleinen Veränderungen und Versuchen dient als Basis für den gesamten Veränderungsprozess. Diese Versuche, die sogenannten „Aktivitätsexperimente", sind kleine, rasch eingeführte Veränderungen, die besonders zu Beginn eines Veränderungsprozesses eine starke Wirkung entfalten können, weil sie

- den „Akt des Handelns" in Gang setzen und die Trägheit aufrechterhaltenden Kräfte durchbrechen.
- Klient:innen an die ersten Schritte heranführen, gewünschte Veränderungen festzulegen.
- Möglichkeiten schaffen, die den Erfahrungen von Aktivitätsverlust oder dem Mangel an Möglichkeiten und Voraussetzungen, die das Eingebundensein in Aktivitäten und Partizipation fördern, entgegenwirken.
- den Glauben an das Potenzial für positive Veränderungen wecken.
- Gelegenheiten bieten, die gesundheitsfördernden und wohltuenden Eigenschaften bedeutungsvoller Aktivitäten und Partizipation zu erleben.
- die Möglichkeit bieten, Herausforderungen im Zusammenhang mit den sich ändernden Aktivitäts- und Partizipationsmustern vorauszusehen und sich darauf vorzubereiten.

Diese Idee, rasche Aktivitätsveränderungen einzuführen, entspricht den Grundsätzen und Praktiken des evidenzbasierten Supported Employment, welches das Interesse an der Arbeit ohne langwierige Assessment- und Abklärungsprozesse nutzt (Drake et al., 2012). Auch der Ansatz *Handeln ermöglichen – Trägheit überwinden* betont die Bedeutung eines fundierten Vorgehens zur Unterstützung einer raschen Umsetzung realer Möglichkeiten für die Aktivitäten und Partizipation. Diese Ausrichtung, die die Menschen in einer Weise einbezieht, die sie zu zeitnahem Handeln auffordert, ist von entscheidender Bedeutung, insbesondere da sie in der psychiatrischen Gesundheitsversorgung nicht routinemäßig verankert ist. So haben zum Beispiel Slade et al. (2014) in ihrem Review über die Fehlanwendung von Recovery-Praktiken festgestellt, wie Strukturen von Dienstleistungsanbieter:innen und -systemen die Ansicht schwächen können, dass die betreuten Klient:innen in der Lage sein werden, ein bedeutungsvolles Leben über die Einschränkungen der Krankheit hinaus zu führen.

3.2 Überlegungen, um schnelle Veränderungen der Aktivität und Partizipation zu ermöglichen

Selbst kleine Veränderungen in den Aktivitäts- und Partizipationsmustern erfordern ein planvolles Vorgehen. Bei Menschen mit schweren psychischen Erkrankungen werden Erfahrungen von Aktivitätsverlust und sozialer Ausgrenzung durch starke Kräfte aufrechterhalten. Diese Kräfte müssen berücksichtigt werden.

Natürlich sollte die Aktivität für die Klient:innen eine Bedeutung und Wohlfühleigenschaften haben – eine Herausforderung, wenn das tägliche Leben der Klient:innen von Beziehungsabbrüchen zu wichtigen Menschen und Gemeindestrukturen sowie durch einen Verlust etablierter und bedeutungsvoller Routinen gekennzeichnet ist. Es kann vorkommen, dass Klient:innen lange Phasen von Angst und Not erleben. Daher muss jede neue Aktivität, egal wie klein und einfach sie erscheinen mag, im Hinblick auf ihr mögliches Überforderungspotenzial geprüft werden. Eine durch Isolation und Armut geprägte Lebenssituation muss selbstverständlich ebenfalls bei der Auswahl von Aktivitäten berücksichtigt werden. Aktivitäten mögen „einfach" scheinen, aber um ein wirksamer Bestandteil des positiven Veränderungsprozesses zu werden, sollten sie:

- persönlich bedeutsam sein
- mit begrenzter Unterstützung machbar sein
- die Lebenssituation und -umstände der Klient:innen berücksichtigen
- wenig Ressourcen erfordern
- mindestens ein Element enthalten, das mit gesundheitsfördernder Aktivität und Wohlbefinden in Verbindung steht und zuvor im Reflexionsprozess ermittelt wurde

3

Jamie überlegte beispielsweise, wie sie Alex' Bemühungen, „einen Spaziergang zu machen", unterstützen könnte, und identifizierte mehrere Aspekte der Aktivität, die in Tabelle 3.1 dargestellt sind.
Das Arbeitsblatt 3.1: Aktivitätsexperimente erleichtern (Version für Dienstleistungsanbieter:innen) hilft Fachpersonen, Herausforderungen zu erkennen, selbst wenn diese nur mit kleinen Veränderungen in den Aktivitäts- und Partizipationsmustern verbunden sind, sowie Strategien und Herangehensweisen zu erwägen, die Aktivitätsexperimente unterstützen können. Diese Überlegungen können hilfreich sein, um herauszufinden, warum Aktivitätsexperimente positiv oder weniger erfolgreich waren.

3.3 Die Auswahl an Aktivitäten und Partizipation unterstützen

Geschulte Dienstleistungsanbieter:innen werden ihr umfangreiches Vorwissen über die Klient:innen nutzen, um die Auswahl- und Unterstützungsmöglichkeiten zu identifizieren und zu erweitern, um ihnen so zu positiver Aktivitätserfahrung zu verhelfen. Jamie hatte beispielsweise die Gelegenheit, zu beobachten, wie Alex' Lebensumfeld möglicherweise seine Aktivitäts- und Partizipationsmuster beeinflusst, was ihr eine Vorstellung von möglichen Aktivitäten und des Unterstützungsbedarfs gab. Im Rahmen dieser Möglichkeiten hat sich Jamie bewusst bemüht, Alex' Interesse an der Umgebung und den damit verbundenen Aktivitäten zu wecken.
Bei der Suche nach möglichen Aktivitäten, die schnell in den Alltag der Klient:innen integriert werden können, ist Folgendes hilfreich:
- die Kenntnis von früheren Interessen und Betätigungen
- das Verständnis für die Bedeutung persönlicher Gegenstände
- Erzählungen oder besondere, in Erinnerung gebliebene Geschichten über geschätzte Aktivitäten
- die Beobachtung der Interaktionen der Klient:innen mit ihrer unmittelbaren Umgebung
- Kenntnisse von wichtigen Personen und Ereignissen im Leben der Klient:innen
- das Verständnis für kulturspezifische Einflüsse auf die Aktivitäten
- die Kenntnis der Tages- oder Wochenzeiten der Klient:innen, die am „besten" oder am „schlechtesten" für Aktivitäten geeignet sind

Kenntnisse von Aktivitäts- und Partizipationsangeboten in der Nachbarschaft der Klient:innen liefern hilfreiche Informationen. Das gemeinsame Erstellen

Tabelle 3.1: Alex' Bestrebungen „spazieren zu gehen" unterstützen

Welche Bedeutung könnte das Spazierengehen für Alex haben?	▪ Passt zu seinem Interesse an mehr körperlicher Aktivität ▪ Bringt ihn in Kontakt mit der Umgebung und Natur
Welche Merkmale dieser Aktivitätsveränderung fördern voraussichtlich sein Engagement?	▪ Verfügt über die erforderlichen körperlichen Fähigkeiten ▪ Hat bereits Erfahrung mit der Aktivität ▪ Einfacher Zugang zum Stadtpark und zu sicheren Spazierwegen
Welche Faktoren könnten seine Beteiligung an diesem Aktivitätsexperiment beeinträchtigen?	▪ Längeres „Feststecken" im bestehenden Aktivitätsmuster ▪ Schlechtes Wetter ▪ Verfügt er über geeignete Kleidung und Schuhe?
Ideen, die die Wahrscheinlichkeit der Umsetzung der gewählten Aktivitätsveränderung fördern.	▪ Begleitung durch Familie oder Freund:innen prüfen (Schwester? Mitbewohner?) ▪ Zugang zu geeigneter Kleidung ermöglichen (Besuch im lokalen Secondhand-Laden?) ▪ Möglichkeiten überlegen, wie die Sinnerfahrung der Aktivität erhöht werden kann (digitale App, um die körperliche Aktivität zu verfolgen?) ▪ Die Spaziergänge mit anderen Aktivitäten verbinden – einen „Zielort" festlegen

einer „Nachbarschafts-Aktivitäten-Karte" kann einen konkreten Überblick über die Möglichkeiten in der Umgebung geben. Solche Aktivitäts- und Partizipationsressourcen-Karten sind aus den Asset-Mapping-Ansätzen entstanden, die im Rahmen etablierter Konzepte zur Gemeindeentwicklung und zum Aufbau von Kapazitäten entwickelt wurden (siehe z. B. McKnight & Kretzman, 2012). Für Dienstleistungsanbieter:innen, die vorwiegend mit Einzelpersonen arbeiten, ist diese Aufzeichnung eine relativ einfache Methode, um herauszufinden, welche Angebote und Vereine in der Gemeinde vorhanden sind und reale Möglichkeiten für Aktivitäten und Partizipation bieten. ***Arbeitsblatt 3.2: Sammlung von Aktivitäts- und Teilhabemöglichkeiten in der persönlichen Umgebung*** bietet eine Vorlage für Dienstleistungsanbieter:innen und Klient:innen, um gemeinsam Möglichkeiten für Aktivitäten und Partizipation zu prüfen. Eine Vielzahl solcher Sammlungen und Beispiele sind auch im Internet zu finden.

Das ***Informationsblatt 3.1: Auf der Suche nach Ideen für kleine Aktivitäts- und Teilhabeveränderungen?*** listet eine vielfältige Auswahl an relativ einfachen und kurzen Aktivitäten und Partizipationsmöglichkeiten auf, die als Anregung dienen können. Es gibt noch weitere Tools, die für den gleichen Zweck angepasst werden könnten. So bietet beispielsweise die *Temple University Collaborative on Community Inclusion* eine breite Palette an Beispielen und Hilfsmitteln, die bei der Auswahl von und Beteiligung an bedeutungsvollen Aktivitäten und Partizipation unterstützen können (siehe www.tucollaborative.org/ - Sprache: Englisch).

3.4 Schnelle Beteiligung an Aktivitäten und Partizipation fördern

Selbst bei der raschen Einbindung in sehr kleine Aktivitäten müssen Faktoren und Herausforderungen berücksichtigt werden, die sich hinderlich auswirken können. Im durchgehenden Fallbeispiel scheiterten Alex' Bemühungen spazieren zu gehen an geeigneten Schuhen. Im Beispiel von Sol erschwerten seine dem Rauchen geschuldeten Atemprobleme die Auswahl der Tätigkeit. Für Dienstleistungsanbieter:innen besteht die Kunst darin, ein Gleichgewicht zu finden zwischen den Bestrebungen ihre Klient:innen zur Aktivität zu ermuntern und sich gleichzeitig mit den Problemen sowie möglichen Lösungen zu beschäftigen. Unterstützungsmaßnahmen könnten Folgendes umfassen:

- sich in den Gesprächen Zeit nehmen, um die Pläne für die Aktivitätsexperimente zu überprüfen, und planen, wann und wo sie stattfinden werden
- potenzielle Herausforderungen vorwegnehmen und dabei die Stärken, Strategien oder vorbereitenden Schritte, die angesichts der Herausforderungen hilfreich sein können, identifizieren
- die mit dem Aktivitätsexperiment gemachten Erfahrungen reflektieren

Reflexionsfragen könnten zum Beispiel sein:

- Wie sind Ihre Erfahrungen verglichen mit dem, was Sie dachten, was passieren würde, als wir zum ersten Mal über dieses Aktivitätsexperiment gesprochen haben?
- Gab es unerwartete Dinge, die passiert sind? Was bedeuten diese Dinge für Ihre Beteiligung an der Aktivität?
- Was haben Sie aus diesem Aktivitätsexperiment gelernt?
- Was hat Ihnen an diesem Aktivitätsexperiment gefallen? Ist es das erste Mal, dass Sie das erlebt haben? Bei welchen anderen Aktivitäten haben Sie bereits diese positive Erfahrung gemacht?
- Was war das Beste an der Veränderung?
- Was war die größte Herausforderung?
- Hat sich durch die Umstellung Ihr Tagesablauf (Routine) in irgendeiner Weise verändert?
- Bringt Sie das dazu, über andere Dinge nachzudenken, die Sie vielleicht auch ausprobieren möchten?
- Gibt es etwas, was man hätte anders machen können, damit es eine bessere Erfahrung gewesen wäre?

Wenn die Klient:innen die Bemühungen zur Aktivität und Partizipation als schwierig oder überfordernd empfunden haben oder trotz Absicht sich nicht daran beteiligen konnten, erarbeiten Sie mit ihnen gemeinsam Pläne, wie diese schnellen Veränderungen angepasst werden könnten. Ermutigen Sie die Person darin, entweder die neue Aktivität weiter zu versuchen oder eine andere Aktivität auszuprobieren, um die Dynamik der Veränderung aufrechtzuerhalten.
Auf dem ***Arbeitsblatt 3.3: Protokoll der Aktivitätsexperimente*** kann eine Dokumentation der Aktivitätsexperimente erfolgen. Auch die täglichen Aktivitätsprotokolle können in diesem Zusammenhang von Nutzen sein: Klient:innen können dadurch erkennen, wie sich ihre Aktivitätsmuster bereits durch das Hinzufügen von einigen kleinen Aktivitäten verändern. Ziel ist es, etwas in Gang zu bringen, Vertrauen aufzubauen und das Experimentieren zu nutzen, um Lernen und Motivation für längerfristige Veränderungen zu fördern.

3.5 Schlüsselkompetenzen

Die nötigen Kompetenzen im Zusammenhang mit diesem Kapitel sind Einstellungen, Wissen und Fertigkeiten, die auf das „Tun“ ausgerichtet sind. Es enthält auch die Aufforderung, Handeln zu unterstützen, was die Aktivität und Partizipation fördert. Diese Kompetenzen sind insbesondere dann wichtig, wenn sich Betroffene dauerhaft und in erheblichem Maße von Aktivität und Partizipation zurückgezogen haben. Zu diesen Kompetenzen gehören:

- Die gemeinsame Erarbeitung von Möglichkeiten für rasche Veränderungen der Aktivität und Partizipation, die mit den persönlichen Bedeutungen, Werten und Entscheidungen im Einklang stehen.
- Die Vorwegnahme potenzieller Herausforderungen im Zusammenhang mit raschen Aktivitäts- und Partizipationsveränderungen und die Ermittlung von Lösungsansätzen, um Handeln zu erleichtern.
- Die Unterstützung der Klient:innen in der Evaluation ihrer persönlichen Erfahrungen in Bezug auf Aktivitäten und Partizipation.

Aktivitätsexperimente erleichtern

(Version für Dienstleistungsanbieter:innen)

Name: ______________________________

Datum: ______________________________

Aktivitätsexperiment: ______________________________

Reflexionsfragen

1. Welche Bedeutung könnte dieses Aktivitätsexperiment für die betreffende Person haben?	
2. Welche Aspekte dieser Aktivitätsveränderung können deren Umsetzung fördern?	
3. Welche Faktoren können die Umsetzung des Aktivitätsexperiments beeinträchtigen?	
4. Ideen zur Erleichterung der ausgewählten Aktivitätsveränderung	

3

Arbeitsblatt 3.1

Sammlung von Aktivitäts- und Teilhabemöglichkeiten in der persönlichen Umgebung

Name: ________________________________

Datum: ________________________________

Dieses Arbeitsblatt bietet eine Vorlage, um über potenzielle Möglichkeiten in der Gemeinde oder Nachbarschaft nachzudenken. Wählen Sie einen Umgebungsradius, der für Sie einfach zu erreichen ist, sei es zu Fuß oder mit Verkehrsmitteln. Ermitteln Sie zu jedem Item mögliche Orte, Vereine, Organisationen etc. Bedenken Sie dabei, dass diese Sammlung nur allgemeine Hinweise liefert. Um die konkreten Möglichkeiten und Potenziale der ermittelten Optionen einordnen zu können, sind möglicherweise weitere Informationen erforderlich. Beispielsweise können Bibliotheken als Bildungs- und Lerneinrichtungen bezeichnet werden, sie bieten aber auch eine breite Palette an kulturellen, künstlerischen sowie themenbezogenen Aktivitäten und können auch eine Interessenvertretung sein.

Art der Ressource	Beschreibung	Beispiele in der persönlichen Umgebung/ Gemeinde
Außenplätze	Grünflächen, Gärten, Parks, Plätze zum Verweilen in der Natur, Außenanlagen für Sport und Bewegung	
Möglichkeiten in der Gemeinde für gemeinsame Aktivitäten	Freizeitzentren, Gemeindezentren, Spiel-Treffs, gesellige Vereine	
Einrichtungen für Bildung und Wissen	Schulen (Primar-, Sekundarschule, Gymnasium, Universität), Bibliotheken, Bildungszentren, Volkshochschulen, Informationszentren der Gemeinde	
Orte der Kunst und Kreativität	Kunstgalerien, Ateliers oder Kulturzentren, Theater, Kinos, Musik- oder Tanzeinrichtungen	
Öffentliche Einrichtungen	Geschäfte/Einkaufszentren, Lebensmittelgeschäfte, Restaurants/Gaststätten/Cafés, öffentliche Märkte, Volksfeste oder Festivals	
Besondere Interessen	Interessenvertretungen, Quartiervereine, Serviceclubs (Rotary-Club, Lions Club ...), Clubhäuser, Möglichkeiten für Freiwilligenarbeit/ Ehrenamt, karitative und kommunale Unterstützungsdienste	

Art der Ressource	Beschreibung	Beispiele in der persönlichen Umgebung/ Gemeinde
Spirituelles/ Religiöses	Kirchen, Orte für spirituelle Arbeit und Praxis, spirituelle Orte	
Kulturelle Einrichtungen	Museen, interkulturelle Begegnungsorte, historische Stätten	
Produktivität/ Arbeit	Arbeitsvermittlungszentren, Unternehmens-/Wirtschaftsverbände, Unternehmenspartnerschaft/ Vermittlung, Arbeitsmöglichkeiten, soziale Unternehmen	
Sport und Fitness	Sportvereine und -verbände, Fitnesseinrichtungen	
Andere		

Protokoll der Aktivitätsexperimente

Name: ______________________________

Datum: ______________________________

Listen Sie Ihre ausgewählten Aktivitätsexperimente mit Datum und einem kurzen Kommentar zum Experiment auf:

Aktivitätsexperiment	Datum	Kommentare zu den Erfahrungen und Fortschritten

Auf der Suche nach Ideen für kleine Aktivitäts- und Teilhabeveränderungen?

3

Hier ist eine Liste von Aktivitäten, die relativ einfach sind und wenig Vorbereitung erfordern. Erwägen Sie alle, die für Sie interessant klingen. Probieren Sie dann eine, zwei oder auch mehrere aus – Sie werden überrascht sein, wie gut Sie sich danach fühlen.

A. Beispiele für kleine „Aktivitätsexperimente" im Bereich Selbstversorgung:

Persönliche Pflege

Anziehen:
- Tragen Sie ein T-Shirt, das Sie längere Zeit nicht getragen haben
- Kombinieren Sie Ihre Kleidung neu (z. B. neue Kombination von Shirt und Hose)
- Probieren Sie eine neue Frisur aus
- Färben Sie Kleidungsstücke neu
- Experimentieren Sie mit verschiedenen Stilen und Kombinationen
- Probieren Sie unterschiedliche Accessoires aus

Baden/Duschen:
- Probieren Sie ein neues Duschgel oder Shampoo aus
- Lassen Sie während des Badens/Duschens neue Musik laufen
- Nehmen Sie ein Schaumbad, vielleicht mit einer Sprudeltablette
- Singen Sie unter der Dusche

Essen:
- Frühstücken Sie
- Probieren Sie eine neue Frucht oder ein neues Gemüse aus
- Besuchen Sie ein neues Restaurant
- Probieren Sie eine unbekannte ausländische Speise – vielleicht eine, die ein/eine Freund:in mag
- Genießen Sie eine Mahlzeit in einer neuen Umgebung – zum Beispiel draußen
- Nehmen Sie Vitamine ein (in Absprache mit einer Fachperson)
- Trinken Sie ein warmes Getränk
- Genießen Sie morgens einen Kaffee und lesen Sie dazu eine Zeitung

Hygiene:
- Rasieren Sie sich
- Lassen Sie sich die Haare schneiden oder probieren Sie eine andere Frisur aus
- Probieren Sie eine neue Zahnputz-Routine aus, beispielsweise indem Sie sich nach dem Essen die Zähne putzen
- Machen Sie sich eine Maniküre/Pediküre oder lassen Sie sich eine machen
- Probieren Sie eine neue Nagellackfarbe aus
- Entdecken Sie neue Pflegeprodukte
- Machen Sie sich eine Gesichtsmaske
- Cremen Sie sich die Hände ein
- Tragen Sie Feuchtigkeitscreme auf Ihr Gesicht/Ihren Körper auf
- Tragen Sie Parfüm auf
- Kämmen oder bürsten Sie Ihre Haare
- Benutzen Sie Zahnseide
- Machen Sie ein Gesichts- oder Körperpeeling

Gesundheit:
- Lassen Sie sich gegen Grippe impfen
- Vereinbaren Sie einen Termin für eine medizinische Kontrolle
- Entsorgen Sie Ihre abgelaufenen Medikamente
- Lesen Sie die Nährwertangaben auf der Nahrungsmittelverpackung, beispielsweise zum Kaloriengehalt

Aktivitäten in der Gemeinde
Mobilität: ▪ Fahren Sie mit dem Bus an einen neuen Ort ▪ Machen Sie eine Radtour ▪ Machen Sie einen kleinen Spaziergang ▪ Fragen Sie einen/eine Freund:in nach einer Mitfahrgelegenheit **Einkaufen:** ▪ Gehen Sie für den Lebensmitteleinkauf in ein anderes Geschäft ▪ Gehen Sie mit einem/einer Freund:in einkaufen ▪ Verbinden Sie einen Drogerie-Besuch mit einer Pause in einem Café ▪ Machen Sie einen Schaufensterbummel in einer anderen Gegend der Stadt ▪ Berücksichtigen Sie kleine/lokale Geschäfte und Unternehmen ▪ Besuchen Sie einen lokalen Wochenmarkt ▪ Kaufen Sie sich Musik ▪ Stöbern Sie in einem Secondhand-Buchladen ▪ Gehen Sie zu einem Flohmarkt **Finanzen:** ▪ Notieren Sie eine Woche lang Ihre täglichen Ausgaben ▪ Schauen Sie in einem Secondhand-Laden vorbei ▪ Schauen Sie sich Werbeprospekte an ▪ Erstellen Sie einen monatlichen Budgetplan

B. Beispiele für kleine „Aktivitätsexperimente" im Bereich Produktivität:

Bezahlte/unbezahlte Arbeit
▪ Suchen Sie im Internet nach Angeboten für ehrenamtliche Tätigkeiten ▪ Holen Sie Ihren alten Lebenslauf hervor und aktualisieren Sie ihn ▪ Besuchen Sie die örtliche Agentur für Arbeit/das Arbeitsvermittlungszentrum ▪ Erstellen Sie eine Liste mit Ihren Interessen, um herauszufinden, was Sie gerne tun ▪ Besuchen Sie einen/eine Ehrenamtskoordinator:in ▪ Erstellen Sie eine Liste potenzieller Jobs

Haushaltsführung
Reinigung: ▪ Reinigen Sie eine Ablagefläche oder eine Tischplatte ▪ Nehmen Sie sich täglich 30 Minuten Zeit für ein Zimmer ▪ Räumen Sie eine Schublade oder ein Regal im Abstellraum auf ▪ Recyceln Sie Ihre Zeitungen und Dosen ▪ Geben Sie Ihre alten Kleider an eine lokale Wohltätigkeitsorganisation ▪ Saugen/Kehren Sie den Fußboden ▪ Zünden Sie Duftkerzen, eine Duftlampe oder Räucherstäbchen an ▪ Hängen Sie ein gerahmtes Bild auf oder stellen Sie ein Kunstobjekt auf ▪ Organisieren und verwalten Sie Ihren E-Mail-Posteingang ▪ Dekorieren Sie Ihr Wohnzimmer ▪ Öffnen Sie die Vorhänge und Jalousien, um Licht hereinzulassen ▪ Spülen Sie das Geschirr ab ▪ Beziehen Sie Ihr Bett frisch ▪ Stellen Sie die Möbel in Ihrer Wohnung um **Bekleidungspflege:** ▪ Waschen und trocknen Sie eine Wäscheladung ▪ Putzen Sie Ihre Schuhe

Haushaltsführung
Kochen: ▪ Planen und bereiten Sie Ihr Lieblingsessen zu ▪ Probieren Sie ein neues Rezept aus ▪ Schauen Sie sich eine Kochsendung an ▪ Essen Sie bei Kerzenschein ▪ Kochen Sie Mahlzeiten zum Einfrieren für eine spätere Verwendung ▪ Stellen Sie Marmelade oder Eingemachtes her ▪ Machen Sie sich eine Kanne Tee ▪ Backen Sie Plätzchen für einen/eine Freund:in

C. Beispiele für kleine „Aktivitätsexperimente" im Bereich Freizeit:

Ruhige Erholung
Angenehme Aktivitäten/Hobbys/Kunsthandwerk: ▪ Finden Sie ein unvollendetes Projekt und machen Sie damit weiter ▪ Stellen Sie aus Recycling-Material etwas Nützliches her ▪ Schauen Sie in Zeitschriften oder im Internet, ob es Hobbys gibt, die Sie interessieren ▪ Blättern Sie das örtliche Volkshochschulprogramm oder andere Angebote durch, um zu sehen, ob es einen Kurs gibt, der Sie interessiert ▪ Spielen Sie ein Musikinstrument ▪ Hören Sie Ihre Lieblingsmusik ▪ Hören Sie sich eine Symphonie an ▪ Schauen Sie sich einen Sonnenuntergang an ▪ Topfen Sie eine Pflanze um ▪ Hören Sie sich einen Komiker an oder schauen Sie einen lustigen Film ▪ Kochen Sie ein vegetarisches Abendessen ▪ Probieren Sie eine neue Teesorte aus ▪ Schreiben Sie ein Gedicht ▪ Singen Sie unter der Dusche ▪ Probieren Sie eine neue Eissorte aus ▪ Reduzieren Sie Ihre Zeit vor dem Fernseher um eine halbe Stunde ▪ Machen Sie ein Nickerchen ▪ Besuchen Sie eine neue Webseite im Internet ▪ Spielen Sie ein neues Computer-, Video- oder Brettspiel ▪ Beginnen Sie mit einem Kritzel-Tagebuch ▪ Zeichnen oder malen Sie ▪ Probieren Sie sich im Nähen, Häkeln, Stricken oder Sticken ▪ Recherchieren Sie zu einem Thema, das Sie interessiert ▪ Hören Sie sich einen Podcast oder eine Radiosendung an ▪ Besuchen Sie eine kostenlose öffentliche Vorlesung ▪ Schauen Sie sich einen Lieblingsfilm noch einmal an ▪ Lösen Sie ein Kreuzworträtsel ▪ Blättern Sie in alten Fotoalben ▪ Schreiben Sie eine Liste mit Dingen, für die Sie dankbar sind ▪ Schauen Sie sich lustige Videos auf YouTube an ▪ Atmen Sie 5 Minuten lang tief ein und aus ▪ Erstellen Sie eine Wiedergabeliste mit fröhlichen Liedern ▪ Erstellen Sie eine Aufgabenliste ▪ Kaufen Sie ein Malbuch für Erwachsene ▪ Versuchen Sie, ein Tagebuch zu führen ▪ Betrachten Sie die Sterne ▪ Bringen Sie mehr über Ihren Stammbaum in Erfahrung ▪ Schreiben Sie einen positiven Kommentar auf einer Webseite/einem Blog

Ruhige Erholung
Lesen: ▪ Versuchen Sie, ein Buch mit Kurzgeschichten zu finden und lesen Sie eine Geschichte ▪ Lesen Sie eine Zeitschrift oder einen Online-Artikel ▪ Leihen Sie sich ein Hörbuch aus der Bibliothek aus ▪ Lesen Sie eine andere Tageszeitung ▪ Lesen Sie einen Comic ▪ Lesen Sie ein Gedicht ▪ Lesen Sie eine neue, andere Art von Büchern oder eine neue Internetseite

Aktive Erholung
Sport: ▪ Machen Sie Dehnübungen nach einer warmen Dusche ▪ Leihen Sie sich eine Yoga-, Pilates- oder Tai Chi-DVD aus der Bibliothek/einem Verleih ▪ Tanzen Sie durch das Wohnzimmer ▪ Spazieren Sie durch die Fußgängerzone oder entlang einer (Ufer-)Promenade ▪ Erstellen Sie eine Liste mit allen Sportarten, die Sie ausprobiert haben und auch mit solchen, die Sie interessieren ▪ Schauen Sie sich eine neue Sportsendung im Fernsehen an ▪ Lesen Sie eine Geschichte über einen inspirierenden Athleten/eine inspirierende Athletin ▪ Nehmen Sie an einem kostenlosen Yogakurs teil ▪ Nehmen Sie die Treppe statt des Aufzugs ▪ Trainieren Sie mit einem Trainingsvideo ▪ Unternehmen Sie eine Radtour ▪ Gehen Sie joggen **Ausgehen:** ▪ Besuchen Sie eine Kunstgalerie, ein Museum oder eine andere kulturelle Einrichtung, die Sie noch nie besucht haben ▪ Probieren Sie ein neues Essen aus einer anderen Kultur (z. B. Indisch, Vietnamesisch, Griechisch, Japanisch, Chinesisch, …) ▪ Besuchen Sie eine lokale Veranstaltung ▪ Besuchen Sie die örtliche Bibliothek und leihen Sie sich von dort eine CD, DVD oder ein Buch aus ▪ Nutzen Sie das Internet in Ihrer örtlichen Bibliothek ▪ Besuchen Sie ein Seniorenzentrum ▪ Paddeln oder rudern Sie mit einem Boot ▪ Lassen Sie einen Drachen steigen ▪ Suchen Sie für Aktivitäten einen/eine Partner:in – zusammen macht es mehr Spaß ▪ Machen Sie ein Picknick ▪ Versuchen Sie zu wandern ▪ Besuchen Sie ein nahe gelegenes Tierheim ▪ Verbringen Sie Zeit in der Natur ▪ Beobachten oder füttern Sie Vögel ▪ Machen Sie einen Spaziergang in der Nachbarschaft ▪ Machen Sie einen Spaziergang durch die Stadt/das Dorf und achten Sie auf die Architektur der Gebäude ▪ Spazieren Sie an einem Fluss entlang **Gartenarbeit:** ▪ Pflanzen, graben, schneiden, rechen Sie oder beseitigen Sie Unkraut ▪ Kaufen Sie sich eine neue Pflanze ▪ Stellen Sie eine Vase mit frischen Blumen auf ▪ Pflegen Sie Ihre Zimmerpflanzen/Blumen ▪ Informieren Sie sich über Pflanzen, die in Ihrer Region wachsen **Reisen:** ▪ Fahren Sie mit dem Bus in eine neue Gegend ▪ Leihen Sie sich einen Film aus oder schauen Sie sich ein YouTube-Video über ein Reiseziel an ▪ Besuchen Sie mit einem/einer Freund:in einen neuen Ort in Ihrer Region

Kontakte pflegen
Besuche/Anrufe/Partys/Korrespondenz: ▪ Laden Sie einen/eine Freund:in zu einer Tasse Tee bei Ihnen zu Hause oder in einem Lokal in der Nähe ein ▪ Rufen Sie einen guten Freund/eine gute Freundin an ▪ Rufen Sie einen/eine Ihrer Lieblingsverwandten an ▪ Schreiben Sie jemandem eine Karte ▪ Schicken Sie jemandem eine E-Mail ▪ Richten Sie ein Facebook-Konto ein ▪ Schicken Sie jemandem Ihr Lieblings-YouTube-Video ▪ Spielen Sie mit Freund:innen ein Brett- oder Online-Spiel ▪ Machen Sie einen Filmabend ▪ Machen Sie mit Freund:innen oder der Familie einen Video-Gruppenanruf ▪ Verschicken Sie eine SMS ▪ Erstellen Sie einen Gruppen-Chat ▪ Erstellen Sie eine Liste mit den wichtigsten Geburtstagen ▪ Machen Sie ein Picknick mit Freund:innen ▪ Tun Sie jemandem einen Gefallen ▪ Sprechen Sie mit einer älteren Person aus Ihrer Verwandtschaft und stellen Sie ihr Fragen über ihr Leben ▪ Planen Sie eine nette Überraschung für jemand anderes ▪ Schreiben Sie eine „Ich mag Dich“-Karte an ein Familienmitglied oder an einen/eine Freund:in ▪ Sprechen Sie mit Ihren Nachbar:innen oder stellen Sie sich bei ihnen vor ▪ Machen Sie jemandem ein Geschenk ▪ Schenken Sie jemandem eine Umarmung

Kapitel 4

Informationen über Aktivität, Teilhabe, psychische Erkrankungen und Recovery

Übersetzt von Carla Wallimann

Alex setzte seine Zusammenarbeit mit Jamie fort, um seine Aktivitäts- und Partizipationsmuster zu verändern, blieb aber zurückhaltend und zögerlich. Jamie konnte seine Angst vor Veränderungen etwas mildern, indem sie Alex zusicherte, dass er letztlich die Kontrolle habe. Jamie versicherte Alex zudem, dass er die nötige Unterstützung erhalten würde.

Jamie wusste, dass die Bereitstellung von Informationen ein wichtiger Wegbereiter für den Recovery-Prozess sein kann. So informierte sie Alex fortlaufend und teilte ihr Wissen mit ihm. Jamie überlegte sich, welche Informationen für Alex am hilfreichsten sein könnten, um ihn nachhaltig am Veränderungsprozess zu beteiligen. Besondere Beachtung galt dabei der Vermittlung in einer verständlichen Form. Die Informationen sollten dem Wissensbedürfnis von Alex entsprechen, ohne ihn zu überfordern.

Jamie versuchte jene Momente zu nutzen, in denen die Wahrscheinlichkeit hoch war, dass die Informationen von Alex aufgenommen werden und ihm vielleicht dabei halfen, zu lernen, mit einigen Einschränkungen der psychischen Erkrankung umzugehen. Als Alex beispielsweise sagte, dass er nicht mehr so viel Freude an Aktivitäten habe wie früher, gab Jamie ihm evidenzbasierte Erklärungen darüber, warum das so sein könnte. Gleichzeitig gab sie evidenzbasierte Informationen über das Recovery-Konzept, die ihm Hoffnung vermitteln sollten.

Jamie war auch sensibilisiert für Alex' Einschätzung, dass er von anderen für seine Situation selbst verantwortlich gemacht wurde. Einmal sagte er: „Es wäre vielleicht leichter gewesen, mit meinen psychischen Problemen leben zu lernen, wenn man mir gesagt hätte, dass andere Menschen [zu diesen Problemen] beigetragen haben." Daher betonte Jamie im Gespräch mit Alex beispielsweise das wachsende Wissen und die Erkenntnisse über die Bedeutung sozialer Faktoren für das Entstehen von psychischen Erkrankungen.

Im Laufe der gemeinsamen Arbeit sprachen Jamie und Alex darüber, wie die Beteiligung an Aktivitäten und Partizipation das Wohlbefinden beeinflusst und wie sich die Erfahrungen einer psychischen Erkrankung auf Aktivitäten und Partizipation auswirken können. Alex stellte fest, dass er sich in einigen Informationen durchaus „wiedererkannte". Jamie fragte Alex, ob vielleicht auch seine Familie von diesen Informationen profitieren könnte; mit mehr Bewusstsein und Verständnis wären sie vielleicht besser in der Lage, ihn zu unterstützen.

Reflexionsfragen:

1. Was denken Sie, weshalb Menschen mit psychischen Erkrankungen oft Schwierigkeiten haben, sich an Aktivitäten und Partizipation zu beteiligen, die zu ihrer Gesundheit und ihrem Wohlbefinden beitragen könnten?
2. Die Schwierigkeiten, die Alex im Zusammenhang mit seinem emotionalen Erleben in Bezug auf Aktivität und Partizipation hat, werden oft als „Negativ-Symptome" bezeichnet. Welche Ideen und welche Sprache würden Sie verwenden, um mit Alex über seine emotionale Distanz zu Aktivitäten und Partizipation zu sprechen? Welche Faktoren haben Sie beim Erarbeiten Ihrer Antwort berücksichtigt?
3. Welche sozialen Faktoren haben Ihrer Ansicht nach einen entscheidenden Einfluss auf die Aktivitäts- und Partizipationsmuster von Alex?

Dieses Kapitel enthält folgende drei Arbeitsblätter:

Arbeitsblatt 4.1: Die Vorteile meiner aktuellen Aktivitäten und Teilhabe für meine Gesundheit und mein Wohlbefinden
Arbeitsblatt 4.2: Stress bei Aktivitäten und Teilhabe reduzieren
Arbeitsblatt 4.3: Verstehen, wie Substanzgebrauch meine Aktivitäten und meine Teilhabe beeinflusst

Dieses Kapitel beinhaltet folgende acht Informationsmaterialien:

Information 4.1: Die vielfältigen positiven Auswirkungen von Aktivität und Teilhabe auf das Wohlbefinden
Information 4.2: Eine Aktivität, viele Vorteile!
Information 4.3: Verdeutlichung der Vorteile von Aktivitäten
Information 4.4: Aktivität und Teilhabe: Vorteile für Recovery
Information 4.5: Wie hängen psychische Erkrankungen mit Aktivität und Teilhabe zusammen?
Information 4.6: Mögliche Hindernisse im Zusammenhang mit Aktivität und Teilhabe überwinden
Information 4.7: Vermeiden von Stress bei Aktivität und Teilhabe
Information 4.8: Substanzgebrauch, Aktivität, Teilhabe und Wohlbefinden

4.1 Informationen und Wissen über Aktivitäten, Partizipation und Recovery bei schweren psychischen Erkrankungen

Informationsvermittlung und Psychoedukation sind gängige und evidenzbasierte Strategien zur Förderung von Recovery bei einer schweren psychischen Erkrankung (Weltgesundheitsorganisation [WHO], 2016; Xia et al., 2011). Psychoedukation ist eine besondere Form der Wissensvermittlung und wird bei Menschen mit psychischen Erkrankungen und ihren Angehörigen eingesetzt, um das Krankheitsverständnis zu fördern, Bewältigungsstrategien zu entwickeln und ungünstige Verhaltensmuster zu ändern. Der Aufbau einer individuellen Wissensgrundlage über die eigene psychische Erkrankung und deren Einfluss auf das eigene tägliche Leben kann Genesung auf verschiedene Arten ermöglichen. Erstens kann dadurch eine echte kooperative Zusammenarbeit zwischen Teilnehmer:innen und Dienstleistungsanbieter:innen entstehen. Zweitens kann es Teilnehmer:innen den Aufbau von Selbstkontrolle und die Regulation von Krankheitserfahrungen erleichtern und dadurch Möglichkeiten schaffen, die durch die Krankheitserfahrung bedingten Einschränkungen im Alltag zu überwinden (Mueser et al., 2002). Gezielte Aufklärung wird in Gesundheitsförderungsprogrammen häufig als Strategie genutzt, um gesundheitsschädigende Verhaltensweisen der Bevölkerung zu ändern. Gängige Gesundheitskampagnen haben bisher den Fokus auf die Reduktion des Rauchens, die Steigerung körperlicher Aktivität oder eine gesunde Ernährung in der Allgemeinbevölkerung gelegt. Das Aufzeigen der Zusammenhänge zwischen Aktivität, Partizipation und Gesundheit sowie ihrer Bedeutung aus gesamtgesellschaftlicher Perspektive kann dazu beitragen, das Bewusstsein und Engagement in diesem Bereich zu erhöhen. Hierbei sollen insbesondere Themen und Informationen, die für Menschen mit psychischen Erkrankungen relevant sind, hervorgehoben werden.

Ein zeitgemäßes Verständnis von Gesundheitskampagnen betont, wie wichtig es ist, Aufklärungsinitiativen in einem sogenannten „ökologischen Rahmen" zu verankern, der berücksichtigt, dass menschliches Gesundheitsverhalten durch komplexe Wechselbeziehungen zwischen sozialen und umweltbezogenen Bedingungen entsteht (Golden & Earp, 2012; Ory et al., 2002). Ein Schulungsprogramm zu Aktivität und Partizipation, Gesundheit und psychische Erkrankung ohne Berücksichtigung der komplexen sozialen Bedingungen und der Umwelt, in denen sich Menschen mit schweren psychischen Erkrankungen befinden können, kann negative Auswirkungen haben, da es eine Situation schafft, in der Menschen mit einer psychischen Erkrankung selbst als Ursache ihrer Probleme dargestellt werden.

Tipps zur Informations-/Wissensvermittlung

- Überlegen Sie, wann ein geeigneter Zeitpunkt ist, um Informationen und Wissen zu vermitteln. Die Wissensvermittlung kann im Unterstützungsprozess überall dort erfolgen, wo man von einer positiven Wirkung ausgeht.
- Die in diesem Kapitel zur Verfügung gestellten Materialien können entweder als formales Psychoedukationsangebot oder auch informell als Teil des fortlaufenden Dialogs angeboten werden.
- Die Materialien können auch für den Einsatz in Gruppen angepasst werden.

- Beziehen Sie die Familie und das soziale Umfeld bei der Wissensvermittlung über Aktivität und Teilhabe und psychische Gesundheit mit ein.
- Nicht alle Informationen in diesem Kapitel sind für jede Person relevant. Nutzen Sie Ihr Wissen über die Teilnehmer:innen, um Informationen hervorzuheben, die besonders wichtig sein könnten. Vermitteln Sie die Informationen in verständlicher Sprache und beziehen Sie die Person in die Diskussion über die persönliche Relevanz mit ein.
- Nutzen Sie persönliche Lebensgeschichten aus der Literatur oder die Peer-Unterstützung, um das zu vermittelnde Wissen „mit Leben zu füllen". Gute Beispiele hierfür finden sich beispielsweise in den Arbeiten von Patricia Deegan (1988, 1996, oder online – Recovery Stories). Sie beschreibt, wie die Aktivitätsmuster einer Person mit schwerer psychischer Erkrankung von Deprivation und Ausgrenzung hin zu bedeutsamer, aktiver gesellschaftlicher Beteiligung umgewandelt werden konnten. Eine große Auswahl an Geschichten ist heutzutage auch online in schriftlicher oder audiovisueller Form verfügbar.

Tipps für ein besseres Verständnis zum Zusammenhang von Aktivität, Partizipation und psychischer Gesundheit im psychiatrischen Versorgungssystem

- Legen Sie Informationsmaterial über den Zusammenhang zwischen Aktivität, Partizipation, psychischer Gesundheit und Wohlbefinden gut sichtbar in Ihren Räumen bzw. in Ihrer Organisation aus.
- Stellen Sie sicher, dass in den Psychoedukationsangeboten Ihrer Institution auch Informationen über Aktivitäts- und Partizipationsmuster sowie psychische Gesundheit enthalten sind.
- Fördern Sie unter den Mitarbeiter:innen Ihrer Institution eine offene Diskussion über den Zusammenhang zwischen Teilhabe an Aktivität und psychischer Erkrankung. Fragen im Zusammenhang mit stressbedingten Rückfällen bei psychischen Erkrankungen können Dienstleistungsanbieter:innen beispielsweise dazu veranlassen, bei der Förderung von Aktivität und Teilhabe zurückhaltend zu sein. Recovery baut jedoch darauf auf, Personen bedeutungsvolle Betätigungen zu ermöglichen, die über die mit der Krankheitsbewältigung verbundenen Selbstfürsorgetätigkeiten hinausgehen. Dies ist ein Spannungsfeld, das einen ständigen Dialog erfordert.
- Neuere Entwicklungen in der Psychoedukation haben den Einbezug von Peers vorangetrieben (Rummel-Kluge & Kissling, 2008). Fördern Sie die Zusammenarbeit zwischen Fachpersonen und Peer-Mitarbeiter:innen, die sich für die Gesundheitsförderung durch Aktivität und Partizipation interessieren und engagieren.

4.2 Der Zusammenhang zwischen Aktivität, Partizipation, Gesundheit und Wohlbefinden

Gesundheitsförderung hat sich in Bezug auf Aktivität traditionellerweise auf die körperliche Aktivität fokussiert – insbesondere auf Aktivitäten zur Verbesserung der physischen Ausdauer, Beweglichkeit und Kraft, um damit die körperliche Gesundheit zu erhalten. Menschliche Gesundheit und Wohlbefinden sind jedoch ein mehrdimensionales Konstrukt. Es gilt also, diese vielfältigen Dimensionen zu berücksichtigen, darunter die soziale, kulturelle, emotionale, psychologische, wirtschaftliche, spirituelle, intellektuelle sowie die betätigungsbezogene Dimension. Mit diesen acht Dimensionen haben Dr. Peggy Swarbrick et al. das „Model of wellness for personal and professional practice" entwickelt (siehe Collaborative Support Programs of New Jersey, www.cspnj.org) und um weitere Informationen, Tools und Materialien ergänzt.

Information 4.1: Die vielfältigen positiven Auswirkungen von Aktivität und Teilhabe auf das Wohlbefinden zeigt eine Reihe von Vorteilen auf. Zu den potenziell positiven sozialen Aspekten von Aktivität und Partizipation gehören beispielsweise die Interaktionen mit Menschen im Umfeld und in der Community, ein Beitrag zum Wohlbefinden anderer und die Verringerung der Abhängigkeit von anderen. Potenzielle Vorteile in spiritueller Hinsicht bestehen darin, dass Aktivitäten dem eigenen Leben Bedeutung und Sinn verleihen können. Positive psychologische und kognitive Auswirkungen bestehen in der Weiterentwicklung des eigenen Wissens, der Fähigkeiten und Fertigkeiten sowie im Tun von Dingen, die die eigene Identität aufbauen und zum Ausdruck bringen. Auf emotionaler Ebene betrifft es unter anderem die Fähigkeit, schöne, intensive und berührende Erfahrungen machen zu können. Natürlich hat Aktivität auch viele Vorteile für die körperliche Gesundheit.

Eine einzige Aktivität kann also vielfältige Vorteile mit sich bringen. ***Information 4.2: Eine Aktivität, viele Vorteile!*** zeigt an einem Beispiel (Teilzeit-Tätigkeit in einer öffentlichen Bibliothek), welches Potenzial in einer einzigen Aktivität steckt und welch breites Spektrum persönlicher Vorteile daraus hervorgehen kann. Dies kann gemeinsam besprochen werden. Auch kann es die Diskussion über eigene Aktivitäten und die vielfältigen persönlichen positiven Auswirkungen für die Teilnehmer:innen anregen. In ähnlicher Weise beleuchtet ***Information 4.3: Verdeutlichung der Vorteile von Aktivitäten,*** wie bestimmte Aktivitäten, die Bestandteil täglicher Routinen sind, die allgemeine Gesundheit und das Wohlbefinden beeinflussen können. Das Verständnis für die positiven Auswirkungen und wie diese erlebt werden, hängt von unserem Verständnis für die individuelle Erfahrung und Situation einer Person ab sowie den Schritten, die sie auf ihrem Genesungsweg macht. Eine Person mit einer psychischen Erkrankung, die für eine gewisse Zeit ihre Aktivitäten und Partizipation reduziert, könnte dies beispielsweise tun, um mit einem akuten Auslöser ihrer Erkrankung umzugehen. Dies wäre dann ein gezieltes Verhalten zur Selbstfürsorge; eine Phase, die als whoodshedding[1] beschrieben wird (Shiers et al., 2009). ***Arbeitsblatt 4.1: Die Vorteile meiner aktuellen Aktivitäten und Teilhabe für meine Gesundheit und mein Wohlbefinden*** bietet eine gemeinsame Grundlage, um festzustellen, inwieweit bestimmte mit Aktivität und Partizipation verbundene Vorteile derzeit im Alltag der Teilnehmer:innen verwirklicht sind.

In der Arbeit mit Menschen, die in der Gesellschaft extreme Ausgrenzung erlebt haben, kann es schwierig sein, sich vorzustellen, dass die ersten Schritte Richtung Aktivität und Partizipation zu großen Veränderungen im Selbstverständnis, in den Chancen, der sozialen Stellung, dem gesellschaftlichen Engagement und dem „Sich-Gehör-Verschaffen“ führen können. Dieses Potenzial ist aber tatsächlich vorhanden. Persönliche Geschichten von Menschen mit schweren psychischen Erkrankungen, deren Leben sich durch die Teilhabe an Aktivität gewandelt hat, liefern ergreifende und beeindruckende Beispiele hierfür.

4.3 Aktivität, Partizipation und Recovery bei schweren psychischen Erkrankungen

Die Beteiligung an bedeutungsvollen Aktivitäten und Partizipation wird immer wieder als wichtiges Element des Recovery-Prozesses bei schweren psychischen Erkrankungen ausgewiesen (Jaiswal et al., 2020). Das Ermöglichen von Aktivität und Partizipation, die individuell, selbstbestimmt und auf die Stärken ausgerichtet sind, ist sowohl ein wichtiges Recovery-Ergebnis als auch ein wesentlicher Aspekt des Recovery-Prozesses. Beides, die Entwicklung von Recovery-Kompetenzen (Russinova et al., 2013) einhergehend mit gezielten Recovery-Interventionen, wie beispielsweise im Recovery Workbook (Barbic & Krupa, 2009; Spaniol et al., 2009) beschrieben, sind gute Beispiele für einen verbesserten Einbezug von Menschen mit schweren psychischen Erkrankungen, um das Bewusstsein und Verständnis für Recovery zu fördern und eine nachhaltige Beteiligung im Recovery-Prozess sicherzustellen. Der Ansatz *Handeln ermöglichen – Trägheit überwinden* soll diese wichtigen, auf Genesung ausgerichteten Interventionen, ergänzen, indem die Aufmerksamkeit auf die wichtige Rolle von Aktivität und Partizipation im Recovery-Prozess gerichtet wird.

Information 4.4: Aktivität und Teilhabe: Vorteile für Recovery kann für sich allein oder als Ergänzung zu anderen recoveryorientierten Interventionen verwendet werden, um das Verständnis für den starken Zusammenhang zwischen Aktivität, Partizipation und Recovery zu unterstützen. Das Informationsmaterial liefert Beispiele dafür, wie das Eingebundensein in Aktivität und Partizipation – gekennzeichnet durch Merkmale wie persönlich bedeutsam, individualisiert, selbstbestimmt und auf Stärken ausgerichtet – als Grundlage für die Verwirklichung von entscheidenden Elementen von Recovery dienen kann (Jaiswal et al., 2020).

4.4 Wie wirken sich psychische Erkrankungen über Aktivität und Partizipation auf die Gesundheit und das Wohlbefinden aus?

Der Zusammenhang zwischen psychischen Erkrankungen, Aktivität und Partizipation ist komplex und durch ein Zusammenspiel verschiedener Faktoren geprägt. Zentrales Ziel der Intervention ist, Information und Wissen über diesen Zusammenhang zu vermitteln, mit der Absicht, die Fähigkeiten der Teilnehmer:innen zu fördern, ihr eigenes Wohlbefinden durch Aktivität und Partizipation positiv zu beeinflussen. *Handeln ermöglichen – Trägheit überwinden* bietet hierfür vereinfachte und „nutzerfreundliche“ Informationen. Dienstleistungsanbieter:innen mit solider Wissensbasis in Bezug auf Aktivität, Partizipation und Gesundheit werden dennoch am besten in der Lage sein, auf den individuellen Informationsbedarf der Teilnehmer:innen einzugehen. Darüber hinaus erhöht ein gutes Verständnis für die Lernbedürfnisse der Teilnehmer:innen die Wahrscheinlichkeit, dass die zur Verfügung gestellten Materialien in einer entsprechend angemessenen Art und Weise vermittelt werden.

Menschen mit einer schweren psychischen Erkrankung beschreiben oft enorme Veränderungen, wie sie ihre alltäglichen Aktivitäten erleben. Typischerweise gehören zu diesen Schwierigkeiten: sich motiviert zu fühlen und das Interesse an Aktivitäten aufrechtzuerhalten; reduziertes Empfinden von Freude und Vergnügen an Aktivitäten; unangenehme Gefühle, wie beispielsweise Angst in Zusammenhang mit Aktivität und Partizipation; weniger Möglichkeiten für Aktivitäten und Partizipation, die einem Bedeutung und Wert

1 Begriff aus der Musik, der besagt, dass eine schwierige Passage wiederholt geprobt wird, bis sie fehlerfrei gelingt.

geben; Schwierigkeiten bei Aktivitäten und Partizipation mit bestimmten Formen von sozialer Interaktion; Schwierigkeiten bei der Planung und Durchführung von Aktivitäten und der Partizipation; kognitive Veränderungen oder Veränderungen im Denken wie beispielsweise reduzierte Aufmerksamkeit, verminderte Leistungen des Arbeitsgedächtnisses (d. h. Informationen im Gedächtnis zu speichern) und weniger Flexibilität im Denkprozess; Reizüberflutung oder auch Unterstimulierung bei Aktivität und Partizipation. Oft beginnen diese Veränderungen lange vor dem Ausbruch einer diagnostizierten psychischen Erkrankung, in vielen Fällen sogar Jahre davor (siehe z. B. Velthorst et al., 2017).

Die Gründe für diese Veränderungen sind komplex und nicht vollständig geklärt. Beim Ansatz *Handeln ermöglichen – Trägheit überwinden* werden die Erklärungen für den Zusammenhang zwischen psychischen Erkrankungen, Aktivität und Partizipation in drei Kategorien eingeteilt: biomedizinische, psychologische und soziale. ***Information 4.5: Wie hängen psychische Erkrankungen mit Aktivität und Teilhabe zusammen?*** liefert eine Zusammenfassung der wichtigsten Punkte für die Vermittlung und Diskussion. Die hier bereitgestellten Informationen sind kurz gehalten. Dienstleistungsanbieter:innen sind aufgefordert, selbst ihr Wissen zu vertiefen und sich auf den neuesten Stand zu bringen und sich dabei an den wachsenden evidenzbasierten Grundlagen zu orientieren. Obwohl Informationen befähigen sollten, besteht die Gefahr, dass die behandelten Themen überfordernd und nicht umsetzbar erscheinen können. Regelmäßige Hinweise auf das Potenzial für positive Veränderungen sind unerlässlich. ***Information 4.6: Mögliche Hindernisse im Zusammenhang mit Aktivität und Teilhabe überwinden*** soll dazu anregen, wie gängige Ursachen für eingeschränkte Aktivität und Partizipation angegangen werden könnten.

4.4.1 Biomedizinische Perspektive

Biomedizinische Erklärungen konzentrieren sich auf die Strukturen, die Physiologie und die Funktionen des menschlichen Körpers, die für Störungen der Aktivität und der Aktivitätsmuster verantwortlich sein könnten. Obwohl die nachfolgenden Informationen verschiedene Strukturen und Funktionen des zentralen Nervensystems unterscheiden, arbeiten diese jedoch als Einheit zusammen.

4.4.1.1 Gehirnstruktur

Das Gehirn ist in zwei Hälften geteilt – in die linke und die rechte Gehirnhälfte. Jede Hemisphäre besteht aus vier Lappen: dem Frontal-, Parietal-, Okzipital- und Temporallappen. Ein Bereich, der nachweislich eine Rolle für die Aktivität und Partizipation von Menschen mit psychischen Erkrankungen spielt, sind die Frontallappen. Die Frontallappen sind zuständig für komplexe Denkprozesse wie die Planung von Aktivitäten, das Treffen von Entscheidungen, die Interaktion mit anderen, die Steuerung des Verhaltens, die Verarbeitung von Emotionen und die Persönlichkeit.

Einwirkungen auf die Frontallappen durch Krankheit oder Verletzung können zu Veränderungen der Persönlichkeit oder des Verhaltens führen. Dies kann die Motivation für Dinge, die früher Freude gemacht haben, beeinträchtigen und zur Folge haben, dass das Denken und Planen als Überforderung erlebt werden.

Die Frontallappen grenzen an die Temporallappen und ihre Funktionen überschneiden sich. Die Temporallappen enthalten das limbische System, das als „Belohnungszentrum“ des Gehirns bekannt und für Motivation und Freude wichtig ist. Veränderungen im limbischen System aufgrund psychischer Erkrankung können ein weiterer Grund dafür sein, weshalb Aktivitäten als weniger lohnend erlebt werden.

Einige Formen psychischer Erkrankungen werden auch mit vergrößerten Seitenventrikeln in Verbindung gebracht. Ventrikel sind Hohlräume im Gehirn, in denen sich Liquor befindet, der das Gehirn polstert und vor Verletzungen schützt. Die Ventrikel grenzen an viele wichtige Hirnstrukturen. Vergrößerte Seitenventrikel werden mit reduzierter Energie und Motivation, geringerer sozialer Interaktion, fehlendem Erleben von Freude und verminderter Fähigkeit, die Aufmerksamkeit aufrechtzuerhalten, in Zusammenhang gebracht. Dies alles kann sich auf das Erleben von Aktivitäten auswirken.

4.4.1.2 Neurophysiologie

Neurotransmitter sind chemische Botenstoffe, die Neuronen oder Nervenzellen nutzen, um miteinander zu kommunizieren. Neuronen leiten Informationen vom Körper zum Gehirn und umgekehrt. Es gibt Milliarden von Neuronen im Gehirn. Impulse von anderen Neuronen werden durch die Dendriten aufgenommen und an den Zellkörper des Neurons geleitet. Der Zellkörper empfängt alle Impulse und merkt sich den Input. Wenn ein bestimmter Schwellenwert erreicht ist, leitet der Zellkörper den Impuls über das Axon weiter. Wenn die Informationen entlang des Axons laufen, bezeichnet man dies als ein Aktionspotenzial. Das Axon ist mit Myelin umkleidet, einer Fettschicht, die als Isolator wirkt und die Geschwindigkeit der Informationsweiterleitung entlang des Neurons beschleunigt.

Nachdem der Impuls über die gesamte Länge des Neurons gereist ist, muss er nun an ein anderes benachbartes Neuron weitergegeben werden. Die Weitergabe von Impulsen zwischen zwei Neuronen nennt man synaptische Übertragung. Eine Synapse ist der Raum zwischen dem synaptischen Endpunkt eines Neurons und den Dendriten des empfangenden Neurons.

Der Impuls wird mithilfe chemischer Substanzen, den Neurotransmittern, über die Synapse übertragen. Wenn das Aktionspotenzial das Ende des Axons erreicht, löst es die Freisetzung von Neurotransmittern aus, die dann in den synaptischen Spalt dringen. Von dort gelangen sie an die Rezeptoren der postsynaptischen Membran des empfangenden Neurons, wo der gesamte Prozess erneut beginnt. Was haben Neurotransmitter mit dem Erleben von Freude bei Betätigungen zu tun? Veränderungen bei den Neurotransmittern scheinen daran beteiligt zu sein, wie Menschen mit psychischen Erkrankungen Aktivitäten erleben. Dopamin, Serotonin und Glutamat (um nur die wichtigsten zu nennen) sind Neurotransmitter, die mit einer Vielzahl von psychischen Erkrankungen in Verbindung gebracht werden. Fehlfunktionen der Neurotransmitter im Zusammenhang mit psychischen Erkrankungen können sich auf das Erleben von Aktivitäten auswirken, indem sie Motivation, Belohnung, Stimmung, Impulsivität, Freude, Aufmerksamkeit, Energie und vieles andere beeinträchtigen.

4.4.1.3 Auswirkungen von Medikamenten auf Aktivität

Auch Medikamente, die zur Behandlung psychischer Erkrankungen eingenommen werden, und ihre Nebenwirkungen können das Erleben von Aktivität und Partizipation verändern. Medikamente können zwar zur Verringerung der Symptome und zur Vermeidung von Rückfällen bei akuten psychischen Erkrankungen sehr wirksam sein, die ständige Einnahme von Medikamenten kann jedoch auch viele Herausforderungen mit sich bringen. Deegans (2020) persönliche Schilderungen der Medikamenteneinnahme zur Unterstützung der Genesung beschreiben detailliert eine Reihe möglicher Herausforderungen, mit denen Personen unter Umständen zu tun haben – vom Erlernen einer aktiven Teilnahme am Behandlungsprozess bis zur Medikamenteneinnahme als Bestandteil des persönlichen Lebens. Medikamente, die zur Gesundheit beitragen sollen, können auch unerwünschte Nebenwirkungen in Bezug auf Aktivität und Partizipation haben, was zusätzlich das Erlernen von Bewältigungsstrategien im Umgang damit erfordert. Häufige Nebenwirkungen von Medikamenten, die Auswirkungen auf die Teilnahme an Aktivitäten haben, sind Müdigkeit, Mangel an Motivation und/oder Energie, sexuelle Funktionsstörungen, Konzentrationsschwierigkeiten oder das Gefühl, „benebelt" zu sein, Gewichtszunahme und Veränderungen in den Körperbewegungen.

4.4.2 Psychologische Perspektive

Psychologische Elemente sind für Funktionen relevant, die die Grundlage für menschliches Wachstum und Veränderung bilden. Dies sind jene psychologischen Prozesse, die beeinflussen, wie Menschen über sich selbst in Bezug auf Aktivitäten und Partizipation denken und wie dies ihre Beteiligung beeinflusst. Menschen sind von Natur aus zu Aktivitäten und Partizipation motiviert – diese Motivation ist grundlegend für das Überleben. Motivation ist ein komplexer psychischer Prozess, der menschliches Handeln einleitet, ihm Richtung und Sinn gibt und die Beteiligung an der Aktivität aufrechterhält. Durch die Erfahrungen einer psychischen Erkrankung kann die Motivation rasch und tiefgreifend gestört sein. Im Folgenden ist aufgeführt, wie sich Motivationsstörungen auf die Aktivität und Partizipation auswirken können:

4.4.2.1 Hoffnung versus Hoffnungslosigkeit

Anhaltende Symptome und das Erleben persönlicher Grenzen infolge der psychischen Erkrankung wie auch die Unterbrechung wichtiger Lebenspläne und Aktivitäten können die Fähigkeit einer Person beeinträchtigen, sich eine Zukunft mit bedeutungsvollen Möglichkeiten und Potenzial vorzustellen. Hoffnung gilt als grundlegendes Element im Genesungsprozess bei Menschen mit schweren psychischen Erkrankungen.

4.4.2.2 Aktive Beteiligung oder Handlungsfähigkeit versus Passivität oder Ohnmacht

Personen mit psychischen Erkrankungen können das Gefühl haben, dass sie die Kontrolle über ihre Gesundheit und ihr Wohlbefinden sowie über ihr gegenwärtiges und zukünftiges Leben verloren haben. Deegan (1988) beschrieb, dass ihre Untätigkeit im Alltag eine Art Strategie als Reaktion auf die gefühlte Hoffnungslosigkeit und Ohnmacht war.

4.4.2.3 Aktivitätsfördernde versus aktivitätshemmende Selbstbewertungen

Negative Erfahrungen im Rahmen der psychischen Erkrankung können sich auf das Selbstvertrauen, das Selbstwertgefühl und den Glauben an die eigenen Fähigkeiten auswirken. Diese Selbstzweifel können Zurückhaltung und sogar Vermeidung von Aktivitäten zur Folge haben. Die Erfahrung einer schweren psychischen Erkrankung mit ihren Auswirkungen auf das Denken und Fühlen, wie auch auf die körperliche Erscheinung, kann das Gefühl der eigenen Identität stören. Dies wirkt sich auf die Entscheidungen aus, die man in Bezug auf Aktivität und Partizipation trifft (oder nicht trifft). Seeman (2017) vertritt in einem interessanten Review die Auffassung, dass Menschen mit schweren psychischen Erkrankungen, insbesondere mit der Diagnose Schizophrenie, in ihrer Auseinandersetzung mit und Neudefinition der eigenen Identität unterstützt werden sollten.

4.4.2.4 *Affekt/Stimmung, die Aktivität und Partizipation fördern oder hemmen*

Es gibt ein breites Spektrum menschlicher Emotionen, die mit Aktivität und Partizipation in Verbindung stehen. Es ist leicht nachvollziehbar, dass angenehme Emotionen Aktivität und Partizipation fördern. Auch unangenehme Emotionen können jedoch eine wichtige Rolle bei der Förderung von Aktivitäten und Handlungen spielen. Wenn Menschen mit schweren psychischen Erkrankungen allerdings ein hohes Maß an Angst, Not, Sorgen, Furcht etc. empfinden, können sie Aktivitäts- und Partizipationsmöglichkeiten als unangenehm oder bedrohlich empfinden, auch dann, wenn der Wunsch einer Teilnahme daran vorhanden ist. Das Wissen über die Gefühlszustände, die bei schweren psychischen Erkrankungen auftreten, nimmt zu und bringt neue Erkenntnisse. So ist beispielsweise die Anhedonie, also die Unfähigkeit Freude zu empfinden, seit Längerem bei Menschen mit gewissen Formen schwerer psychischer Erkrankungen bekannt. Neuere Studien geben Hinweise, dass die Idee der Anhedonie möglicherweise überdacht werden muss. Sie gehen davon aus, dass die Betroffenen möglicherweise Freude empfinden können, jedoch andere Prozesse, wie Probleme im Zusammenhang mit der Suche nach und der Teilnahme an Aktivitäten, der Grund dafür sein könnten (siehe z. B. Strauss et al., 2018).

4.4.2.5 *Zwischenmenschliche Prozesse, die Aktivität und Partizipation ermöglichen oder hemmen*

Die Beteiligung an Aktivitäten und Partizipation stellt an eine Person eine Reihe von Anforderungen, mit anderen zu interagieren. Interaktion erfolgt dabei auf unterschiedliche Weise, mit unterschiedlichen Zielen und innerhalb unterschiedlicher sozialer Normen. Bei schweren psychischen Erkrankungen können die psychischen Prozesse, die der sozialen Interaktion zugrunde liegen, beeinträchtigt sein. Beispiele hierfür sind fehlendes Vertrauen in andere, das Verstehen von und Reagieren auf komplexe soziale Situationen, der Umgang mit Konflikten und das Ausüben von sozialem Verhalten. Es kann vorkommen, dass Personen besonders schwierige soziale Situationen bewältigen müssen, beispielsweise die Offenlegung der eigenen Erkrankung oder die Wiedergutmachung einer früheren Verletzung sozialer Normen (siehe z. B. Lester & Tritter, 2005).

4.4.2.6 *Bewältigung und Anpassung*

Die Beteiligung an bedeutungsvollen Aktivitäten und Partizipation erfordert eine kontinuierliche Bewältigungs- und Anpassungsleistung. Mit einer schweren psychischen Erkrankung erfordert die Teilnahme an bedeutungsvollen Aktivitäten die Entwicklung neuer Bewältigungsstrategien und die Fähigkeit, aus Erfolgen und Problemen zu lernen und wieder Tritt zu fassen. Bewältigungsstrategien werden von einer Reihe von Faktoren beeinflusst, beispielsweise von den persönlichen Fähigkeiten und Ressourcen oder von Faktoren aus dem sozialen Umfeld und, bei schweren psychischen Erkrankungen, auch von Bewertungen über die Angemessenheit bestimmter Strategien. So sind beispielsweise Religion und Spiritualität anerkannte Bewältigungsstrategien, die in der psychiatrischen Versorgung jedoch negativ beurteilt werden können (Gearing et al., 2011).

4.4.3 Soziale Perspektive

Soziale Erklärungen konzentrieren sich auf „externe" Faktoren, die die Aktivitätsmuster beeinflussen können. Sie können in der unmittelbaren Umgebung einer Person liegen, gesellschaftliche und kulturelle Erwartungen widerspiegeln oder sich aus der Struktur oder Organisation wichtiger Ressourcen in der Gesellschaft ergeben.

4.4.3.1 *Auswirkungen auf „typische" Meilensteine der Entwicklung*

Viele Menschen erleben eine psychische Erkrankung erstmals in der Jugend oder im jungen Erwachsenenalter. Dies ist eine kritische Zeit für die Gestaltung von Aktivitätsmöglichkeiten, für das Erlernen wichtiger Fähigkeiten sowie zum Aufbau sozialer Netzwerke, die die Beteiligung an Aktivitäten unterstützen. Das Besuchen der Schule ist beispielsweise eine typische Aktivität im Kindes- und Jugendalter. Wenn der Schulbesuch jedoch durch eine psychische Erkrankung unterbrochen wird, kann dies für die Person zu einem späteren Zeitpunkt weitreichende Folgen haben: Auswirkungen auf die Karrierechancen und Referenzen sowie eingeschränkte Möglichkeiten, ein gutes soziales Netz aufzubauen, das Intimität und Romantik, Familienleben, Arbeit, Karriere und Freizeitaktivitäten ermöglicht. In vielen Fällen sind diese wichtigen Aktivitäts- und Partizipationsmöglichkeiten beeinträchtigt, lange bevor die psychische Erkrankung erkannt wird. Vor diesem Hintergrund richten sich die Bemühungen darauf, Menschen in einem frühen Stadium ihrer psychischen Erkrankung in ihrem Umfeld, also außerhalb des psychiatrischen Versorgungssystems, zu identifizieren, damit sie frühzeitig behandelt und die Auswirkungen auf ihre persönliche und soziale Entwicklung verringert werden können (siehe z. B. Li et al., 2010).

4.4.3.2 *Aufenthalt im Krankenhaus oder in anderen Settings fern von alltäglichen Routinen, Aktivitäten und Partizipation*

Behandlung ist eine wichtige Ressource für Personen, die eine psychische Krankheit erfahren. Für manche Menschen kann diese Behandlung in einem Krankenhaus erfolgen. Wenn die Krankenhausaufenthalte relativ kurz und selten sind, werden sie die Teilhabe an Aktivität und die Aktivitätsmuster voraussichtlich nur geringfügig beeinträchtigen. Für manche Menschen können jedoch Krankenhausaufenthalte oder andere Zeiten außerhalb der Gemeinschaft, in der die alltäglichen Aktivitäten stattfinden, einen erheblichen Einfluss auf Aktivität und Partizipation haben. Im Krankenhaus können tägliche Routinen und Aktivitäten eingeschränkt und die Auswahlmöglichkeiten begrenzt sein. Die Regeln oder Abläufe des Krankenhauses können den Zugang zu bestimmten Arten von Aktivitäten einschränken. Nach einem Krankenhausaufenthalt berichten einige Menschen, dass sie eine Erholungsphase benötigen, da sie sich durch die Unterbrechung ihrer täglichen Aktivitäten überfordert fühlen und sich unsicher sind, wie sie diese wieder aufnehmen können. Die Entwicklung und Umsetzung einer recoveryorientierten Praxis wird nun auch auf die Akutversorgung ausgedehnt. Dazu gehören beispielsweise Interventionsansätze, die darauf abzielen, Personen den Anschluss an Aktivitäten und Teilhabe an der Gesellschaft zu ermöglichen (Chen et al., 2014; Lipskaya-Velikovsky et al., 2020).

4.4.3.3 Stigmatisierung und Diskriminierung

Gesellschaftliche Stigmatisierung und Diskriminierung werden als besonders starke Kräfte beschrieben, die für Menschen mit psychischen Erkrankungen die Möglichkeiten einschränken, sich in vollem Umfang an persönlich und gesellschaftlich bedeutungsvollen Aktivitäten zu beteiligen. In der Öffentlichkeit herrscht teilweise die Meinung, dass Menschen mit psychischen Erkrankungen nicht über die nötigen Fähigkeiten für Aktivitäten und Partizipation in der Gemeinschaft verfügen und ihr Einbezug für andere sogar bedrohlich sein kann. Das Vorkommen solcher Annahmen in Richtlinien, Standards und anderen sozialen Strukturen, die wichtige Aktivitäten betreffen, ist eine Form von strukturellem Stigma. So können beispielsweise Einstellungsverfahren für bezahlte oder ehrenamtliche Arbeit so gestaltet sein, dass Menschen mit psychischen Erkrankungen (auch unbeabsichtigt) diskriminiert werden.

Stigma ist eine besonders starke Kraft, wenn es von der betroffenen Person selbst angenommen wird – ein Prozess, der als Selbst-Stigmatisierung bezeichnet wird. Von besonderer Bedeutung für den Ansatz *Handeln ermöglichen – Trägheit überwinden* ist die Evidenz, dass persönliche Kontakte zwischen Menschen mit psychischen Erkrankungen, die sich an prosozialen Aktivitäten und Partizipation beteiligen, und der breiten Öffentlichkeit ein wirksames Mittel zur Verminderung der Stigmatisierung sind. Diese Erkenntnis unterstreicht nicht nur die Bedeutung von Aktivität und Partizipation, sondern hat auch dazu geführt, dass Menschen mit psychischen Erkrankungen die Rolle als „Vermittler mit eigener Krankheitserfahrung“ übernehmen (Chen et al., 2016).

4.4.3.4 Benachteiligung aufgrund ethnischer Zugehörigkeit oder sexueller Orientierung

Es ist davon auszugehen, dass die in der Gesellschaft bestehenden Probleme im Zusammenhang mit ungleichberechtigtem Zugang zu wichtigen Möglichkeiten und Ressourcen aufgrund ethnischer Zugehörigkeit oder sexueller Orientierung auch Menschen mit psychischen Erkrankungen betreffen. Diese Unterschiede beim Zugang wirken sich auf wichtige soziale Möglichkeiten wie die Bildung und Arbeit, Dienstleistungsangebote in diesen Bereichen sowie den Zugang zu einer hochwertigen psychiatrischen Versorgung aus. In der Praxis hat man sich bisher wenig damit auseinandergesetzt, die Merkmale dieser Ungleichheiten zu untersuchen, daher weiß man wenig darüber, wie sie entstehen, sich zeigen und im Rahmen der Erbringung von Dienstleistungen zur Förderung von Aktivität und Partizipation aufrechterhalten werden. Forschungsarbeiten in diesem Bereich nehmen jedoch zu (siehe z. B. Holley et al., 2016, Lukyanova et al., 2014).

4.4.3.5 Begrenzte Ressourcen und Möglichkeiten

Uneingeschränkte Partizipation an bedeutungsvollen Aktivitäten hängt vom Zugang zu Ressourcen ab: von Dingen, Menschen und Möglichkeiten. Menschen mit psychischen Erkrankungen können mit eingeschränkten finanziellen Möglichkeiten konfrontiert sein, die ihren Zugang zu den für die Partizipation benötigten „Dingen“ einschränken. So kann es beispielsweise sein, dass Studierende begrenzten Zugang zu den nötigen finanziellen Mitteln für die Studiengebühren haben, dass die Arbeitsmöglichkeiten durch eingeschränkten Zugang zu Mobilität oder geeigneter Kleidung beeinträchtigt sind oder Freizeitaktivitäten durch begrenzte Mittel für die Ausrüstung oder Eintrittsgelder eingeschränkt werden. Die Durchführung von Aktivitäten wird durch soziale Netzwerke unterstützt. In dem Maße, wie Menschen mit psychischen Erkrankungen weniger soziale Kontakte haben, verringern sich ihre Partizipationsmöglichkeiten.

Aktivität und Partizipation waren bislang kein Schwerpunkt der Dienstleistungen im psychiatrischen Gesundheitssystem. Dienstleistungsanbieter:innen in der psychiatrischen Versorgung richten ihre Aufmerksamkeit meist nicht primär auf die aktive Förderung von Aktivität und Partizipation und es können fehlerhafte Annahmen über den Zusammenhang zwischen Aktivität, Partizipation und Gesundheit bestehen. Im Allgemeinen entwickelt das psychiatrische Gesundheitssystem nur langsam Maßnahmen und Verfahrensweisen, um Aktivität und Partizipation gezielt zu unterstützen.

4.4.3.6 *Stress, schwere psychische Erkrankungen, Aktivität und Partizipation*

Die Bedeutung des Zusammenhangs zwischen Stress, Aktivität und Partizipation und psychischen Erkrankungen wird immer wieder genannt. In diesem Manual wird Stress definiert als eine Erfahrung emotionaler Belastung, die als Reaktion auf bedrohlich erlebte Bedingungen/Situationen auftritt und zu persönlicher Überforderung in der Anpassung und Bewältigung führen kann. Menschen mit schweren psychischen Erkrankungen gelten als besonders stressanfällig (Mueser & Roe, 2016). Aktuelle Fassungen des Vulnerabilitäts-Stress-Modells unterstreichen, dass Schutzfaktoren entwickelt werden können, um diese Vulnerabilität zu verringern. Wenn Dienstleistungsanbieter:innen jedoch nicht gut über diese Faktoren informiert sind, besteht das Risiko, dass sie eine zu vorsichtige Haltung einnehmen oder sogar zu Vermeidung von Aktivität und Partizipation raten. Alle Aktivitäten und Partizipation bringen Anforderungen und Erwartungen zur Anpassung mit sich. Die Vermeidung dieser Anforderungen macht die Entwicklung von Anpassungsfähigkeiten (ein Kennzeichen von Recovery) unwahrscheinlich. Darüber hinaus ist der Mangel an Aktivität und Partizipation an sich eine belastende Erfahrung, die mit einer Reihe von unangenehmen Erfahrungen verbunden sein kann – von Langeweile und Einsamkeit bis hin zu anhaltender Armut und Ausgrenzung aus der Gesellschaft (siehe z. B. Marrone & Golowka, 1999). Die in diesem Abschnitt enthaltenen Schulungsunterlagen unterstreichen die Bedeutung von Stressbewältigung durch wohlüberlegte Strategien zur Entwicklung persönlicher Anpassungsfähigkeiten. Der Schwerpunkt liegt darauf, gemeinsam und aktiv eine gute „Übereinstimmung" zwischen der Person und den ausgewählten Aktivitäten und Partizipation zu schaffen. Eine solche „Passgenauigkeit" beinhaltet die Aufrechterhaltung von Beteiligung, Anpassung und Wohlbefinden durch: Hervorheben der persönlichen Bedeutung der Aktivität und Partizipation; Aktivieren von Stärken und Fähigkeiten; Schaffen von Lernmöglichkeiten und Unterstützungsstrategien; Einbinden von Ressourcen, die die Durchführung unterstützen; Anwenden von Strategien zur eigenen Kontrolle des Stresserlebens; Anpassen und Abstimmen der Aktivität und Partizipation, um die Teilnehmer:innen in der Durchführung zu unterstützen und Stressanteile zu verringern.

Information 4.7: Vermeiden von Stress bei Aktivität und Teilhabe fördert das Verständnis dafür, wie die Anfälligkeit für Stress bei Aktivitäten und Partizipation reduziert werden kann. Das dazugehörige ***Arbeitsblatt 4.2: Stress bei Aktivitäten und Teilhabe reduzieren*** bietet die Möglichkeit, diese Ideen auf die eigene Situation zu übertragen.

4.5 Aktivitäten und Partizipation, Wohlbefinden und Substanzgebrauch

In einigen Ländern ist der Anteil von Substanzkonsum unter Menschen mit schweren psychischen Erkrankungen außerordentlich hoch. Der Substanzkonsum und seine Auswirkungen werden in der psychischen Gesundheitsversorgung allerdings oft nicht erkannt und unzureichend behandelt. Ohne gezielte Aufmerksamkeit kann der Zusammenhang zwischen Substanzgebrauch und Aktivitäts- und Partizipationsmustern „unsichtbar" und somit bei Interventionsansätzen unberücksichtigt bleiben. Teilnehmer:innen werden den Substanzgebrauch kaum spontan in ihren täglichen Aktivitätsprotokollen festhalten. Verhaltensweisen des Substanzgebrauchs sind häufig in andere Aktivitäten eingebettet und werden daher leicht übersehen. Handlungen und Erfahrungen, die mit dem Substanzgebrauch in Verbindung stehen, können in der Tat Merkmale aufweisen, die auch mit bedeutungsvollen Aktivitäten und Partizipation im Zusammenhang stehen. Sie können beispielsweise zu einem Einkommen, dem Aufbau von sozialen Beziehungen oder dem Aktivieren der Sinne führen. Aus diesem Grund haben Wissenschaftler:innen der Ergotherapie darauf hingewiesen, diese Handlungen als „Benutzen" von Betätigung oder „nicht-sanktionierte" Betätigungen zu verstehen mit Blick auf die Komplexität menschlicher Aktivität und Teilhabe im Verhältnis zu sozialen Normen und Werten (Kiepek et al., 2019).

Auch wenn es beim vorliegenden Interventionsansatz nicht primär um die Reduzierung des schädlichen Substanzgebrauchs geht, kann der Ansatz als Ergänzung zu anderen Interventionen, die direkt auf die Reduktion des schädlichen Substanzkonsums abzielen, hilfreich sein. Als Ergänzung zu einer Funktionsanalyse des Substanzgebrauchs kann beispielsweise das in Kapitel 2 beschriebene „Zeitnutzungsprotokoll" für die Reflexion über gegenwärtige Substanzgebrauchsmuster im Rahmen der täglichen Aktivitäten und Partizipation genutzt werden. Dies kann dazu beitragen, sich ein umfassenderes Bild zu machen von: den Bedingungen/Umständen, die den Substanzgebrauch ermöglichen; den substanzfreien Aktivitäten, die möglicherweise als Grundlage zur Verringerung des Substanzgebrauchs dienen können; den geschätzten Aktivitäten oder Lebensumständen, die aufgrund des Substanzkonsums gefährdet sind und so als Motivation für Verhaltensänderungen dienen können; dem Unterstützungsbedarf im Zusammenhang mit der Reduzierung des Substanzgebrauchs bei Aktivitäten und Partizipation.

Obwohl anderes risikoreiches Suchtverhalten hier nicht schwerpunktmäßig abgehandelt wird, sollten Dienstleistungsanbieter:innen hierfür ebenfalls sensibilisiert sein und darauf achten, wie dieses möglicherweise die Aktivität, Gesundheit und das Wohlbefinden der Betroffenen beeinflusst. So ist beispielsweise das Glücksspiel in Casinos nicht typisch für Menschen mit schweren psychischen Erkrankungen, die in hohem Maß von Rollen und Orten in der Gesellschaft ausgegrenzt sind. Glücksspielverhalten, wie die Teilnahme an „Sofortgewinn-Spielen" oder der Kauf von „Rubbellosen", kann jedoch häufiger vorkommen und die Teilnehmer:innen finanziell gefährden.

Information 4.8: Substanzgebrauch, Aktivität, Teilhabe, und Wohlbefinden informiert über Substanzmissbrauch, Aktivität und Partizipation mit Fokus auf möglichen negativen Auswirkungen auf Gesundheit und Wohlbefinden. ***Arbeitsblatt 4.3: Verstehen, wie Substanzgebrauch meine Aktivitäten und meine Teilhabe beeinflusst*** bietet die Möglichkeit, gemeinsam darüber nachzudenken, inwieweit der Substanzgebrauch die Aktivitäten und Partizipation einschränkt, um damit die Motivation und Planung für Veränderungen zu fördern.

4.6 Schlüsselkompetenzen

Die mit diesem Kapitel verbundenen Kompetenzen sind ausgerichtet auf die Rolle der Dienstleistungsanbieter:innen als Informationsvermittler:innen zur Förderung von Recovery, Gesundheit und Wohlbefinden durch Aktivität und Partizipation. Diese Kompetenzen umfassen:

- die Bereitstellung evidenzbasierter Informationen über Aktivität und Partizipation und psychische Erkrankungen für die Teilnehmer:innen und ihre Familien.
- ein zeitnahes, an die spezifischen Bedürfnisse der Teilnehmer:innen angepasstes Informieren.
- den Einbezug der Teilnehmer:innen zur Klärung ihres Verständnisses, ihrer Überzeugungen und Annahmen in Zusammenhang mit Aktivität und Partizipation und schwerer psychischer Erkrankung.
- die klare Vermittlung des Zusammenhangs zwischen Recovery bei schwerer psychischer Erkrankung und Aktivität und Teilhabe.
- eine in Art und Weise angepasste Information, die sowohl Hoffnung weckt als auch auf Stärken ausgerichtet ist.

Die Vorteile meiner aktuellen Aktivitäten und Teilhabe für meine Gesundheit und mein Wohlbefinden

Name: ______________________________

Datum: ______________________________

Bereich	Vorteile für meine Gesundheit und mein Wohlbefinden
Selbstversorgung	
Freizeit	
Produktivität	

Stress bei Aktivitäten und Teilhabe reduzieren

Name: ______________________________

Datum: ______________________________

Strategien, zur Reduktion oder Bewältigung von Stress	Ich wende diese Strategie an und sie funktioniert für mich	Ich möchte diese Strategie anwenden oder ihre Anwendung verbessern
Mir darüber im Klaren sein, was mich stresst		
Pausen einbauen		
Die Erwartungen klären		
Aus meinen bisherigen Erfahrungen im Umgang mit Stress lernen		
Aktivitäten so anpassen, dass der Stress reduziert wird		
Meditieren oder Sport treiben zur Stressbewältigung		
Selbstfürsorge – z. B. auf meine Ernährung und meinen Schlaf achten		
Streitigkeiten oder Konfrontationen vermeiden		
Dafür sorgen, dass ich mir etwas zutraue und meine Stärken sehe		
Auf meine Denkmuster achten, damit ich die Situation nicht noch schlimmer mache		
Mit jemandem reden, dem ich vertraue oder von dem ich abhängig bin; gute soziale Beziehungen zur Unterstützung nutzen		

Strategien, zur Reduktion oder Bewältigung von Stress	Ich wende diese Strategie an und sie funktioniert für mich	Ich möchte diese Strategie anwenden oder ihre Anwendung verbessern
Entspannungstechniken anwenden		
An den Fertigkeiten, die ich für die Aktivität brauche, arbeiten		
Spirituellen oder religiösen Glauben praktizieren		
Tagebuch schreiben, Kunst oder andere kreative Tätigkeiten zur Bewältigung nutzen		
Positive Selbstgespräche führen		
Lernen, was bei mir Stress auslöst und wie ich mit diesen stressauslösenden Faktoren umgehen kann		
Andere		

Verstehen, wie Substanzgebrauch meine Aktivitäten und meine Teilhabe beeinflusst

Name: ______________________________

Datum: ______________________________

Überlegen Sie anhand dieser Aussagen, wie sich der Substanzgebrauch auf Ihre Teilhabe an Aktivitäten und auf Ihr Wohlbefinden auswirken könnte.

	Ja/Nein	Kommentare/Gedanken
Substanzgebrauch ist Teil meiner täglichen Routine		
Ich konsumiere im Laufe einer typischen Woche regelmäßig Substanzen		
Mein Substanzgebrauch ist meist an bestimmte Aktivitäten geknüpft		
Substanzgebrauch hilft mir, mit schwierigen Gefühlen oder Stimmungen umzugehen		
Ich nehme regelmäßig an verschiedenen Aktivitäten ohne Substanzgebrauch teil		
Mein Substanzgebrauch könnte Aktivitäten, die mir wichtig sind, gefährden		
Mein Substanzgebrauch war bereits Ursache für Konflikte mit wichtigen Menschen in meinem Leben		
Das Geld, das ich für den Substanzgebrauch ausgebe, schränkt meine Teilnahme an anderen mir wichtigen Aktivitäten ein		
Substanzgebrauch hilft mir, mit Angst oder Stress umzugehen, die/den ich manchmal bei Aktivitäten empfinde		

Die vielfältigen positiven Auswirkungen von Aktivität und Teilhabe auf das Wohlbefinden

Jeder Mensch benötigt Möglichkeiten, an einer Vielzahl von Aktivitäten teilzunehmen, um Gesundheit, Wohlbefinden und Zufriedenheit im und mit dem Leben zu erfahren.

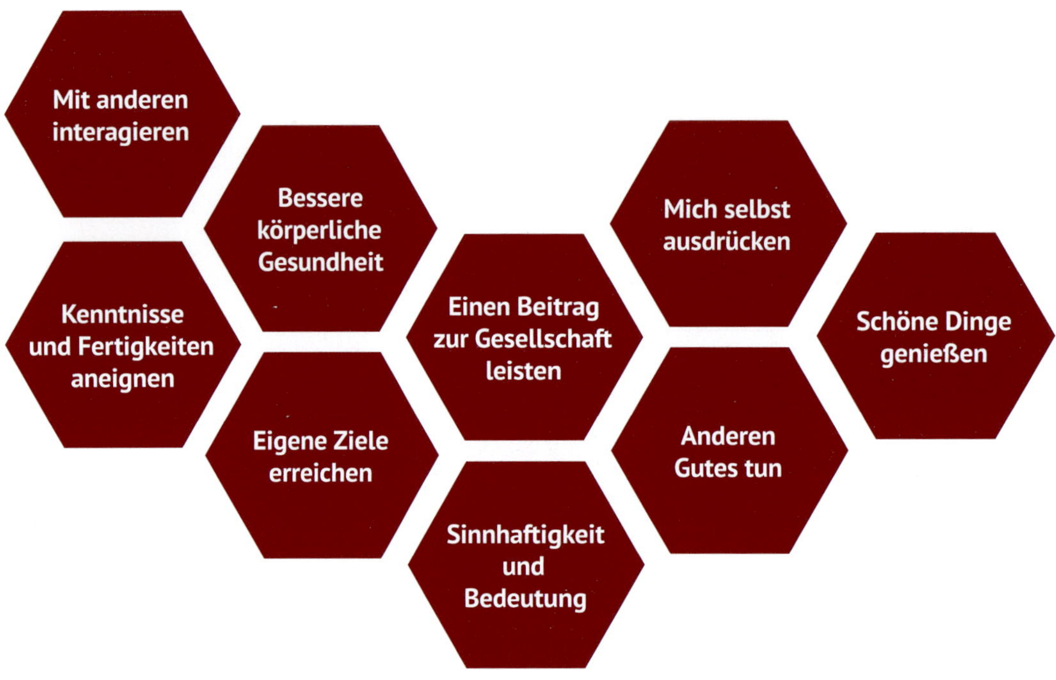

Durch Aktivitäten und Teilhabe können Sie all diese Vorteile erleben!

4

Information 4.1

Eine Aktivität, viele Vorteile!

Jede Aktivität kann mehrere Vorteile bieten. Zum Beispiel kann eine Person, die in Teilzeit in einer öffentlichen Bibliothek arbeitet, die folgenden persönlichen Vorteile erleben:

Entwickeln von Wissen und Fähigkeiten:
Teilzeitarbeit kann dazu beitragen, wichtige Arbeitsfähigkeiten zu entwickeln, vor allem dann, wenn eine Person eine längere Zeit nicht gearbeitet hat. Die Teilzeitarbeit erfordert auch das Entwickeln von Fertigkeiten, um die Aufgaben erfüllen zu können (zum Beispiel zu lernen, wie Bücher katalogisiert werden oder wie man Technologien für Bibliotheksrecherchen nutzt). Diese Arbeit ermöglicht auch Zugang zu Lektüre und anderen Ressourcen für persönliche Interessen.

Interaktion mit andern:
Die Arbeit in der Bibliothek ermöglicht soziale Kontakte sowohl mit dem Personal als auch mit den Besucher:innen. Sie bietet auch eine Erfahrung, die mit Familie und Freund:innen geteilt werden kann.

Persönliches Einkommen:
Teilzeitarbeit ermöglicht ein Einkommen, das zwar klein sein mag, aber zusätzliche Mittel bereitstellt für die Deckung von Ausgaben oder zum Sparen für eine wichtige Anschaffung. Sie könnte auch das Taschengeld aufbessern und für soziale Anlässe wie einen Kinobesuch mit einem/einer Freund:in oder den Kauf eines Geschenks für ein Familienmitglied verwendet werden.

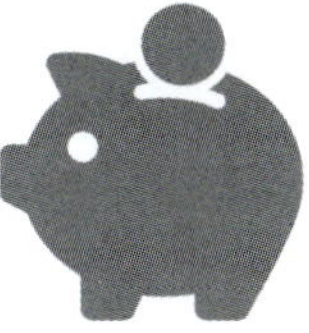

Gesellschaftlicher Beitrag:
Die Bibliothek ist eine öffentliche Einrichtung, deren Betrieb auf die Mitarbeit engagierter Bürger:innen angewiesen ist.

Versuchen Sie Aktivitäten zu wählen, die mehr als nur einen Nutzen bringen. Wenn Sie zum Beispiel einen Spaziergang planen, laden Sie einen/eine Freund:in dazu ein, fordern Sie sich beispielsweise mit einer längeren Strecke heraus, gehen Sie an einen neuen Ort, machen Sie Halt oder schauen Sie sich ein Fußballspiel im Park an. So können Sie noch mehr von den Aktivitäten profitieren.

Verdeutlichung der Vorteile von Aktivitäten

Hier sind die Vorteile einiger gängiger Aktivitäten aufgeführt. Denken Sie über Ihre eigene Aktivitätsmuster nach – welche Vorteile haben diese für Sie?

Aktivität/Teilhabe	Mögliche Vorteile
Spazieren gehen	▪ Verbesserte Stimmung ▪ Beibehalten eines gesunden Körpergewichts ▪ Verringert das Risiko für Krankheiten wie Krebs, Diabetes, Herzerkrankungen ▪ Bessere Ausdauer und Kondition für andere gewünschte Aktivitäten ▪ Die Natur genießen
Zubereiten und genießen von Mahlzeiten	▪ Gute Ernährung und Beibehalten eines gesunden Körpergewichts; senkt das Risiko für viele Krankheiten wie Diabetes Typ II ▪ Richtige Ernährung kann Energie für die Teilnahme an Aktivitäten liefern ▪ Eine Aktivität, die gemeinsam mit anderen genossen werden kann ▪ Etwas über Gewohnheiten und Routinen anderer Kulturen lernen und Fertigkeiten in der Küche entwickeln, die von anderen geschätzt werden
Soziale Kontakte und gegenseitige Unterstützung	▪ Soziale Unterstützung kann in Zeiten der Krise und Traurigkeit helfen ▪ Ein soziales Netzwerk kann praktische Hilfe bieten ▪ Soziale Kontakte fördern und unterstützen die Teilnahme an einer Reihe von Aktivitäten ▪ Soziale Kontakte können Menschen vor manchen Erkrankungen schützen ▪ Es fühlt sich gut an, andere zu unterstützen ▪ Soziale Interaktionen können Lachen, Intimität, das Gefühl, sich verstanden zu fühlen, und andere positive Gefühle ermöglichen
Arbeit und Ehrenamt	▪ Eine Arbeitsstelle oder ein Ehrenamt kann ein Gefühl von Sinn und Wert vermitteln ▪ Persönliche Neigungen und Interessen können in die Arbeit und ehrenamtliche Tätigkeiten eingebracht werden ▪ Es können neue Fertigkeiten erlernt werden ▪ Am Arbeitsplatz können soziale Kompetenzen eingeübt und neue Freundschaften geschlossen werden ▪ Arbeiten kann finanzielle Vorteile bringen
Körperpflege-Routinen	▪ Können das Selbstwertgefühl verbessern und dazu beitragen, sich in öffentlichen Situationen wohler zu fühlen ▪ Können eine wichtige Form der Entspannung sein, die hilft, Angst oder Stress zu reduzieren ▪ Können die Kosten für teure Gesundheits- und Zahnbehandlungen reduzieren
Entspannung und Erholung	▪ Ein Mittel gegen Stress ▪ Können die Stimmung verbessern und Frustration verringern ▪ Können das Denken schärfen ▪ Reduzieren gesundheitsschädliche physiologische Effekte

Aktivität und Teilhabe: Vorteile für Recovery

Staatsbürgerschaft aktiv und mündig ausüben
Die Teilnahme an Aktivitäten bietet den Kontext für eine „Stimme" und Einfluss in der Gesellschaft
Hoffnung schöpfen
Die Beteiligung an Aktivität zeigt Möglichkeiten über die Krankheit hinaus auf
Soziale Unterstützung finden
Durch Aktivitäten werden wichtige soziale Kontakte geknüpft
Aktivitätsmuster
▪ Individualisiert
▪ Stärkenbasiert
▪ Persönliche Bedeutung
▪ Selbstbestimmung
Sich selbst neu definieren
Durch Aktivitäten wird die persönliche und soziale Identität (jenseits der Krankheit) verwirklicht
Kontrolle übernehmen
Aktivitäten bieten die Möglichkeit, eine Wahl zu treffen und sich aktiv in einer Weise in die Gesellschaft einzubringen, die das persönliche Wohlbefinden fördert
Ein erfülltes Leben leben – nicht eine Krankheit
Das Leben eines Menschen wird durch eine ganze Reihe von Alltagsaktivitäten definiert. Die Erfahrungen mit Krankheit sind nur ein Teil davon
Stigmatisierung überwinden
Positive Interaktionen mit Menschen mit psychischen Erkrankungen bei wichtigen sozialen Aktivitäten reduzieren soziale Stigmatisierung
Mit Symptomen umgehen
Die Teilnahme an wichtigen Aktivitäten bietet ein Lernfeld für den Umgang mit Symptomen

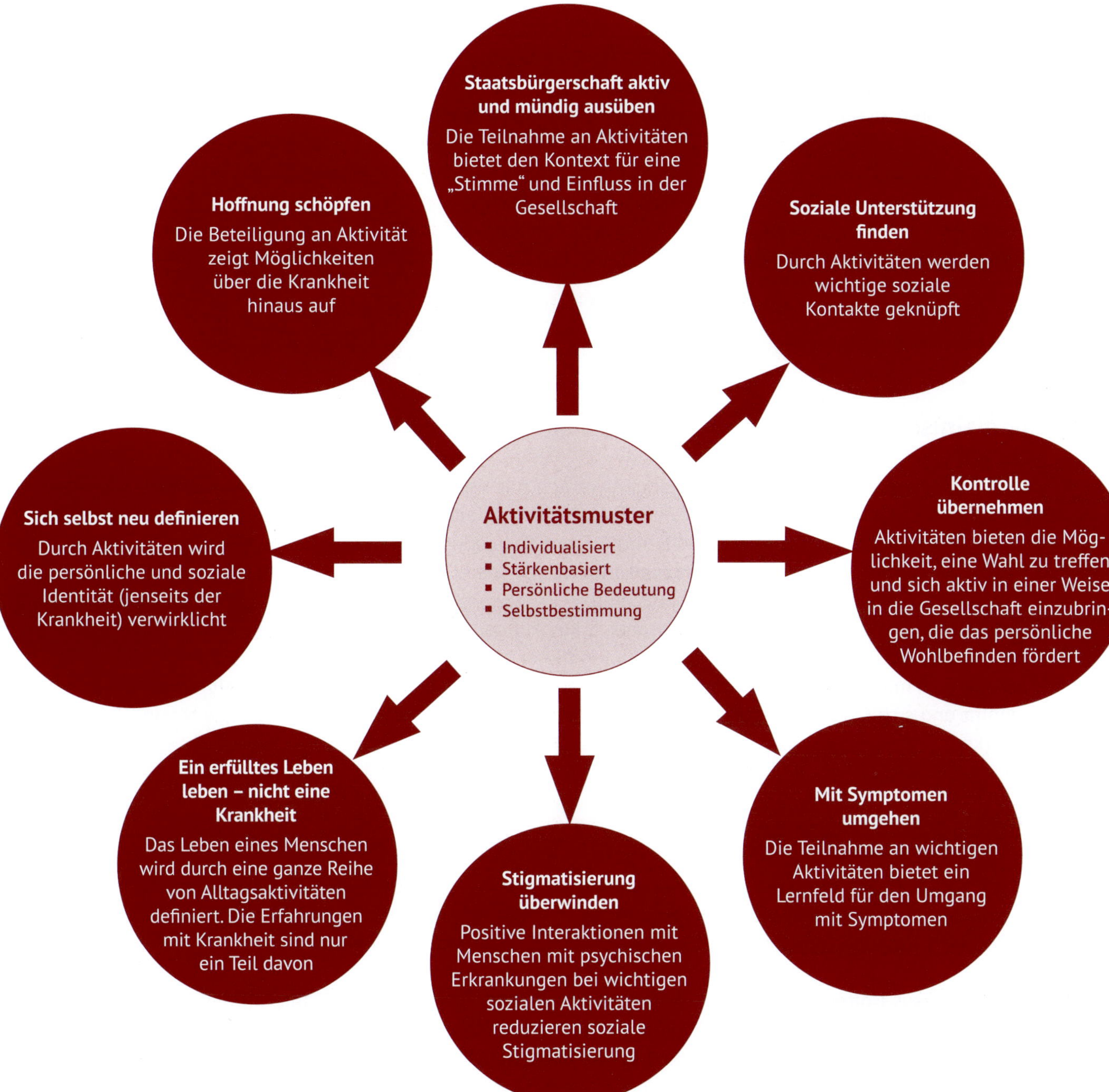

Wie hängen psychische Erkrankungen mit Aktivität und Teilhabe zusammen?

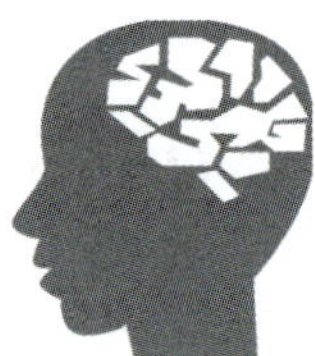

4

Menschen mit psychischen Erkrankungen beschreiben oft beunruhigende Veränderungen in der Art, wie sie ihre **alltäglichen Aktivitäten und Teilhabe erleben.** Dazu zählen:

- Schwierigkeiten, sich zu motivieren und das Interesse aufrechtzuerhalten
- Geringes Gefühl von Freude
- Unangenehme Gefühle wie Angst
- Weniger Gelegenheiten, die einem Bedeutung und Wert geben
- Schwierigkeiten bei der Durchführung von bedeutungsvollen Aktivitäten
- Reizüberflutung oder Unterstimulation

Es gibt drei Erklärungen für die Faktoren, die diesen Aktivitäts- und Partizipationsveränderungen zugrunde liegen. Sprechen Sie mit Ihrem/Ihrer Gesundheitsdienstleistungsanbieter:in darüber, wie diese auf Sie zutreffen könnten.

Biomedizinische Erklärungen

- Einige Formen von psychischen Erkrankungen werden mit Veränderungen von **Gehirnstrukturen** in Verbindung gebracht, die mit wichtigen Aspekten von Aktivität und Teilhabe zusammenhängen. So zum Beispiel die Planung von Aktivitäten, Motivation und Energie, Emotionen oder die Verhaltenskontrolle.
- Es können Veränderungen bei den **Neurotransmittern,** den chemischen Botenstoffen, die Informationen durch das Nervensystem an den Körper leiten, auftreten.
- **Medikamente,** die zur Behandlung psychischer Erkrankungen eingesetzt werden, helfen psychische Krankheiten unter Kontrolle zu haben. Nebenwirkungen dieser Medikamente können jedoch auch dazu beitragen, dass man sich müde fühlt, Motivation und Energie reduziert sind, man sich mental „benebelt" fühlt, an Gewicht zunimmt und sich Körperbewegungen verändern. All dies kann sich wiederum auf die Aktivität und Teilhabe auswirken.

Psychologische Erklärungen

Menschen sind instinktiv motiviert, sich an Aktivitäten zu beteiligen. **Psychologische Prozesse** oder die Art und Weise, wie Menschen über sich selbst in Bezug auf Aktivitäten denken, beeinflussen jedoch die Beteiligung. Im Zusammenhang mit einer psychischen Erkrankung können diese psychischen Prozesse betroffen sein. So zum Beispiel:

- **Hoffnung versus Hoffnungslosigkeit** – Werden wichtige Lebenspläne und Aktivitäten unterbrochen, kann es für Menschen schwer sein, sich eine Zukunft mit wertvollen Möglichkeiten vorzustellen.
- **Aktive Beteiligung und Handlungsfähigkeit versus Inaktivität/Passivität** – Menschen können das Gefühl haben, dass sie die Kontrolle über ihre Gesundheit und ihr Wohlbefinden sowie über ihr gegenwärtiges und zukünftiges Leben verloren haben.
- **Selbstbewertungen, die Aktivität fördern versus Aktivität hemmen** – Wenn sich das Erleben einer psychischen Erkrankung negativ auf das Selbstvertrauen und das Selbstwertgefühl auswirkt, kann dies zu Selbstzweifeln, Zurückhaltung und sogar zum Vermeiden von bedeutungsvollen Aktivitäten und Teilhabe führen.
- **Empfinden von Freude versus Not** – Psychische Erkrankungen können Freude und Motivation rauben, was zu Inaktivität und noch mehr negativen Gefühlen führt. Aktivitäten, die ein Gefühl von Kompetenz oder Vergnügen hervorrufen, können dazu beitragen, dass man sich weniger bedrückt fühlt.
- **Zwischenmenschliche Kontakte** – Aktivitäten und Teilhabe können soziale Kompetenzen erfordern, die schwierig sind, wie zum Beispiel der Umgang mit Konflikten oder sich zu öffnen.
- **Bewältigung und Anpassung versus Niedergeschlagenheit** – Die Teilnahme an bedeutungsvollen Aktivitäten erfordert für das Leben mit einer psychischen Erkrankung eine kontinuierliche Bewältigungs- und Anpassungsleistung. Die Entwicklung neuer Bewältigungsstrategien und die Widerstandsfähigkeit, um wieder auf die Beine zu kommen und aus Erfolgen und Problemen zu lernen, können verhindern, dass man sich als Versager:in fühlt.

Soziale Erklärungen

Es gibt Faktoren, die außerhalb einer Person liegen, sich aber auf die Aktivität und Teilhabe auswirken können. Diese „externen" Faktoren können in der unmittelbaren Umgebung einer Person liegen, gesellschaftliche und kulturelle Erwartungen widerspiegeln oder aus den gesellschaftlichen Strukturen und Ressourcen entspringen.

- **Auswirkung auf „typische" Meilensteine der Entwicklung** – Psychische Erkrankungen, die erstmals im jungen Erwachsenenalter auftreten, können die Entwicklung von Betätigungsmöglichkeiten, das Erlernen wichtiger Kompetenzen und den Aufbau sozialer Netzwerke stören.
- **Aufenthalt im Krankenhaus fern von alltäglichen Routinen und Aktivitäten** – Die Behandlung in einem Krankenhaus kann wichtig sein, häufige Krankenhausaufenthalte oder Zeiten außerhalb des gewohnten Umfelds können Aktivitäten und Teilhabe jedoch erheblich beeinträchtigen.
- **Stigmatisierung und Diskriminierung** – Gesellschaftliche Stigmatisierung und damit verbundene Diskriminierung sind starke Kräfte, welche die Möglichkeiten von Menschen mit psychischen Erkrankungen einschränken, sich in vollem Umfang an Aktivitäten und am Leben der Gemeinschaft zu beteiligen. Das Stigma kann negative Annahmen beinhalten, die die Menschen haben, die aber auch in Richtlinien, Standards und anderen sozialen Strukturen vorkommen. Stigma ist eine besonders starke Kraft, wenn sie von der betroffenen Person selbst angenommen wird – ein Prozess, der als Selbst-Stigmatisierung bezeichnet wird.
- **Begrenzte Ressourcen und Möglichkeiten** – Menschen mit psychischen Erkrankungen haben oft begrenzte finanzielle Mittel. Dadurch ist für sie der Zugang zu wichtigen Ressourcen (z. B. Verkehrsmittel, Ausrüstung, Zugang zu Angeboten aufgrund der Kosten) eingeschränkt, die für Aktivität und Teilhabe erforderlich sind.
- **Aspekte der Gerechtigkeit** – Menschen mit psychischen Erkrankungen können dieselben Formen von Ungleichbehandlung und Benachteiligung erfahren, die auch in der Allgemeinbevölkerung vorkommen. So zum Beispiel Benachteiligung aufgrund ethnischer Zugehörigkeit, Alter, sexueller Orientierung, Grad der Behinderung, Geschlecht etc.

Um weiterzukommen, hilft es beim Ergreifen von Maßnahmen, die Faktoren zu verstehen, die die Teilhabe an Aktivitäten fördern oder behindern können.

Mögliche Hindernisse im Zusammenhang mit Aktivität und Teilhabe überwinden

Es können Faktoren vorhanden sein, die die Teilhabe an Aktivität einschränken, diese sind jedoch nicht zwangsläufig unüberwindbar. Hier sind einige Beispiele, die Sie zum Nachdenken anregen sollen:

Stigma	Überwindung der Stigmatisierung
Manche Menschen, die keine psychischen Erkrankungen erlebt haben, haben eine falsche Vorstellung von psychischen Erkrankungen. Diese Einstellungen können es Menschen mit psychischen Erkrankungen erschweren, ein gesundes Selbstwertgefühl zu bewahren oder bei wichtigen gesellschaftlichen Aktivitäten/Angeboten mit einbezogen zu werden.	In der Community aktiv zu sein, kann dazu beitragen, die Einstellung der Menschen zu psychischen Erkrankungen zu verändern. Durch eine solche positive Wechselwirkung verringern sich Stigmatisierung und Diskriminierung.

Angst	Überwindung der Angst
Gefühle von Angst und Sorge aufgrund der psychischen Erkrankung oder Stigmatisierung und negativer Erfahrungen können die Beteiligung an neuen oder früher geliebten Aktivitäten erschweren.	Langeweile kann zu Gefühlen von Angst und Depression führen. Wenn Menschen inaktiv sind, neigen sie dazu, viel Zeit allein zu verbringen, was auch die Angst verstärkt. Aktiv zu sein ist eine wirksame Ablenkung von Sorgen. Das Erlernen von Entspannungs- und Angst-Management-Techniken kann ebenfalls helfen.

Stress	Überwindung von Stress
Die Befürchtung, dass Stress zu einem Rückfall führen könnte, ist oft ein Hindernis für die Teilnahme an Aktivitäten.	Die Beteiligung an bedeutungsvollen Aktivitäten ist wichtig, um zu lernen, mit der Krankheit umzugehen und um Recovery zu erleben. Bewährte Verfahren im Bereich der psychischen Gesundheit verknüpfen die Teilhabe an Aktivität mit Begleitung, um die Krankheitsbewältigung zu verbessern, Erwartungen und Anforderungen zu regulieren und um sicherzustellen, dass dringend nötige Unterstützung vorhanden ist.

Veränderungen in den sozialen Netzwerken	Aufbau neuer sozialer Netzwerke
Soziale Kontakte können sich im Verlauf einer psychischen Erkrankung verändern oder verloren gehen. Das Vertrauen in die Fähigkeit, Kontakte zu knüpfen, kann erschüttert werden. Veränderungen der Aktivitätsmuster können auch die Gelegenheiten reduzieren, neue Leute kennenzulernen.	Freund:innen bieten soziale Unterstützung, die dabei helfen kann, tägliche Aktivitäten zu genießen und durchzuführen. Durch die Teilnahme an neuen Aktivitäten ergeben sich Gelegenheiten, neue Leute zu treffen und neue Freundschaften zu schließen.

Finanzielle Hindernisse	Umgang mit finanziellen Hindernissen
Menschen mit psychischen Erkrankungen und einem geringen Einkommen können ihre Handlungsoptionen als begrenzt erleben. Aktivitäten können teuer sein, was die Teilhabe daran einschränken kann. Eine Erwerbsunfähigkeitsberentung kann Auswirkungen auf Arbeitsmöglichkeiten haben.	Aktivitäten müssen nicht teuer sein. Es gibt auch kostengünstige (oder kostenlose) Aktivitäten. Möglicherweise können finanzielle Förderprogramme zur Teilhabe am Arbeitsleben genutzt werden. Eine gute Kenntnis geltender Förderregelungen kann sicherstellen, dass alle Möglichkeiten zur Teilhabe an Aktivitäten genutzt werden.

Vermeiden von Stress bei Aktivität und Teilhabe

Beachten Sie diese Strategien, um aktiv mit Stresserfahrungen bei Aktivitäten und Teilhabe umzugehen:

1. Wahl der Aktivitäten

- Wählen Sie Aktivitäten, die für Sie persönliche Bedeutung und Wert haben.
- Wählen Sie Aktivitäten, die gut zu Ihren Stärken, Fähigkeiten, Fertigkeiten und früheren Erfahrungen passen.
- Lernen Sie mehr über Ihr eigenes Stresserleben.

2. Umgang mit Stress bei Aktivitäten

- Lernen Sie neue Fertigkeiten, die für die Teilnahme an der Aktivität nötig sind.
- Machen Sie eine Analyse Ihres Bewältigungsstils und Ihrer -strategien. Erlernen Sie neue Kompetenzen, um sich besser anpassen zu können.
- Lernen Sie, Frühwarnzeichen und Symptome Ihrer psychischen Erkrankung während Aktivitäten zu erkennen.
- Suchen Sie Unterstützung und Ressourcen, die Ihnen bei der Teilnahme an Aktivitäten helfen.

3. Reduktion des Stresserlebens bei der Aktivität

- Überlegen Sie, wie die Aktivität verändert werden könnte, um Ihre Teilnahme zu unterstützen und Stress zu reduzieren.

Substanzgebrauch, Aktivität, Teilhabe und Wohlbefinden

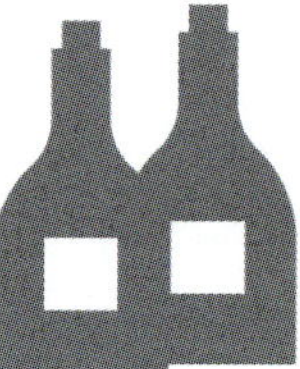

Der Konsum illegaler Drogen und übermäßiger Genuss von Alkohol verstärken die Krankheitssymptome und Probleme im gemeinschaftlichen Zusammenleben. Zusätzlich beeinträchtigt Substanzgebrauch auch die Fähigkeit, Aktivitäten und Teilhabe positiv zu erleben.

Hier sind ein paar Beispiele:

- Substanzen können teuer sein. Das Geld, das dafür ausgegeben wird, fehlt dann für bedeutungsvolle oder potenziell lohnende Aktivitäten.
- Die Beschaffung von illegalen Drogen und nicht verordneten Medikamenten kann schwierig und gefährlich sein. Die Beschaffung dieser Substanzen raubt Energie – Energie, die in andere lohnende und bedeutungsvolle Aktivitäten gesteckt werden könnte.
- Missbrauch von Substanzen kann zur Isolierung gegenüber wichtigen Familienmitgliedern und Freund:innen führen. Aktivitäten, die nicht mit Substanzkonsum zusammenhängen, bieten eher Chancen für positive soziale Beziehungen.
- Der Konsum von Drogen oder Alkohol kann die Ausführung anderer Aktivitäten gefährlich, schwierig oder sogar unmöglich machen.
- Häufiger Substanzgebrauch kann die Möglichkeit reduzieren, Freude und positive Gefühle zu erleben, die mit Aktivitäten verbunden sind.
- Der Konsum von Substanzen mag kurzfristig Angst oder anderes Leid in Verbindung mit der Teilnahme an bedeutungsvollen Aktivitäten reduzieren. Langfristig schränkt er die Chancen, einen gesunden Weg zur Teilhabe zu finden, jedoch erheblich ein.

Denken Sie darüber nach, Ihren Substanzgebrauch zu reduzieren. Angebote und entsprechende Ressourcen stehen als Hilfe zur Verfügung. Weitere Informationen erhalten Sie bei Ihrem/Ihrer psychiatrischen Dienstleistungsanbieter:in.

Kapitel 5

Längerfristige Veränderungen erreichen

Übersetzt von Munja Araci

Alex und Jamie erwogen mögliche längerfristige Aktivitäts- und Teilhabeveränderungen. Jamie ermutigte Alex, ein oder zwei Aktivitätsveränderungen zur gleichen Zeit in Betracht zu ziehen. Auf diese Weise konnten sie planen, welche Unterstützung er benötigen könnte, und entsprechende Anpassungen vornehmen, um sicherzustellen, dass die Aktivitäten seinen Erwartungen und Bedürfnissen entsprachen. Jamie erinnerte Alex daran, dass die geplanten Veränderungen auf den bereits erzielten Fortschritten und seinen Stärken aufbauen und sich auf die ihm wichtigen Bereiche konzentrieren könnten.

Gemeinsam überprüften sie die ausgefüllten Arbeitsblätter und dachten über verschiedene Möglichkeiten nach. Alex beschloss, sich auf die Veränderungen in zwei Bereichen zu konzentrieren. Erstens war er daran interessiert, seine Möglichkeiten durch gemeinsame Aktivitäten mit Familienmitgliedern zu erweitern. Zweitens war er daran interessiert, sich eine Möglichkeit zu schaffen, etwas Geld zu verdienen. Im Rückblick auf die in ***Arbeitsblatt 2.15*** identifizierten Bereiche stellten Alex und Jamie fest, dass diese geplanten Veränderungen das Potenzial hatten, seine sozialen Verbindungen zu festigen, sein körperliches Aktivitätsniveau und sein finanzielles Wohlergehen zu verbessern sowie neue Fähigkeiten zu erlernen und zu üben.

Als er sein Familiennetzwerk betrachtete, identifizierte Alex seine Eltern, seine Schwester und einen Cousin, der in der Nähe lebte, als die Menschen, mit denen er sich eine stärkere Verbindung wünschen würde. Alex merkte an, dass ihm seine Familie wichtig ist, obwohl er generell eher zurückhaltend ist und sich in sozialen Kontakten unwohl fühlt. Er erinnerte sich an die Zeiten zurück (besonders zu Beginn seiner psychischen Erkrankung), in denen die Beziehung zu seiner Familie angespannt war. Alex und Jamie diskutierten die Möglichkeit, diese Beziehungen durch gemeinsame Aktivitäten wieder aufzubauen, beginnend mit einer Aktivität mit einem Familienmitglied pro Woche. Alex dachte, dass dies weder ihn noch seine Familie überfordern würde. Über die Art dieser gemeinsamen Aktivitäten müsste gemeinsam mit seinen Familienmitgliedern entschieden werden, aber Alex hatte bereits einige Ideen. Zum Beispiel hoffte er, mindestens einmal im Monat an einem Familienessen teilnehmen zu können und vielleicht mal wieder mit seinem Vater angeln zu gehen – eine Aktivität, die ihnen früher Spaß gemacht hatte.

Das zweite Ziel war zunächst weniger klar. Alex hatte eine von Langzeitarbeitslosigkeit geprägte berufliche Vorgeschichte und keine klaren Arbeitsinteressen. Es ging ihm vor allem darum, etwas zusätzliches Geld zu verdienen. Alex und Jamie überlegten, wie sie auf seiner bisherigen Mithilfe „rund ums Haus" aufbauend solche Aktivitäten in eine bezahlte Arbeit in seiner Community überführen könnten. Sie diskutierten darüber, wie sich diese bezahlten Aktivitäten mit den Hilfen „rund ums Haus" vergleichen ließen. Zum Beispiel würde eine bezahlte Arbeit wahrscheinlich einige zeitliche Anforderungen und Erwartungen in Bezug auf die Qualität seiner Arbeit und die Notwendigkeit einer für diesen Job geeigneten Kleidung mit sich bringen. Gemeinsam erkundigten sie sich nach Personen und Organisationen vor Ort, die ihm ggf. Gelegenheitsarbeiten anbieten könnten. Sie sprachen auch mit seinen Familienmitgliedern und mit dem Hausbesitzer, um zu hören, ob diese irgendwelche Ideen für Arbeitsmöglichkeiten hätten.

Reflexionsfragen:

1. Wie hat Jamie die Auswahl von Aktivitäts- und Teilhabeveränderungen unterstützt, die für Alex von Bedeutung sein würden? Welche anderen Strategien oder Ansätze könnten Sie verwenden?
2. Was sind Ihrer Meinung nach die größten Herausforderungen, wenn es darum geht, längerfristige Aktivitäts- und Teilhabeveränderungen für Menschen mit schweren psychischen Erkrankungen zu erreichen? Wie unterscheiden sich diese Herausforderungen von denen, die Menschen im Allgemeinen erfahren, wenn sie versuchen, ihre Aktivitäts- und Partizipationsmuster zu verändern?
3. Auf welche anfänglichen Probleme könnten Alex und Jamie stoßen, wenn sie Gemeinschaftsorganisationen nutzen, die Gelegenheitsarbeiten anbieten?
4. Gibt es Beispiele für Aktivitäten und Teilhabe, die Ihrer Meinung nach für Menschen mit schweren psychischen Erkrankungen nicht geeignet sind? Welche sind es? Wie würden Sie dem/der Klient:in, den/die Sie unterstützen, Ihre Beweggründe erklären?

Dieses Kapitel enthält die folgenden sieben Arbeitsblätter:

Arbeitsblatt 5.1: Grafische Darstellung von Aktivitäten und Teilhabe zur Verbesserung von Gesundheit und Wohlbefinden
Arbeitsblatt 5.2: Förderung von Inklusion, Bürgerschaft und Empowerment durch Aktivitäten und Teilhabe
Arbeitsblatt 5.3: Veränderungen bei Aktivitäts- und Partizipationsmustern vorbereiten
Arbeitsblatt 5.4: Prioritäten bei der Planung von Aktivitäts- und Teilhabeveränderungen setzen
Arbeitsblatt 5.5: Checkliste zur Erkennung möglicher Barrieren
Arbeitsblatt 5.6: Planung für Veränderungen der Aktivität und Teilhabe
Arbeitsblatt 5.7: Pläne für die Veränderungen der Aktivitäten und Teilhabe festlegen

Dieses Kapitel beinhaltet die folgenden zwei Informationsmaterialien:

Information 5.1: Herausforderungen durch Veränderungen der Aktivität und Teilhabe bewältigen
Information 5.2: „Schlaglöcher" auf dem Weg von der Trägheit zum Handeln

5

5.1 Arten der Veränderungen

Es erfordert sorgfältige Überlegung und nachhaltige und gezielte Unterstützung, um Veränderungen der Aktivitäts- und Partizipationsmuster zu erreichen. Dabei geht es weniger darum, dass Menschen mit schweren psychischen Erkrankungen nur „irgendetwas zu tun finden", sondern eher um die Erfahrung von Wohlbefinden und um gesundheitliche Vorteile durch Aktivitäten und Partizipation. Es gibt mindestens vier Möglichkeiten bei den Veränderungen von Aktivitäts- und Partizipationsmustern, die in Betracht gezogen werden können. Diese sind in Tabelle 5.1 aufgeführt und werden jeweils kurz im folgenden Abschnitt beschrieben.

5.1.1 Neue Aktivitäts- und Teilhabemöglichkeiten hinzufügen

Diese Art der Veränderung kommt einem in den Sinn, wenn der Alltag eingeschränkt ist, wichtige Aktivitäts- und Teilhabemöglichkeiten wegfallen oder Aktivitäts- und Partizipationsmuster von Entbehrungen geprägt sind. Betrachten Sie das Fallbeispiel von Alex: Trotz der Tatsache, dass Alex das Gehen sein ganzes Leben lang als eine Form der Mobilität genutzt hat, ist das Hinzufügen von geplanten Spaziergängen als zielgerichtete Aktivität, die zu einer Reihe von Vorteilen für das Wohlbefinden beitragen soll, im Wesentlichen eine neue Aktivität. Gehen als neue Form der Aktivität erfordert Überlegungen wie: In welcher Umgebung möchte ich gehen? Wie lange/weit soll ich laufen? Welche Ressourcen benötige ich zum Laufen? Welche Vorteile kann ich durch das Gehen erzielen? Gibt es besondere Herausforderungen, die berücksichtigt werden müssen, um das Gehen als Aktivität zu beginnen und aufrechtzuerhalten?

5.1.2 Auf früheren Aktivitäten und Teilhabe aufbauen

Änderungen in Aktivitäts- und Partizipationsmustern können darauf gerichtet werden, Aktivitäten und Teilhabe wieder einzuführen, die für den/die Teilnehmer:in Bedeutung hatten (und haben). Diese Form der Veränderung hat den Vorteil, dass auf etabliertem Wissen und Erfahrung aufgebaut wird. Alex, zum Beispiel, kennt das Angeln mit seinem Vater als eine Aktivität aus seiner Jugend, die von seinem Elternhaus aus möglich ist. Ananthi, aus dem Fallbeispiel im Anhang, sieht in der Rückkehr zu Hochschulkursen eine Form der Partizipation, die mit ihren Werten und Erwartungen für die Zukunft übereinstimmt. Trotz Vertrautheit kann die Wiedereinführung von Aktivität und Teilhabe Überlegungen zu neuen Problemen oder Herausforderungen mit sich bringen. Ananthis Rückkehr zur Hochschule kann zu einem Studium in einem völlig neuen Bereich führen, sie dazu zwingen, soziale Situationen zu bewältigen, die in ihren früheren Erfahrungen mit ihrer psychischen Erkrankung problematisch waren, kann zum Aufbau neuer sozialer Beziehungen führen, neue finanzielle Anforderungen mit sich bringen, usw.

Tabelle 5.1: Möglichkeiten der Veränderungen in Aktivitäts- und Partizipationsmustern

1. Neue Aktivitäts- und Teilhabemöglichkeiten hinzufügen
2. Auf früheren Aktivitäten und Teilhabe aufbauen
3. Aktivitäten und Teilhabemöglichkeiten aufbauen, um ein breites Spektrum an Vorteilen für Gesundheit und Wohlbefinden zu erreichen
4. Aktivitäts- und Partizipationsmuster modifizieren, um Inklusion, Bürgerschaft und Empowerment positiv zu beeinflussen

5.1.3 Aktivitäten und Teilhabemöglichkeiten aufbauen, um ein breites Spektrum an Vorteilen für Gesundheit und Wohlbefinden zu erreichen.

Im 2. Kapitel wurde ein Überblick über verschiedene Perspektiven zu Gesundheit und Wohlbefinden durch Aktivitäts- und Partizipationsmuster gegeben, die bei der Planung von Veränderungen berücksichtigt werden sollten. Beispielsweise kann die Berücksichtigung der Ausgewogenheit, also des Ausmaßes, in dem die Hauptaktivitäts- und Teilhabekategorien Selbstfürsorge, Freizeit, Produktivität und Ruhe vorhanden sind, die Entscheidungen und Planung leiten. In ähnlicher Weise kann die Berücksichtigung des zirkadianen Rhythmus, des Schlaf-Wach-Zyklus, für Menschen mit schweren psychischen Erkrankungen, deren Schlafrhythmus gestört oder nicht im Einklang mit der Gesellschaft ist, sehr relevant sein.

Ein besonderer Schwerpunkt des Ansatzes *Handeln ermöglichen – Trägheit überwinden* liegt auf der Entwicklung von Möglichkeiten, um Vorteile für Gesundheit und Wohlbefinden zu erlangen. Es ist beispielsweise schwierig, jede Form von Aktivität und Partizipation eindeutig zu kategorisieren, die einen Nutzen für Gesundheit und Wohlbefinden hat; sie können alle so konstruiert werden, dass sie eine Reihe von Gesundheits- und Wohlfühlerlebnissen ermöglichen. Beispielsweise werden sportbezogene Aktivitäten oft als „Freizeit"-Aktivitäten mit körperlichen Gesundheitsvorteilen eingestuft. Je nachdem, wie sie aufgebaut und erlebt werden, können sportbezogene Aktivitäten jedoch auch produktive Aktivitäten oder Arbeitsaktivitäten sein, die mit Elternschaft oder anderen Formen der Fürsorge, Selbstfürsorge, dem Knüpfen sozialer Kontakte und dem Beitrag zur Gemeinschaft verbunden sind. Im durchgehenden Fallbeispiel ist Alex daran interessiert, seine Erfahrung mit Hausmeisterarbeiten in Aktivitäten zu überführen, die ihm ein zusätzliches Einkommen ermöglichen.

Die grafische Darstellung von Aktivitäten ist eine nützliche Technik, um Ideen zu entwickeln, wie spezifische Aktivitäten und Partizipation den Zugang zu einer Reihe von Erfahrungen im Bereich der Gesundheit und des Wohlbefindens ermöglichen könnten. Die grafische Darstellung beinhaltet dabei die Betrachtung spezifischer Formen der Aktivität und Teilhabe unter dem Aspekt, wie sie gestaltet werden könnten, um spezifische Vorteile für Gesundheit und Wohlbefinden zu ermöglichen. Anhand von Alex' Beispielen für „Spazierengehen" und „Hilfe bei der Gartenarbeit" könnte die Übung zur grafischen Darstellung beispielsweise wie in ***Abbildung 5.1a)*** und ***b)*** aussehen.

5.1.4 Aktivitäts- und Partizipationsmuster modifizieren, um Inklusion, Bürgerschaft und Empowerment positiv zu beeinflussen

Wie in der Einführung hervorgehoben, ist der Ansatz *Handeln ermöglichen – Trägheit überwinden* bewusst auf die Prinzipien von Gerechtigkeit, Inklusion, Bürgerschaft und Empowerment ausgerichtet. Menschen mit schweren psychischen Erkrankungen erleben in der Gesellschaft im Vergleich zu anderen Bürger:innen oft eine Limitierung von Aktivitäts- und Teilhabemöglichkeiten. Um sich auf längerfristige Veränderungen vorzubereiten, ist die Beschäftigung mit diesem Thema daher unerlässlich. Von Dienstleistungsanbieter:innen, die innerhalb des Gesundheitssystems im Bereich der psychiatrischen Versorgung arbeiten, wird allzu oft standardmäßig erwartet, dass Aktivitäten und Teilhabemöglichkeiten innerhalb dieses Systems stattfinden, wobei Menschen mit schweren psychischen Erkrankungen als „Klient:innen" oder „Patient:innen" in „Programmen" involviert sind. Diese Erwartung kann aus einer Reihe von Gründen entstehen: Stigmatisierung der Fähigkeiten von Klient:innen, begrenztes Wissen über unterstützende Aktivitäten und Teilhabe, Einschränkungen in Bezug auf Zeit und Ressourcen und das Arbeiten innerhalb von Dienstleistungssystemen, die den Rechten von Menschen mit schweren psychischen Erkrankungen keine Priorität einräumen, ein Leben zu ermöglichen, das von sinnvoller Aktivität und Partizipation geprägt ist, und vieles mehr. Forschung und Wissenschaft, die die Philosophien, Strukturen und Prozesse, die die Einschränkungen der Bürgerschaft und der Perspektiven der Inklusion aufrechterhalten, detailliert beschreiben, beteiligen sich an der Forderung, dass Systeme im Bereich der psychiatrischen Versorgung diese Probleme angehen sollten (siehe zum Beispiel Nelson et al., 2001; Ponce et al., 2016).

Dieser Interventionsansatz unterstreicht, wie wichtig es ist, mit dem/der Klient:in zusammenzuarbeiten, um herauszufinden, wie sich Aktivitäts- und Partizipationsmuster entwickeln könnten, die Möglichkeiten zur sozialen Eingliederung, zur Ausübung der Bürgerschaft schaffen, die das Selbstvertrauen und die eigene Autorität stärken. Auch wenn dies idealisiert erscheinen mag, kann es durch einfache Strategien im Alltag realisiert werden. Am Beispiel von „Spazierengehen" werden einige dieser Strategien als Beispiele in Tabelle 5.2 aufgeführt. Wie an anderer Stelle in diesem Buch erwähnt, müssen die Möglichkeiten durch Peer-Unterstützung getrennt betrachtet werden; sie können ein erhebliches zusätzliches Potenzial für positive Auswirkungen auf das persönliche und kollektive Empowerment haben. Auf diese Weise werden sie nicht unbedingt als „Sprungbretter" auf dem Weg zu natürlichen Kontexten angesehen, sondern als Optionen, die durch ihre einzigartigen Beiträge einen Mehrwert schaffen.

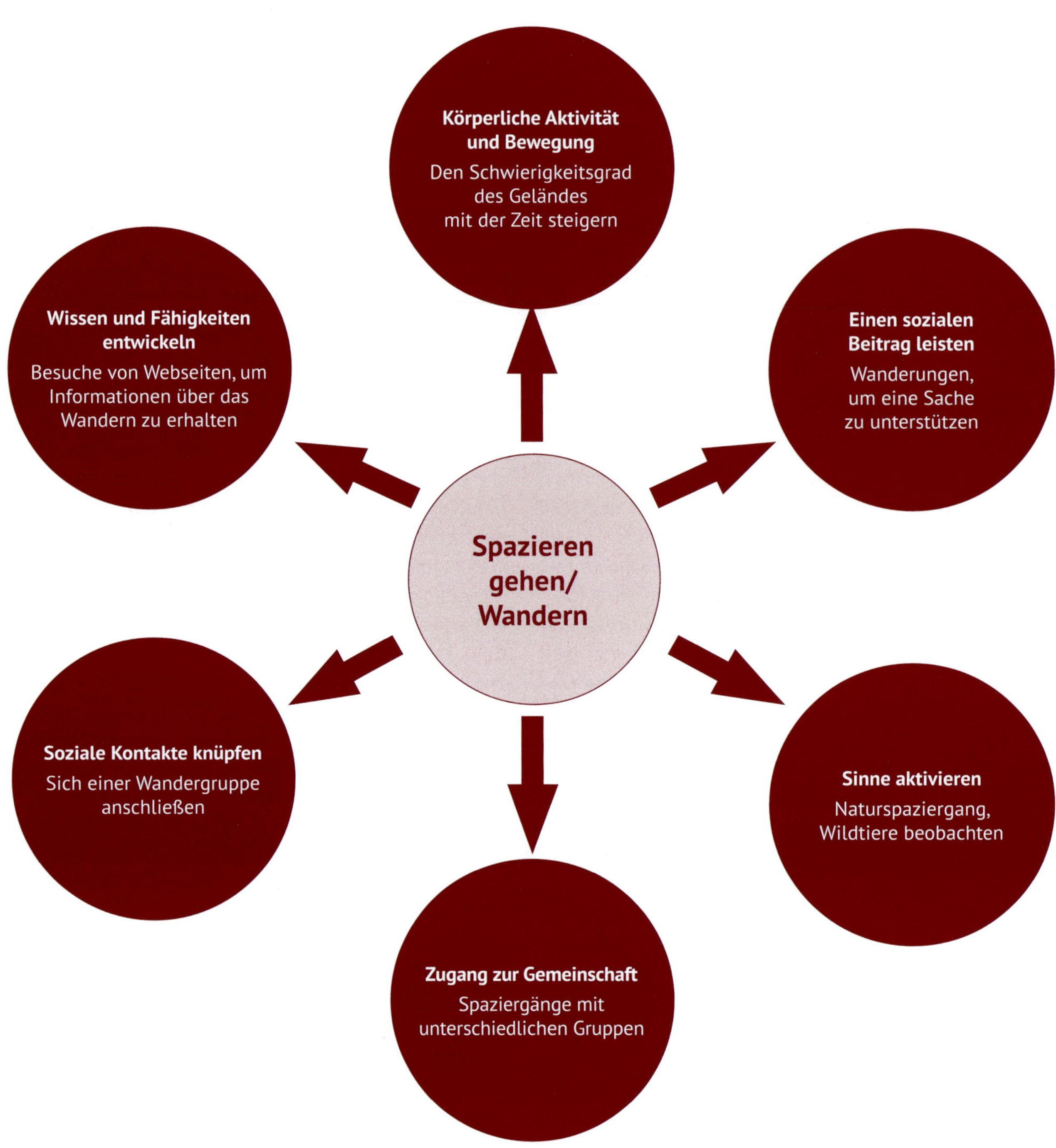

Abbildung 5.1a: Grafische Darstellung der Aktivität – Beispiele für Spazierengehen/Wandern

Körperlichge Aktivität
und Bewegung
Training der Muskelkraft
Einen sozialen
Beitrag leisten
Sich an einem Gemeinschafts-
garten beteiligen. Einem/einer
älteren Nachbar:in bei der
Gartenarbeit helfen
Sicherheit/
Wohlstand aufbauen
Landschaftspflege
mit Bezahlung
Sinne aktivieren
Pflanzen mit
verschiedenen Gerüchen
und Mustern nutzen
Zugang zur Gemeinschaft
Lokale Gewächshäuser
und Gärtnereien
besuchen
Soziale Kontakte knüpfen
Sich einer Gartengruppe
anschließen,
sich mit Nachbar:innen
über die Arbeit unterhalten
Wissen und Fähigkeiten
entwickeln
Lesen von Gartenzeitschriften,
Besuchen entsprechender
Webseiten
Gärtnern/
Landschafts-
pflege

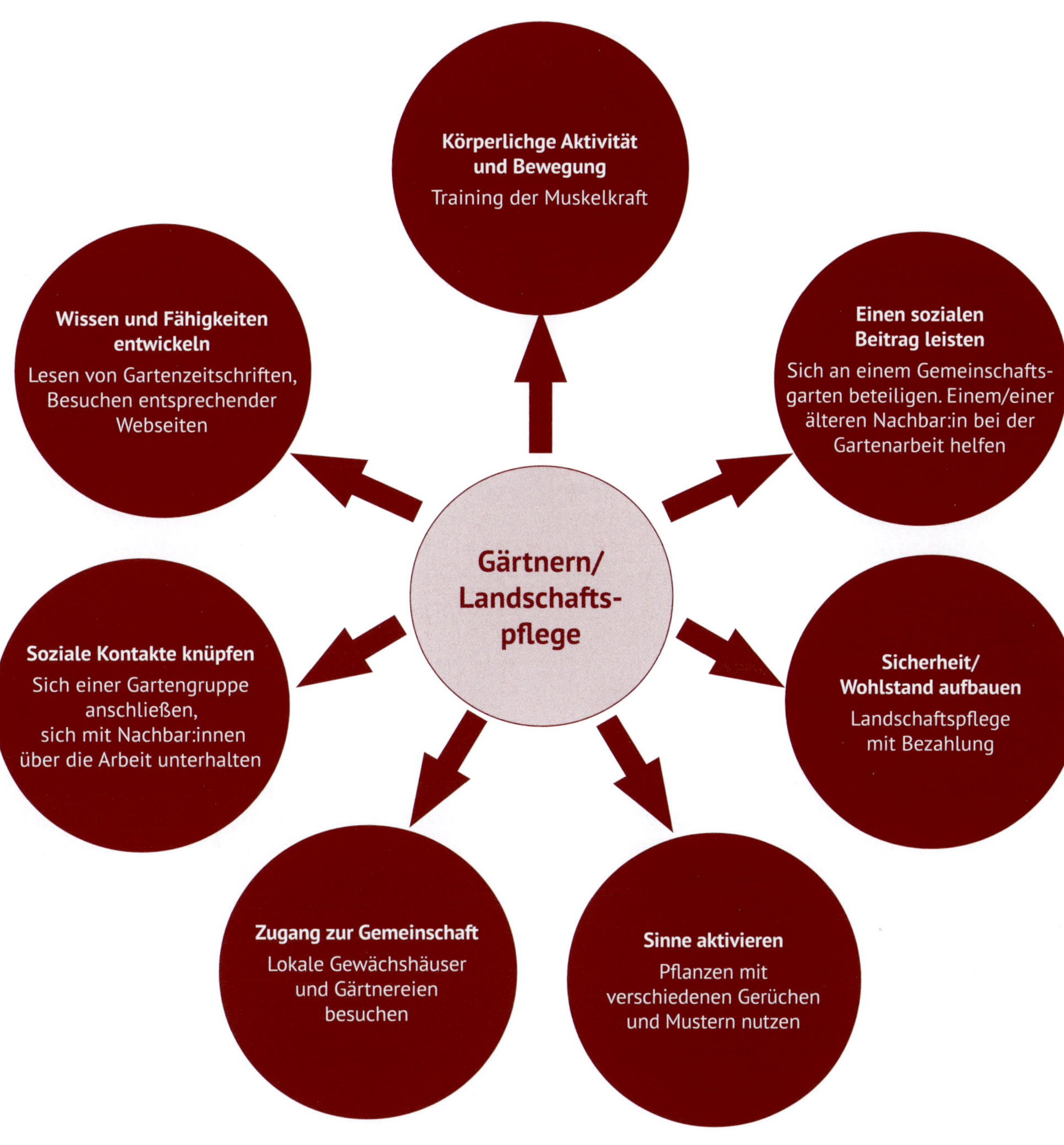

Abbildung 5.1b: Grafische Darstellung der Aktivität – Beispiele für Gärtnern

Tabelle 5.2: Inklusion und Bürgerschaft durch Aktivitäten und Teilhabe voranbringen: am Beispiel „Spazierengehen“

Spazierengehen/Wandern als „Patient:in“ oder „Klient:in“	Spazierengehen/Wandern als Teil einer ambulanten Gruppe
Anschluss an eine Wandergruppe, die von einer lokalen Peer-Unterstützungsorganisation organisiert wird	Teilnahme an organisierten Wanderungen zur Sensibilisierung und Interessenvertretung im Zusammenhang mit psychischen Erkrankungen
Spazierengehen/Wandern mit Gleichaltrigen mit vergleichbarem Leistungsniveau	Teilnahme an einer Wandergruppe, die von dem örtlichen Erholungszentrum der Gemeinde geleitet wird
Wandern: Teilnahme an offenen Gemeinschaftsangeboten	Regelmäßig mit Freunden und Familie spazieren gehen

5

Arbeitsblatt 5.2: Förderung von Inklusion, Bürgerschaft und Empowerment durch Aktivitäten und Teilhabe bietet die Gelegenheit zu überlegen, wie Inklusion und Bürgerschaft in Entscheidungen und damit verbundene Planungen integriert werden können.

5.2 Veränderungspläne identifizieren und priorisieren

Die Reflexionsübungen in den früheren Kapiteln wurden entwickelt, um als Leitfaden zur Fokussierung auf Veränderungen in Aktivitäts- und Partizipationsmustern zu dienen. Die unterstützte Planung und die Umsetzung von Veränderungen der Aktivitäts- und Partizipationsmuster sollten daher von dem/der Klient:in wahrgenommen werden als:

- überschaubar
- innerhalb eines angemessenen Zeitraums durchführbar
- potenziell für den/die Klient:in lohnend
- Lernerfahrung
- als persönliche Unterstützung und Hilfe

Die zuvor genannten Aspekte stimmen mit evidenzbasierten Prinzipien überein, die der Zielsetzung für ein breites Spektrum gemeinsam geplanter Änderungen in der Gesundheitsversorgung zugrunde liegen (siehe zum Beispiel: Wade, 2009; Clarke et al., 2009). Im Gegensatz zu traditionellen Zielsetzungsansätzen, die auf eine klare Definition von verhaltensdefinierten Zielen, Zeitrahmen und Bedingungen drängen, fördert dieser Ansatz die Konzentration auf die Erfahrungen geplanter Veränderungen und die Aufrechterhaltung einer experimentellen Perspektive, die schnelle Änderungen als Reaktion auf neues Lernen ermöglicht. Der Prozess der Planung von Änderungen ist daher ein dynamisches und ausgehandeltes Vorgehen. Im Wesentlichen liegt der Fokus der Zielsetzung darauf, die Bemühungen auf beabsichtigte Veränderungen auszurichten. Beim Ansatz *Handeln ermöglichen – Trägheit überwinden* ist das beabsichtigte Ergebnis, persönlich identifizierte Vorteile für Gesundheit und Wohlbefinden zu erfahren, was am besten durch Sensibilität und Flexibilität in der Reaktion auf kontinuierliches Feedback erreicht wird.

5.2.1 Umsetzung innerhalb eines angemessenen Zeitrahmens ermöglichen

Die Priorisierung einer begrenzten Anzahl von Veränderungen – vielleicht zwei oder drei – kann ein guter Anfang sein. Angemessene Pläne für Veränderungen sind solche, die innerhalb von zwei bis drei Monaten oder weniger erreicht werden können. Identifizierte längerfristige Veränderungen können in einzelne Aktivitäten aufgeteilt werden, die den Zeitrahmen für die Erreichung verkürzen. Zum Beispiel könnte Ananthis Ziel, an die Hochschule zurückzukehren, damit in Angriff genommen werden, einen interessanten Online-Kurs zu belegen oder die erforderlichen Computeranwendungen aufzufrischen, um sie sowohl auf den Wiedereintritt in ein weiterführendes Studium vorzubereiten als auch um erhebliche Wartezeiten bis zum Studienbeginn überbrücken zu können.

5.2.2 Veränderungen potenziell lohnenswert gestalten

Vorangegangene Reflexionsübungen sollten dazu beitragen, die Vorteile von Aktivität für Gesundheit und Wohlbefinden auf die Personen zu beziehen. Darauf sollte dann die Planung aufgebaut werden, die wiederum den Zusammenhang zwischen den ausgewählten Aktivitäten und Teilhabe und dem zu erwartenden Nutzen sowie den Ergebnissen verdeutlicht. Auch die Überprüfung der Ergebnisse sollte mit Blick auf diese Vorteile erfolgen. Wenn also beispielsweise Aktivitäten und Teilhabe ausgewählt wurden, die den Zugang zu bestimmten Angeboten vor Ort verbessern sollen, sollte bei der Bewertung der Ergebnisse darauf geachtet werden, in welchem Umfang dies geschieht, welche Herausforderungen und Barrieren bestehen und ob dies den Bedürfnissen des/der Klient:in entspricht. Diese Überprüfung kann zu Veränderungen in der Umsetzung der Pläne führen, wobei selbst geringfügige Veränderungen das Potenzial für positive Auswirkungen haben.

5.2.3 Aktivitätsplanung als Lernerfahrung gestalten

Der Prozess der Aktivitätsplanung und Umsetzung ist ein dynamischer Prozess, der „Versuch und Irrtum", ein wenig Abenteuer und viel persönliches Lernen und Entwicklung enthält. Rückschläge wie Inaktivität oder Aktivitätsvermeidung können aus einer Reihe von Gründen auftreten und als Möglichkeiten zum persönlichen Lernen und zur Reorganisation betrachtet werden. Eine offene Einstellung zum Lernen ist für den/die Dienstleistungsanbieter:in ebenso wichtig wie für den/die Klient:in. Wenn es zu Fortschritten bei den Aktivitätsveränderungen kommt, betritt auch der/die Anbieter:in neues, unerforschtes Terrain. Dies ist gleichzeitig Herausforderung und Freude bei Angeboten zur Aktivität und Teilhabe. Zum Beispiel wird Alex' Interesse daran, etwas Geld zu verdienen, indem er seine Aktivitäten mit der Hausverwaltung in eine Art bezahlte Arbeit umwandelt, wahrscheinlich eine Reihe von Herausforderungen für Alex und Jamie offenbaren und erfordern, dass sie ihre offene Einstellung zum Lernen und zu neuen Möglichkeiten bewahren.

5.2.4 Persönliche Unterstützung und Hilfen anbieten

Veränderungen der Aktivitätsteilhabe und -muster zu ermöglichen, erfordert hohe Aufmerksamkeit für die vielen Herausforderungen, denen der/die Klient:in ausgesetzt sein kann. Mangelnde Bereitschaft oder mangelndes Interesse an möglichen Aktivitäten und Teilhabe kann bei Menschen mit schweren psychischen Erkrankungen Ausdruck der tief verinnerlichten Sichtweise sein, dass diese Aktivitäten eine Überforderung darstellen und das eigene Wohlbefinden bedrohen. Aus diesem Grund ist das Ideal der persönlichen „Wahl" ein komplexes Thema, das eine sorgfältige Berücksichtigung der zugrunde liegenden Faktoren erfordert. Neben der Priorisierung von Veränderungen in Aktivitäts- und Partizipationsmustern, die von dem/der Klient:in als am wichtigsten identifiziert wurden, können zusätzlich noch andere Überlegungen diskutiert werden. Weitere Überlegungen zum Setzen von Prioritäten können auch das Abwägen von Veränderungen in Bezug auf unterschiedliche Merkmale umfassen, wie z. B. Veränderungen,

- die wahrscheinlich in einem sehr kurzen Zeitrahmen umzusetzen sind, im Gegensatz zu denen, die länger dauern werden.
- die wahrscheinlich eine intensive Unterstützung erfordern, im Vergleich zu denen, die weniger intensive Unterstützung benötigen.
- die von dem/der Klient:in als „benötigt" oder „erwartet" wahrgenommen werden, im Gegensatz zu denen, die als rein „gewünscht" erlebt werden.
- die unterschiedlichen Gesundheits- und Wohlfühlbedürfnissen gerecht werden.

Arbeitsblatt 5.3: Veränderungen bei Aktivitäts- und Partizipationsmustern vorbereiten bietet die Möglichkeit, mögliche Arten von Aktivitätsveränderungen zu betrachten. ***Arbeitsblatt 5.4: Prioritäten bei der Planung von Aktivitäts- und Teilhabeveränderungen setzen*** bietet eine strukturierte Möglichkeit, die Art der angestrebten Vorteile bzw. Belohnungen zu priorisieren und spezifischere Richtungen oder Ziele herauszufinden.

Die benötigten Fähigkeiten, um Klient:innen dabei zu helfen, potenzielle Aktivitäten und Möglichkeiten der sozialen Teilhabe zu identifizieren, sind eng mit denen des „Coachings" verbunden. Insbesondere der Schwerpunkt, Klient:innen dabei zu helfen, den Sinn für Orientierung und Zweck zurückzugewinnen und aktiv an der Gestaltung eines sinnvollen täglichen Lebens teilzunehmen (Kessler & Graham, 2015). Diese Coaching-Prozesse sind sehr kooperativ und stärkenbasiert. Die im zweiten Kapitel skizzierten Reflexionsübungen und die Erfahrung der schnellen Beteiligung an Aktivitäten und Teilhabe liefern wichtige Informationen, um potenziellen Möglichkeiten Gestalt zu verleihen. In diesem Zusammenhang bleibt der/die Dienstleistungsanbieter:in in reflektierenden Gesprächen sensibel für die Bedürfnisse des/der Klient:in, fördert die vorhandenen Möglichkeiten, ohne zu überfordern, und kann Feedback, Informationen und andere Formen der Unterstützung bieten.
Fossey et al. (2016) nennen mehrere Beispiele für Praxisansätze, die die Identifizierung potenzieller, für Einzelpersonen bedeutsamer Aktivitäten und Teilhabe vorantreiben können:

- Seien Sie offen dafür, dass sich Ihre Ideen zu Aktivitäten und sozialer Teilhabe von denen anderer unterscheiden.
- Nehmen Sie nicht an, dass identifizierte Aktivitäten oder Teilhabeoptionen „unrealistisch" sind – seien Sie bereit, Ihre eigenen Annahmen infrage zu stellen und jede Option mit „frischem Blick" zu betrachten.
- Fördern Sie das Ausprobieren von Aktivitäten und Teilhabe im realen Lebenskontext, im Alltag und nicht therapeutisch kontrolliert.
- Achten Sie auf das Wissen über Aktivitäten und Teilhabe sowie Strategien für die Verbesserung der Partizipation Ihres/Ihrer Klient:in.
- Bedenken Sie, dass Herausforderungen überwunden werden können und nicht unlösbar sind.

- Erforschen Sie die Verwendung von Tools, die entwickelt wurden, um Aktivitäten und Teilhabe zu identifizieren, die Bedeutung und Wohlbefinden beinhalten.

Dienstleistungsanbieter:innen, die es ernst nehmen, ihre Expertise zu sinnvollen und gesundheitsfördernden Aktivitäten und Teilhabe weiterzuentwickeln, werden von den Menschen lernen, die sie begleiten. Sie erweitern ihre Möglichkeiten, sammeln Geschichten und Beispiele und entwickeln Netzwerke und Ressourcen, die sie in ihrer praktischen Arbeit weiterverwenden können.

5

5.3 Aufbau von Möglichkeiten, Inklusion und Kapazitäten in der Gemeinschaft zur Teilhabe

Der Ansatz *Handeln ermöglichen – Trägheit überwinden* basiert auf der Annahme, dass die Art und Weise, wie Aktivitäts- und Teilhabemöglichkeiten organisiert, strukturiert und aufrechterhalten werden, in der Vergangenheit Menschen mit schweren psychischen Erkrankungen den Zugang unmöglich gemacht hat. Interventionsansätze, die nur darauf abzielen, Veränderungen durch die betreute Person zu unterstützen, werden wahrscheinlich auf Widerstand stoßen. Sie machen weiterhin zu Unrecht die Person zur Quelle des „Problems“ und für die Herausforderungen und Ausgrenzung verantwortlich.
Die Entwicklung von Angeboten und das Aufspüren vorhandener Möglichkeiten zur Inklusion in der Gemeinschaft kann wie eine große Aufgabe erscheinen – eine Aufgabe, die typischerweise mit breiterer Interessenvertretung und Bemühungen um sozialen Wandel verbunden ist. Dennoch können Dienstleistungsanbieter:innen in ihrer täglichen Praxis einen erheblichen Einfluss auf die Ermöglichung von Veränderungen auf sozialer Ebene haben, die sich mit Aktivität und sozialer Teilhabe befassen. Tatsächlich können die Auswirkungen sehr tiefgreifend sein, insbesondere wenn Bedingungen aufgedeckt werden, die Menschen von einer vollen Teilhabe ausschließen oder lokale Lösungen und Potenziale entwickelt werden. Hier identifizieren wir drei spezifische Strategien und bieten anhand unserer exemplarischen Fälle Beispiele aus der Praxis:

5.3.1 Chancen in der Gemeinschaft identifizieren

Der Aufbau von Möglichkeiten innerhalb der Gemeinschaft erfordert von Dienstleistungsanbieter:innen, dass sie die Personen, die sie unterstützen, als Bürger:innen ihrer Gemeinschaft betrachten, mit dem Recht auf Zugang zu den Möglichkeiten für Aktivitäten und Teilhabe, die auch der Öffentlichkeit zur Verfügung stehen. Um Potenziale zu identifizieren, ist es erforderlich, dass Dienstleistungsanbieter:innen über den Tellerrand des Psychiatriesystems hinausblicken. Um Chancen zu erkennen, müssen Dienstleistungsanbieter:innen kontinuierlich ihr Wissen darüber erweitern, „was Menschen in ihren Gemeinschaften tun“, „wie sie diese Dinge tun“ und „was sie aus dieser Beteiligung ziehen“. Es erfordert auch den Aufbau eines Verständnisses dafür, wie Gemeinschaften entwickelt werden, um sowohl das Wohlergehen ihrer einzelnen Bürger:innen als auch das der Gemeinschaft als Ganzes zu ermöglichen. Es erfordert ein Verständnis der Stärken und potenziellen Fähigkeiten des/der einzelnen Klient:in und wie diese mit den Möglichkeiten der Gemeinschaft in Einklang stehen.
Auch hier möchten wir die einzigartige und wichtige Rolle hervorheben, die Peer-geführte Organisationen bei der Förderung des Zugangs zu Gesundheit und Wohlbefinden durch Aktivitäten und Teilhabe spielen. Im Gegensatz zu psychiatrischen Diensten, die von Fachleuten organisiert und betrieben werden, werden Peer-Organisationen von Menschen mit gelebter Erfahrung mit psychischen Erkrankungen entwickelt und betrieben. Sie können beispielsweise eine wichtige Rolle dabei spielen, die Abhängigkeit von traditionellen psychiatrischen Diensten zu verringern, unterstützende Beziehungen zu fördern, Stärke aufzubauen und diese auch öffentlich zu demonstrieren. Sie können Zugang zu einer Reihe von Aktivitäten und Rollen bieten, die Gesundheit und Wohlbefinden fördern, und individuellen und kollektiven Stolz und Empowerment fördern (siehe zum Beispiel Brown, 2012). Peer-Organisationen sind ein wichtiges Gemeinschaftsgut und Partner bei der Verbesserung der Aktivitäts- und Teilhabemöglichkeiten für Menschen mit schweren psychischen Erkrankungen, sowohl als Einzelpersonen als auch als Kollektiv. Im Fallbeispiel von Alex haben Peer-Organisationen Möglichkeiten entwickelt, um in der Gemeinde Gelegenheitsarbeiten zu finden, die an seinen eigenen Interessen ausgerichtet sind und die ihm Möglichkeiten bieten, die für ihn persönlich akzeptabel sind.

5.3.2 Zusammenarbeit zur Schaffung von Bedingungen für inklusives Handeln und gesellschaftliche Teilhabe

Die Struktur von Aktivitäts- und Teilhabemöglichkeiten kann so gestaltet sein, dass sie den Zugang bestimmter Personen und Gruppen unbeabsichtigt einschränkt. Dienstleistungsanbieter:innen, die mit einer Person mit schwerer psychischer Erkrankung zusammenarbeiten, sind in einer guten Position, um Strukturen und Prozesse zu identifizieren, die einer inklusiven Teilhabe im Wege stehen. Sie können proaktiv auf solche Strukturen zugehen, Zusammenarbeit anbieten und die Bedingungen für eine Zugangsmöglichkeit ermitteln und verbessern. Zu den Voraussetzungen können beispielsweise Kosten für den Besuch, Unterstützungen zur Ermöglichung aktiver Teilhabe und eines Zugehörigkeitsgefühls, Bildungs- oder Schulungsprozesse und Strukturen zur Unterstützung der persönlichen Sicherheit, einschließlich der Freiheit von Stigmatisierung und Diskriminierung, gehören. Im Fallbeispiel von Sol (siehe Anhang) kümmerten sich Dienstleistungsanbieter:innen sowohl um körperliche als auch soziale Bedingungen, die sowohl die Beteiligung als auch die Zufriedenheit durch seine Rückkehr zum Basketball steigern werden. In ähnlicher Weise überlegte die mit Ananthi (siehe Anhang) zusammenarbeitende Dienstleistungsanbieterin, wie die Ressourcen in einem Bildungsumfeld genutzt werden könnten, um Ananthis Partizipation und ihre Erfahrungen zu erweitern.

Ansätze, die von Dienstleistungsanbieter:innen zur Verbesserung der Zugänglichkeit angewendet werden, sollen an den Werten von konkreten Gruppen in der Community ausgerichtet sein. Im Mittelpunkt des Gesprächs mit solchen Gruppen und Organisationen steht nicht die Frage: „Wie können Sie sozial benachteiligten und ausgegrenzten Menschen mit psychischen Erkrankungen helfen", sondern „Wie können Sie sicherstellen, dass Ihre Angebote allen Gemeindemitgliedern zugänglich sind?" ***Arbeitsblatt 5.5: Checkliste zur Erkennung möglicher Barrieren*** identifiziert Zugänglichkeitsprobleme, die berücksichtigt werden können, wenn das Potenzial von Gemeinschaftsgruppen oder -organisationen untersucht wird.

5.4 Herausforderungen voraussehen und unterstützte Veränderungen implementieren

Menschliche Verhaltensveränderung ist komplex und birgt viele Herausforderungen. Die Umsetzung ausgewählter Aktivitätsveränderungen erfordert viel Aufmerksamkeit für Herausforderungen und die nötige Unterstützung zur Implementierung und Aufrechterhaltung von Veränderungsbereitschaft. Einige dieser Herausforderungen können vorausgesehen werden. Es ist aber meist nicht zu vermeiden, dass einige auch erst spontan im laufenden Prozess entstehen.

Es gibt ein wachsendes Verständnis für Herausforderungen, die zu Recht erwartet werden können. Nachfolgend finden Sie einige häufig auftretende Herausforderungen und den damit verbundenen Unterstützungsbedarf.

- **Persönliches Lernen:** Die Übernahme von Aktivitäts- und Teilhabeveränderungen stellt neue Herausforderungen an den/die Klient:in. Sie können sich auf die Ausführung spezifischer Aufgaben, den Prozess (z. B. die Organisation oder Abfolge der Aktivität) oder auf die sozialen bzw. zwischenmenschlichen Anforderungen der Aktivität beziehen. Aktivitätsveränderungen erfordern neues Lernen bzw. die (Weiter-)Entwicklung von Fähigkeiten. Ein wichtiger Bereich, auf den man achten sollte, sind beispielsweise soziale Anforderungen. Sie haben für Menschen mit schweren psychischen Erkrankungen eine besondere Bedeutung. In unserem Fallbeispiel wird Alex' soziales Unbehagen sicherlich durch Aktivitäten und Teilhabebemühungen ausgelöst, die mit sozialen Interaktionen verbunden sind. Die Idee, dass Menschen mit schweren psychischen Erkrankungen von direkter Aufmerksamkeit für die Kompetenzentwicklung profitieren können, ist im System der psychischen Gesundheit sehr etabliert. Um die Wirksamkeit der Kompetenzentwicklung zu erhöhen, entstanden eine Reihe von Ansätzen zur Kompetenzentwicklung, die für natürliche Gemeinschaftsumgebungen relevant sind (siehe zum Beispiel Gibson et al., 2011). Sicherlich können Techniken zum sozialen Kompetenztraining eine nützliche und relevante Ergänzung zur Entwicklung von Fähigkeiten sein, um geplante Aktivitäts- und Teilhabeveränderungen zu unterstützen.
- **Krankheitsbewältigung:** Die Idee des Recovery-Ansatzes hebt hervor, dass Klient:innen durch die Erledigung täglicher Aktivitäten aus eigener Kraft wirksam werden und dabei Krankheitserfahrungen bewältigen können. Zum Beispiel könnte es notwendig sein, festgelegte Ruhezeiten einzuplanen, wenn das Tätigkeitsfeld um Arbeits- oder Ehrenamtstätigkeiten erweitert wird. Maßnahmen zur Symptombewältigung werden erforderlich, wenn im Zusammenhang mit einer Aktivität Symptome verstärkt werden. Es gibt eine Reihe von Instrumenten zur Krankheitsbewältigung und Genesung, die Aktivitäts- und Teilhabeveränderungen unterstützen können. Zum Beispiel ist das „Wellness Recovery Action Planning (WRAP)" (Cook et al., 2010) ein evidenzbasierter Ansatz für Selbstmanagement von Prävention und Wohlbefinden, der die Veränderungsprozesse des Ansatzes *Handeln ermöglichen – Trägheit überwinden* ergänzen könnte. (Anmerkung der Übersetzer:innen: Dieser und weitere Ansätze sind auch in einer deutschsprachigen Veröffentlichung beschrieben: Rosenbach F., & Ewers, M. (2013). Selbstmanagementförderung in der psychiatrischen Versorgungspraxis. Konzept, Verbreitung und Forschungsstand. Psychiatrische Praxis 40(7):372-379, https://doi.org/10.1055/s-0032-1333025).

- **Affektives und emotionales Wohlbefinden:** Aktivitäts- und Teilhabeveränderungen sollen die Erfahrung von Wohlbefinden bei dem/der Klient:in steigern. Wenn unangenehme affektive Themen wie Angst, Wut, Unsicherheit oder Anhedonie das Wohlbefinden bei Aktivität und Teilhabe beeinträchtigen, ist es wichtig, dies zu erkennen und zu bearbeiten. Klient:innen, die Angst erleben, könnten von Angstbewältigungstechniken profitieren. Klient:innen, die unter Anhedonie leiden, kann man darin unterstützen, mit der Aktivität verbundene positive Erfahrungen zu erkennen. So kann beispielsweise selbst dann, wenn keine große Freude oder Vergnügen bei der Aktivität selbst empfunden wurde, zumindest das schätzenswerte Gefühl deutlich werden, einen Beitrag zum Wohlergehen anderer geleistet zu haben.
- **Materielle Ressourcen:** Die Durchführung von Aktivität erfordert materielle Ressourcen in Form finanzieller Mittel, Mobilität, Ausrüstung, Technik und so weiter. Dies ist für Menschen mit schweren psychischen Erkrankungen, die ihr Leben häufig in Armut verbringen oder materiell abhängig sind, ein höchst relevanter Aspekt. Auch wenn beispielsweise lokale Freizeitzentren reduzierte Fitness-Trainingstarife für Sozialhilfeempfänger anbieten, bleibt immer noch die Frage der Beschaffung von passender Trainingsbekleidung und -ausrüstung, um dort nicht aufzufallen.
- **Umgang mit gesellschaftlichen Urteilen:** Es muss in Erinnerung gerufen werden, dass die sozialen Interaktionsanforderungen an Personen mit schweren psychischen Erkrankungen, die an Gemeinschaftsaktivitäten teilhaben, wahrscheinlich durch eine Reihe von Faktoren erschwert werden. Zum Beispiel könnte für Ananthi (siehe Anhang) der Aufbau neuer Freundschaften an der Hochschule oder die Interaktion mit Lehrenden soziale Fähigkeiten erfordern, die es ihr ermöglichen, offen über die psychiatrische Erkrankung, die Folgen der Nebenwirkungen von Medikamenten, einschließlich der Veränderungen des eigenen Körperbildes durch Gewichtszunahme zu berichten (siehe z. B. Krupa et al., 2010). Stigma und Diskriminierung wurden als die größten Teilhabehindernisse für gesellschaftliche Aktivitäten erkannt. In Anbetracht dessen wurden Interventionen entwickelt, die darauf abzielen, Klient:innen bei der Bewältigung solch komplizierter sozialer Situationen zu helfen und die die Bemühungen um Veränderung der Aktivität und Teilhabe ergänzen können. Beispielsweise wurde ein Interventionsprogramm zur Verringerung der Selbststigmatisierung entwickelt, welches positive Ergebnisse im Zusammenhang mit der Genesung zeigte (Lucksted et al., 2011).
- **Abänderungen und Anpassungen von Aktivitäten:** Mit Aktivitäten können bestimmte Anforderungen und Erwartungen verbunden sein. Diese müssen immer wieder an die Bedürfnisse des/der Klient:in angepasst werden. Zweck und Gesamtziel der Aktivität dürfen dabei aber nicht aus dem Blick verloren werden. Für einige Aktivitäten im öffentlichen oder privaten Bereich (z. B. Arbeitswelt oder Wohnen) sind angemessene Anpassungen gesetzlich geregelt. Ein gutes Beispiel sind die häufig geforderten Änderungen bei den Arbeitsbedingungen für Menschen mit psychischen Erkrankungen, wie bei den Arbeitszeiten oder der Arbeitsumgebung, um mögliche Ablenkungen zu reduzieren. Die Analyse des Fallbeispiels mit Alex könnte darauf hindeuten, dass die Umwandlung von Hilfe bei den Hausmeistertätigkeiten in eine Erwerbsarbeit die Aufmerksamkeit für mögliche Anpassungen erfordern könnte. Möglicherweise müssten die erwarteten Arbeitszeiten in Betracht gezogen werden, beispielsweise wenn die Auswirkungen seiner Medikamente, längere Inaktivitätszeiten und die festgelegten Routinen seiner Wohneinrichtung die frühmorgendliche Beteiligung an einer Erwerbstätigkeit beeinträchtigen.
- **Soziale Unterstützung:** Die Teilhabe an Aktivitäten wird durch soziale Unterstützung mit praktischen Hilfen, Informationsvermittlung und emotionalem Beistand ermöglicht. Für Menschen mit schweren psychischen Erkrankungen, deren soziale Netzwerke zerstört sind, kann eine solche soziale Unterstützung wesentlich für die Ermöglichung ihrer Aktivitätsteilhabe sein. Zum Beispiel könnte ein/eine Klient:in, auch wenn er/sie Zugang zu regelmäßiger professioneller Unterstützung hat, durchaus mehr von der Unterstützung aus dem eigenen, „natürlichen“ Umfeld (dort, wo Aktivitäten durchgeführt werden) profitieren. Ananthis Fallbeispiel (siehe Anhang) veranschaulicht, dass selbst unterstützende Beziehungen innerhalb bestimmter sozialer und kultureller Kontexte bei der Unterstützung für gewünschte Aktivitäten und Teilhabeentscheidungen überfordert sein können.
- **Umgang mit ökologischen Herausforderungen:** Der Umweltkontext, in dem Aktivitäten und Teilhabe stattfinden, wird Anforderungen und Herausforderungen mit sich bringen. Menschen mit schweren psychischen Erkrankungen leben möglicherweise in Stadtteilen, in denen der Zugang zu grundlegenden Ressourcen und Möglichkeiten nicht verfügbar oder zumindest schwer zugänglich ist. Beispielsweise bezieht sich die Idee der „Nahrungswüsten“ (Anmerkung der Übersetzer:innen: ein Lebensraum, in dem die Nahversorgung mit frischen Lebensmitteln nicht gesichert ist) auf

geografische Gebiete mit niedrigem Einkommen, in denen aufgrund der Marktkräfte eine Reihe von Einzelhandelsressourcen und insbesondere Lebensmittelgeschäfte mit umfassendem Service fehlen (Wolf-Powers, 2017). Diese Situation würde sowohl den Zugang zu einer Reihe wichtiger Gemeinschaftsumgebungen einschränken als auch die grundlegende Nahrungsquelle gefährden, um für sich selbst zu sorgen. In ähnlicher Weise leben viele Personen in Gemeinschaftsumgebungen, in denen sie Opfer von Kriminalität und Übergriffen werden können oder anderen Schaden erleiden können. Obwohl Interventionsansätze, die auf die Aktivität und Teilhabe von Einzelpersonen ausgerichtet sind, grundlegende Elemente von Nachbarschaften und Gemeinschaften nicht direkt ändern können, können diese Interventionsansätze darauf ausgerichtet sein, einer Person zu helfen, diese Probleme zu bewältigen. Beispielsweise wurden gezielte Interventionsprogramme entwickelt, um die „Street Smarts" (Wissen über die konkrete Umgebung, um mit schwierigen oder gefährlichen Situationen, insbesondere in Großstädten, umgehen zu können) von Einzelpersonen zu verbessern, deren persönliche Anfälligkeit für diese Probleme zu verringern und damit ihre Freiheit zu erhöhen, sich an sinnvollen Aktivitäten zu beteiligen und die Teilhabe zu erhöhen (De Waal et al., 2019; Holmes et al., 1997).

Arbeitsblatt 5.3: ***Veränderungen bei Aktivitäts- und Partizipationsmustern vorbereiten*** zusammen mit ***Information 5.1: Herausforderungen durch Veränderungen der Aktivität und Teilhabe bewältigen*** befasst sich sowohl mit Herausforderungen in der Planungsphase als auch mit Problemen der tatsächlichen Teilnahme. ***Information 5.2: „Schlaglöcher" auf dem Weg von der Trägheit zum Handeln*** bietet einen umfassenden Rahmen für den Veränderungsprozess. Es werden dabei sowohl unterstützende wie auch blockierende Faktoren von Aktivitätsveränderungen berücksichtigt. Das aufgeführte Beispiel verdeutlicht den Änderungsprozess durch die Nutzung des Rahmens.

5.5 Auf der Dynamik der Aktivitätsveränderung aufbauen

Um Änderungen der Teilhabe an Aktivitäten zu erreichen, kann es hilfreich sein, den jeweiligen Veränderungsprozessen eine konkrete Form zu geben. Wie bereits in diesem Kapitel erwähnt, kann die Formalisierung des Veränderungsprozesses hin zu festgelegten Zielen für jedes Aktivitäts- und Partizipationsziel Folgendes umfassen:

- Konkrete Formulierung der Zielvorstellungen – was ist das Ziel der Aktivität/der Teilhabe? Was ist der Zweck dieses Aktivitätsziels?
- Klärung, wer zur Unterstützung bei der Erreichung dieses Aktivitätsteilhabeziels beteiligt werden sollte. Wie wird er/sie einbezogen?
- Erstellung von Zeitplänen für die Teilhabe.
- Erkennen, wie die erfolgreiche Veränderung gemessen werden kann – Identifizierung von Ergebnisindikatoren und wie sie erfasst werden können. Zeigt sich dies auch durch eine Veränderung der Zeitnutzungsmuster? Zeigen sich insbesondere auch Vorteile für die Gesundheit und das Wohlbefinden? Werden Berichte und Beispiele gesammelt?

Arbeitsblatt 5.7: Pläne für die Veränderungen der Aktivitäten und Teilhabe festlegen bietet die Möglichkeit, einige Merkmale der Aktivitäts- und Teilhabeveränderungen genauer zu betrachten.

5.6 Umgang mit Annahmen, Urteilen und Vorurteilen über Aktivität und Teilhabe

Entscheidungen in Bezug auf Aktivität und Teilhabe am täglichen Leben sind sehr persönlich, auch wenn sie durchaus von Faktoren innerhalb der Community und Gesellschaft geprägt sind und von diesen beeinflusst werden. Auf gesellschaftlicher Ebene schlagen Konzepte wie vollwertige Bürgerschaft und Inklusion einen gleichberechtigten Zugang zu Chancen für das gesamte Spektrum an Aktivitäts- und Teilhabemöglichkeiten vor. Gemeinschaften und Gesellschaft bewerten Aktivitäts- und Teilhabeoptionen durchaus unterschiedlich, so auch den relativen Wert von Aktivitäten und Teilhabe für Menschen mit schweren psychischen Erkrankungen, die möglicherweise Ressourcen und Unterstützung benötigen, um ihnen Beteiligung zu ermöglichen (Wasserman, 2006).
Es ist wichtig, zu erkennen, dass sich dies auch auf die Werte, Überzeugungen und Annahmen der Dienstleistungsanbieter:innen und der Organisationen, in denen sie arbeiten, erstreckt und so die Art der Unterstützung beeinflusst, die Menschen mit schweren psychischen Erkrankungen in Bezug auf Aktivität und Teilhabe angeboten wird. Ohne Sensibilität für diese Aspekte kann die Reaktion von Dienstleistungsanbieter:innen auf die Aktivitäts- und Partizipationsmuster der Personen, die sie unterstützen, negativ besetzt werden. Dies kann von einem vagen Gefühl des Unbehagens über die Vermeidung von Themen und Problemen bis hin zu Vernachlässigung und Verleugnung der Unterstützung reichen.

Welche Form könnten diese schwierigen Themen im Hinblick auf Aktivitäten und Teilhabe annehmen? Im Folgenden sind nur einige Beispiele aus der Praxis aufgeführt, die sich auf Aktivität und Teilhabe beziehen und ethische Fragen zur Rolle und zu Reaktionen von Dienstleistungsanbieter:innen aufgeworfen haben.

1. Gelder, die aus monatlichen staatlichen Leistungen bezogen werden, werden verwendet:
   - um einen großen Fernseher zu kaufen.
   - um zu Pferderennen zu gehen und dort zu wetten.
   - um an der Börse zu investieren.
   - um einmal im Monat eine Mahlzeit in einem Restaurant zu genießen und dann eine Tafel zu besuchen, wenn die Finanzen nicht ausreichen, um die Grundbedürfnisse zu decken.
   - um regelmäßig einen örtlichen Lebensmittelladen zu besuchen, um Lottoscheine zu kaufen.

2. Produktivitäts- und einkommensbezogene Aktivitäten und Teilhabe einschließlich:
   - Planung, sich ehrenamtlich in einer Kindertagesstätte zu engagieren und Babysitting-Dienste für ein kleines Einkommen anzubieten.
   - Regelmäßige bezahlte Plasmaspenden, um das Einkommen zu steigern.
   - Austausch von sexuellen Gefälligkeiten gegen Bezahlung oder als Tauschhandel.
   - Handel mit Drogen.
   - Herstellung und Verkauf von Alkohol.
   - Elternschaft oder der Wunsch, Eltern zu werden.

3. Soziale Verbindungen herstellen, wie z. B.:
   - Intime Liebesbeziehungen mit einem/einer Partner:in eingehen, der/die ebenfalls Erfahrungen mit psychischen Erkrankungen gemacht hat.
   - Beteiligung an einer „Kartenspiel-Runde" in der örtlichen Kneipe.
   - Nutzen von Internet-Dating-Seiten, um nach einem/einer romantischen Partner:in zu suchen.

Solche Beispiele lösen bei Dienstleistungsanbieter:innen Unbehagen und Ratlosigkeit aus. Im Kern führten die Beispiele bei den Dienstleistungsanbieter:innen zu Fragen wie:

- Inwieweit respektiere ich die Autonomie des/der Klient:in in Bezug auf seine/ihre Aktivitäten und Teilhabe? Gibt es Beispiele, bei denen ich Autonomie nicht für das Ideal halte? Warum?
- Was bin ich als Dienstleistungsanbieter:in bereit zu tun, um Gesundheit und Wohlbefinden durch Aktivität und Teilhabe zu unterstützen?
- Wie sehe ich meine Rolle bei der Unterstützung von Aktivitäten und Teilhabe für Gesundheit und Wohlbefinden? Gibt es Beispiele, bei denen ich mir nicht vorstellen kann, mich für die Unterstützung einer Person einzusetzen? Warum?
- Welche Aktivitäten und Beispiele in der Teilhabe beurteile ich als problematisch oder unangemessen? Warum? Fälle ich das gleiche Urteil, wenn ich an Mitglieder der allgemeinen Öffentlichkeit, meine Freund:innen oder Bekannten denke, die diese Möglichkeiten nutzen?
- Wie beeinflusst meine Vorstellung von meiner beruflichen Tätigkeit, von Praxisstandards und Verantwortlichkeiten meine Reaktion auf Tätigkeits- und Teilhabeentscheidungen?

Die Fähigkeit von Dienstleistungsanbieter:innen (und ihren Dienstleistungsorganisationen und -systemen), Gesundheit und Wohlbefinden durch Aktivitäts- und Partizipationsmuster zu unterstützen, wird gestärkt, wenn Unsicherheiten, Wertekonflikte und zugrunde liegende Annahmen und Urteile explizit durch Gespräche, Lernbereitschaft und Reflexion angesprochen werden. So werden in einem lösungsorientierten Vorgehen die Werte, Bedürfnisse und Perspektiven aller Beteiligten berücksichtigt und respektiert.

5.7 Schlüsselkompetenzen

Die mit diesem Kapitel verbundenen Kompetenzen umfassen Einstellungen, Kenntnisse und Fähigkeiten, die darauf abzielen, Klient:innen dabei zu helfen, dynamische Pläne für Aktivitäts- und Teilhabeveränderungen zu gestalten und in die Pläne zu investieren, die an den Werten der persönlichen Wahl, Inklusion, Empowerment und Bürgerschaft ausgerichtet sind. Zu diesen Kompetenzen gehören:

- Integration von Reflexionen und Erfahrungen, um persönliche Entscheidungen für längerfristige Aktivitäts- und Teilhabeveränderungen zu ermöglichen.
- Nutzen von Coaching-Fähigkeiten zur gemeinsamen Entwicklung von Plänen für längerfristige Aktivitäten und Teilhabe.
- Anwendung von Fähigkeiten in der Aktivitäts- und Teilhabeanalyse.
- Zeigen von Verständnis für die Stärken und Schwächen des/der Klient:in im Zusammenhang mit konkreten Aktivitäts- und Teilhabemöglichkeiten.
- Kenntnisse von aktivitäts- und teilhabebezogenen Ressourcen und Möglichkeiten im gemeinschaftlichen Umfeld des/der Klient:in.
- Anwenden von Wissen und Fähigkeiten im Zusammenhang mit der Bewertung und Entwicklung von Möglichkeiten in der Gemeinschaft.

- Zusammenarbeit, um Aktivitäts- und Teilhabemöglichkeiten zu schaffen, sowohl um auf individuelle Bedürfnisse einzugehen als auch die Vorteile für Gesundheit und Wohlbefinden zu erweitern.
- Voraussehen potenzieller Herausforderungen für Aktivitäten und Teilhabe sowie Vorantreiben von weiterführenden Ansätzen zur Bewältigung dieser Herausforderungen.
- Unterstützung von Klient:innen im Prozess der fortlaufenden Auswertung persönlicher Erfahrungen bei Aktivität und Teilhabe.
- Unterstützung individueller Investitionen in den Planungsprozess und gegebenenfalls Anpassung von Plänen.
- Offenheit zeigen für die regelmäßige Reflexion über Einstellungen, Urteile und persönliche Werte und Überzeugungen, welche die Praxis in Bezug auf Aktivität und Teilhabe beeinflussen.

Grafische Darstellung von Aktivitäten und Teilhabe zur Verbesserung von Gesundheit und Wohlbefinden

Name: ______________________________

Datum: ______________________________

Ausgewählte Aktivitäts- oder Teilhabemöglichkeit: ______________________________

Überlegen Sie für die ausgewählte Aktivitäts- oder Teilhabemöglichkeit, wie diese aufgebaut sein könnte, um Vorteile für Gesundheit und Wohlbefinden zu verbessern.

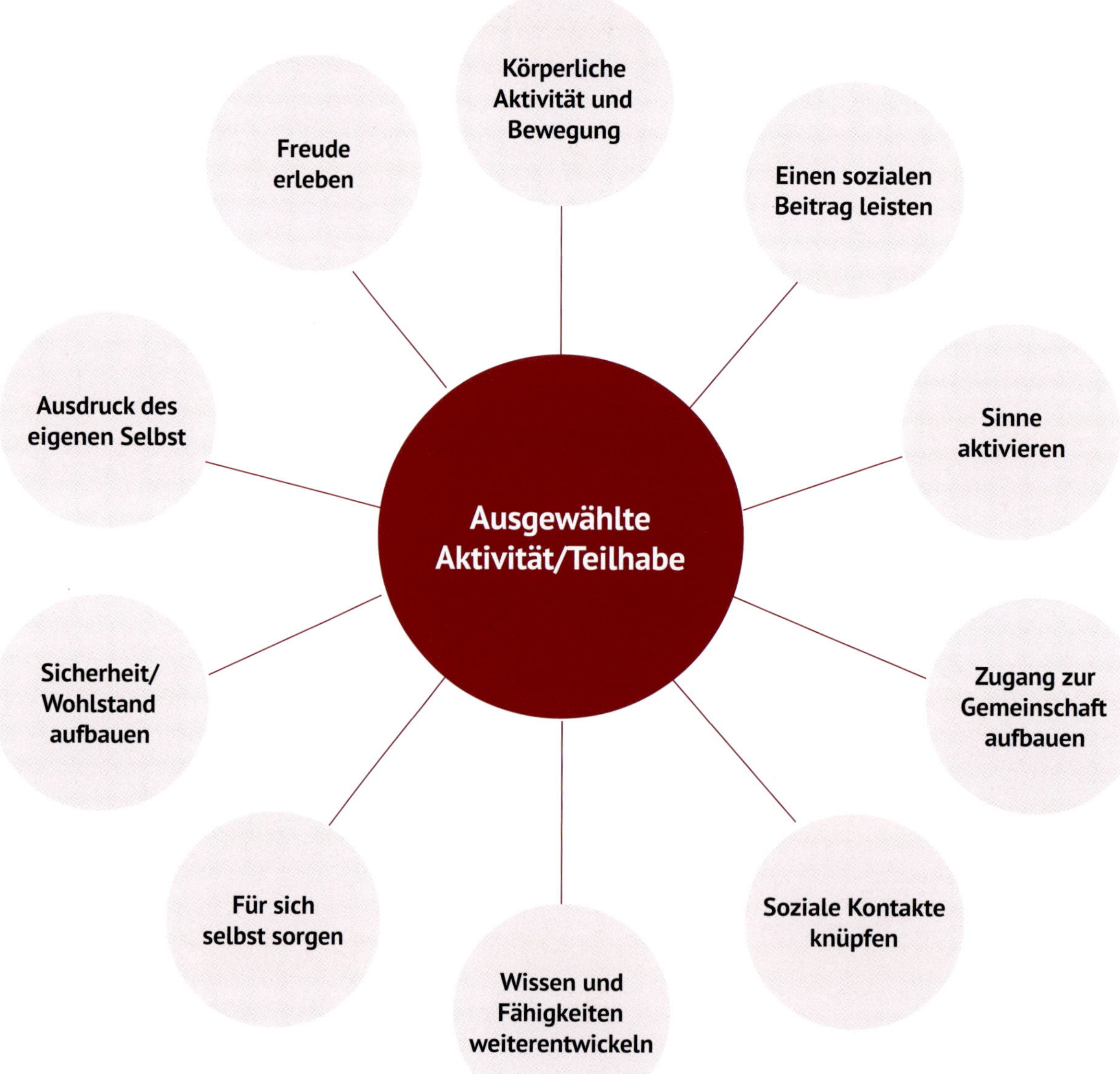

5

Arbeitsblatt 5.1

Förderung von Inklusion, Bürgerschaft und Empowerment durch Aktivitäten und Teilhabe

Name: ______________________________

Datum: ______________________________

Ausgewählte Aktivitäts- oder Teilhabemöglichkeit: ______________________________

Überlegen Sie, welche Möglichkeiten für die zuvor ausgewählte Aktivitäts- oder Teilhabemöglichkeit in jedem der folgenden Umfelder potenziell verfügbar sein könnten.

Umfeld für Aktivität und Partizipation	**Mögliche Beispiele für Chancen**
Angebote, die Patient:innen oder Klient:innen innerhalb des psychiatrischen Gesundheitssystems angeboten werden	
Angebote, die von Peer-Organisationen angeboten werden	
Angebote, die in gemeinschaftlichen Umgebungen angeboten werden	

Veränderungen bei Aktivitäts- und Partizipationsmustern vorbereiten

Name: ________________________________

Datum: ________________________________

Die Aktivitäten, die ich jetzt gerne mache, sind:

____

____

Aktivitäten, die Struktur und Ordnung in meinen Tag bringen, sind:

____

____

Die wichtigsten bedeutungsvollen Aktivitäten, die ich jetzt mache, sind:

____

____

Wenn ich darüber nachdenke, wie ich jetzt meine Zeit verbringe, dann möchte ich die folgenden Dinge nicht verändern:

____

____

Die folgenden Aktivitäten, die ich jetzt durchführe, machen mir keine Freude:

____

____

Wenn ich eine Sache verändern könnte, in der Art wie ich meine Zeit verbringe, dann wäre das:

____

____

Mein idealer Tag würde diese Aktivitäten enthalten:

____

____

Prioritäten bei der Planung von Aktivitäts- und Teilhabeveränderungen setzen

Name: ________________________________

Datum: ________________________________

A. Schauen Sie noch einmal auf das ***Arbeitsblatt 2.15: Ein Messinstrument für Gesundheit und Wohlbefinden durch Aktivität und Teilhabe.*** Welchen Wert haben Sie jeder der zwölf Kategorien zugeordnet? Denken Sie daran, dass eine niedrige Bewertung darauf hinweist, dass Sie dachten, mehr von dieser Dimension in Ihren Aktivitätsmustern profitieren zu können. Füllen Sie die unten stehende Tabelle mit Ihrer Bewertung aus.

Betätigungsbereich	**Bewertung (von 10)**
Balance und eine Bandbreite von Aktivitäten und Teilhabe haben	
Meine Werte und Überzeugungen leben	
Für mich selbst sorgen	
Meinen Geist und meine Sinne aktivieren	
Körperliche Aktivität und Bewegung	
Identität zum Ausdruck bringen	
Wissen, Fähigkeiten und Können entwickeln	
Vergnügen und Freude haben	
Mit anderen Kontakt haben	
Einen Beitrag zur Gesellschaft und der Gemeinschaft leisten	
Sicherheit und Wohlstand schaffen	
Zugang zum Community-Umfeld	

Bewerten Sie auf der Grundlage dieser Ergebnisse, welche drei Bereiche Ihnen für eine Verbesserung am wichtigsten sind:

1. ________________________________

2. ________________________________

3. ________________________________

B. Schauen Sie auf alle Arbeitsblätter und Reflexionen zurück. Welche Aktivitäten oder Aktivitätsmuster haben Sie erkannt, die vielleicht Veränderungen bedürfen? Schreiben Sie diese hier auf.
Fügen Sie auch neue Aktivitäten oder Aktivitätsmusterveränderungen hinzu, an die Sie gedacht haben:

C. Welche Änderungen an Ihren Aktivitäten oder Aktivitätsmustern würden Sie am liebsten vornehmen?

1.

2.

3.

Checkliste zur Erkennung möglicher Barrieren

Name: ____________________________________

Datum: ____________________________________

Dieses Arbeitsblatt kann gemeinsam ausgefüllt werden, um Strukturen und Prozesse zu identifizieren, die einer Einbeziehung bei Aktivitäten und Teilhabe im Wege stehen können. Die Entdeckung von Barrieren kann als Grundlage für Problemlösungsansätze dienen, um die Zugänglichkeit für alle Mitglieder der Gemeinschaft zu verbessern.

Zugänglichkeitsprobleme	Ja oder Nein	Kommentare/Plan
Mobilität erforderlich		
Mobilitätskosten		
Kosten, um den Zugang zu ermöglichen		
Öffentliche Stigmatisierung/Diskriminierung		
Selbststigmatisierung		
Bedarf an Technologien, z. B. Internet, Smartphone, Computer		
Prozesse, die zur Bereitstellung von Training/Ausbildung verwendet werden		
Geografische Lage		
Die Umgebung entspricht den Bedürfnissen, z. B. Stimulationsniveau, Lärm, Ablenkungen		
Zeitplan/Zeitpunkt der Möglichkeit		
Schutz der persönlichen Sicherheit		
Sonstiges		

In Zusammenhang mit den oben genannten Fragen der Zugänglichkeit sind im Folgenden einige mögliche und gängige Maßnahmen zur Förderung von Teilhabe aufgeführt, die üblicherweise hilfreich sind.

Maßnahmen	**Ja oder Nein**	**Kommentare/Plan**
Flexibilität bei der Zeitplanung/Terminierung		
Veränderungen in der Umwelt		
Prozesse zur Unterstützung ändern		
Individuelle Schulungsmaßnahmen/Training		
Veränderte Pflichten/Aufgaben		
Bezuschusste Kosten		
Sonstiges		

Planung für Veränderungen der Aktivität und Teilhabe

Name: ___________________________________

Datum: ___________________________________

1. Nennen Sie **eine** gewünschte Veränderung bei Aktivitäten: ___________________________________

____

2. Welche Herausforderungen und Probleme könnten bei dieser Aktivitätsänderung entstehen? Verwenden Sie *Information 5.1* und *Information 5.2* für diese Übung.

✔	**Herausforderungen**	**Beispiele**
	Persönliches Lernen	
	Materielle Ressourcen	
	Krankheitsbewältigung	
	Emotionale Bedürfnisse	
	Umgang mit gesellschaftlichen Vorurteilen	
	Veränderungen und Anpassung von Aktivitäten	
	Soziale Unterstützung	
	Andere	

3. Betrachten Sie jede Herausforderung, die auf der vorigen Seite aufgeführt wurde.

Wie können diese Aspekte oder Herausforderungen bewältigt werden, damit Sie erfolgreich an dieser Aktivität teilhaben können? Welche Unterstützung könnten Sie benötigen, um diese Herausforderungen zu bewältigen?

Herausforderungen	**Wie kann diese Herausforderung reduziert oder bewältigt werden?**

5

Arbeitsblatt 5.6 (2)

Pläne für die Veränderungen der Aktivitäten und Teilhabe festlegen

Name: ________________________________

Datum: ________________________________

Ich möchte folgende Änderungen bei meiner Teilhabe an Aktivitäten erreichen:

____

____

Um diese Veränderung vornehmen zu können, werde ich: (Skizzieren Sie die erforderlichen Schritte)

____

____

Die folgenden Personen werden einbezogen, um mir zu helfen, diesen Plan für die Veränderungen umzusetzen: (Benennen Sie die Menschen und erklären Sie, wie diese einbezogen werden)

____

____

Die Veränderungen, die ich als Ergebnis dieser Änderung erwarte, sind:

____

____

Ich werde mit der Umsetzung dieses Plans beginnen: (wann)

____

____

Ich hoffe, die zuvor genannten Veränderungen bei der Beteiligung an Aktivitäten zu erreichen durch:

____

____

Herausforderungen durch Veränderungen der Aktivität und Teilhabe bewältigen

Die eigene Routine zu verändern, führt immer zu Herausforderungen. Es kann hilfreich sein, diese Herausforderungen rechtzeitig zu erkennen und anzugehen. In der folgenden Tabelle finden Sie einige Beispiele für Herausforderungen, die auftreten können, und einige Beispiele dafür, wie sie angegangen werden können.

Herausforderungen	Beispiele
Persönliches Lernen Neue Aktivitäten erfordern neue Informationen, neues Wissen, neue Fähigkeiten oder das „Auffrischen" alter Fähigkeiten.	▪ Fragen Sie einen/eine Arbeitskolleg:in um Unterstützung oder bitten Sie einen/eine Vorgesetzte(n) um Klärung. ▪ Erfahren Sie mehr über einen anderen Stadtteil Ihrer Stadt oder den öffentlichen Personennahverkehr. ▪ Erlernen Sie ein neues oder aktualisiertes Computerprogramm.
Materielle Ressourcen Jede Aktivität erfordert Zugang zu Dingen, wie z. B. Mobilität, neue Kleidung, Ausrüstung etc.	▪ Arbeitsplätze können durch staatliche Finanzierung unterstützt werden. ▪ Kümmern Sie sich um einen Zugang zu einem Computer, um soziale Netzwerke nutzen zu können. ▪ Bringen Sie Ihre Kleidung für ein Vorstellungsgespräch auf „Vordermann".
Krankheitsbewältigung Es ist wichtig, zu verstehen, wie sich die Folgen einer Erkrankung in neuen Aktivitäten zeigen, und es ist wichtig, zu lernen, damit umzugehen.	▪ Sprechen Sie mit dem Arzt/der Ärztin über einen Medikationsplan, der Müdigkeit am Morgen reduziert. ▪ Erkennen Sie Symptomauslöser („Trigger") bei der Aktivität, und lernen Sie diese zu vermeiden oder zu bewältigen. ▪ Bauen Sie Ruhezeiten in den Tag ein, um Energie zu tanken und Symptome zu bewältigen.
Emotionale Bedürfnisse Das Durchhalten bei einer neuen Aktivität hängt davon ab, positive Emotionen und ein Gefühl von Wohlbefinden zu erleben.	▪ Lernen Sie Entspannungstechniken. Diese helfen mit Gefühlen der Angst umzugehen. ▪ Identifizieren Sie negative Denkmuster, die Ihre Erfahrung beeinflussen. ▪ Denken Sie als Gegengewicht zu negativen emotionalen Aspekten an die positiven Erfahrungen der Aktivität.
Umgang mit gesellschaftlichen Vorurteilen Die Bekämpfung von Vorurteilen anderer Menschen gegenüber psychischen Erkrankungen kann die Teilhabe an Aktivität deutlich angenehmer und lohnender machen.	▪ Entscheiden Sie, was Sie über psychische Erkrankung offenlegen, und üben Sie, wie Sie das tun. ▪ Schaffen Sie während der Teilhabe an Aktivitäten eine Verbindung mit unterstützenden Menschen. ▪ Machen Sie sich mit Ihren Rechten für die Teilhabe an Aktivitäten vertraut.
Veränderungen und Anpassung von Aktivitäten Es gibt Aspekte bei Aktivitäten, die verändert oder angepasst werden können, wenn Teilhabe an der Aktivität sonst schwierig wird.	▪ Bei der Arbeit können Zeitpläne flexibel gestaltet sein, um dem Bedarf nach einem späteren Beginn wegen Müdigkeit am frühen Morgen gerecht zu werden. ▪ Die Trainingszeit kann erhöht werden, um mehr Möglichkeiten zu schaffen, dem Lernbedarf gerecht zu werden. ▪ Privatsphäre kann Ablenkungen reduzieren.
Soziale Unterstützung Teilhabe an Aktivität wird verbessert, wenn praktische und emotionale Unterstützung oder Unterstützung durch Informationen von anderen Menschen vorhanden ist.	▪ Finden Sie einen/eine Freund:in, der/die bereit ist, gemeinsam mit Ihnen etwas zu machen. ▪ Finden Sie eine Vertrauensperson, die eine andere Perspektive gibt oder bei der Problemlösung hilft. ▪ Organisieren Sie Ihre Zeit, um mit anderen Menschen „nur so zum Spaß" zusammen zu sein – als Ausgleich zu anderen Aktivitäten, die schwierig sind.

„Schlaglöcher" auf dem Weg von der Trägheit zum Handeln

(anhand des Beispiels „An einem Kunstkurs teilnehmen")

Die Situation:
- Wie war die Situation?
- Führt die Aktivität zu positiven Gefühlen?
- Welche Mittel brauchten Sie dafür?
- Was haben andere gedacht oder gesagt?
- Wurden Sie von anderen unterstützt?
- Unterstützt Ihr Umfeld die Teilhabe?

- Ich habe Kunst schon immer gemocht
- Ich habe kein Kunstmaterial
- Fremden gegenüber bin ich eher ängstlich
- Meine Mitbewohner:innen baten mich, Zeit mit ihnen zu verbringen
- Meine Eltern wollen nicht, dass ich mich mit neuen Dingen stresse
- Ich mag es nicht, allein in der Gegend herumzulaufen, in der der Kunstunterricht stattfindet

Aktivitätsherausforderung:
Könnte zusammenhängen mit:
- Persönlichem Lernen
- Materiellen Ressourcen
- Krankheitsbewältigung
- Emotionalen Bedürfnissen
- Umgang mit gesellschaftlichen Vorurteilen
- Veränderungen und Anpassungen von Aktivitäten
- Sozialer Unterstützung
- der Umgebung

Ich möchte an einem Kunstkurs teilnehmen, tue es aber nicht!!

Trägt zur Trägheit bei
- Was trägt in dieser Situation zur Trägheit bei?
- Mangel an materiellen Ressourcen
- Negative Gefühle/Angst
- Überzeugungen oder Einstellungen anderer
- Fehlende soziale Unterstützung
- Umweltkontext

- Ich habe nicht das, was ich brauche, um daran teilzunehmen
- Gedanken kreisen um die Angst vor dem Rausgehen
- Mangelnde Unterstützung durch andere
- Unsicheres Gemeinschaftsumfeld
- Es ist mir unangenehm, neue Leute kennenzulernen
- Ich kann mir das finanziell nicht leisten, was ich brauche
- Stärkere Isolation von gemeinschaftlichen Aktivitäten

Trägt zum Handeln bei
- Welche Ihrer Stärken könnten genutzt werden, um diesen Kreislauf zu ändern?
- Gibt es Methoden, wie Sie frühere Herausforderungen bewältigt haben, die jetzt auch funktionieren könnten?
- Was könnten Sie anders machen, um einen Teil dieser Herausforderung oder dieses Problems zu lösen?

- Ich sehe mich in günstigen Läden nach Materialien um
- Ich suche nach kostengünstigen/kostenlosen Kunstkursen
- Ich übe Entspannungstechniken, bevor ich an den Kursen teilnehme
- Ich suche mir ein Kunstprojekt, an dem ich zu Hause arbeiten kann
- Ich probiere Kunstkurse aus dem Internet aus
- Ich bitte einen/eine Mitbewohner:in, mit mir an dem Kurs teilzunehmen
- Ich bitte einen/eine Freund:in, mich auf dem Hinweg zum Kunstunterricht zu begleiten und danach abzuholen
- Ich bitte meine Eltern, mich zum Kunstunterricht zu fahren
- Ich belohne mich mit einer Tasse Lieblingstee oder einer Lieblingsbeschäftigung

Die zu **95 %** „machbare" Idee, mit der Sie diese Woche experimentieren können, lautet:
Probieren Sie eine Kunstaktivität aus!

Kapitel 6

Nachhaltige Veränderungen von Aktivitäts- und Partizipationsmustern unterstützen

Übersetzt von Janine Rothmeier

Alex und Jamie stellten fest, dass sich sein Aktivitäts- und Partizipationsverhalten erheblich verändert hatte. Er nahm jede Woche an einer geplanten Aktivität mit einem Familienmitglied teil, darunter ein Familienessen bei seiner Schwester, ein Einkaufsbummel mit seiner Mutter und ein Angeltag mit seinem Vater. Jamie, die keine Erfahrung mit dem Angeln hatte, fragte, ob es wahr sei, dass erfolgreiches Angeln von der Fähigkeit abhänge, das Wasser zu „lesen".

Alex' Cousin war für längere Zeit verreist, aber sie vereinbarten, per E-Mail in Kontakt zu bleiben. Sein Cousin half ihm, ein E-Mail-Konto einzurichten und das Internet in der örtlichen Bibliothek zu nutzen. Über die Reisegeschichten seines Cousins konnten sich Alex und Jamie gemeinsam sehr amüsieren.

Einen Job zu suchen, erforderte ein wenig mehr Planung. Zunächst überlegten sie, wo es bei Anwohner:innen oder Organisationen innerhalb der Community Gelegenheitsjobs für ihn geben könnte. Alex empfand, dass die persönlichen Kontakte, die erforderlich waren, um diese Jobs eigenständig zu suchen, ihn zwischenmenschlich überfordern. Durch weitere Recherchen fanden sie heraus, dass eine lokale Selbsthilfegruppe ein Netzwerk für Gelegenheitsarbeiten in der Community gegründet hatte. Dadurch konnte sich Alex auf die Arbeit konzentrieren, anstatt darauf, seine Dienstleistungen selbst zu vermarkten. Alex meinte, dass er zusätzliche Interventionsmaßnahmen in Anspruch nehmen könnte, um sein soziales Selbstbewusstsein zu stärken.

Alex fühlte sich morgens müde und antriebslos und war besorgt, dass dies seine Möglichkeit, eine bezahlte Arbeit auszuüben, beeinträchtigen könnte. Er stimmte zu, dass Jamie mit seinem Arzt darüber sprechen könne, um herauszufinden, ob die Medikation zu seiner Müdigkeit beitrug. Alex erklärte sich seinerseits bereit, dies ebenfalls während des nächsten Arzttermins zu thematisieren.

Jamie ermunterte Alex, zu betrachten, was er bereits alles verändert hatte. Die Abwandlungen der Aktivitäten erschienen zunächst nur gering, sie ergaben aber in der Summe durchaus wichtige Veränderungen. Alex füllte erneut das ***Arbeitsblatt 2.15: Ein Messinstrument für Gesundheit und Wohlbefinden durch Aktivität und Teilhabe*** aus, und seine Antworten zeigten, dass er tatsächlich Veränderungen in den Bereichen vorgenommen hatte, die er für sinnvoll hielt. Er hatte regelmäßigere soziale Kontakte mit ihm nahestehenden Menschen, ging zu Aktivitäten über, die ihm etwas zusätzliches Geld einbrachten, und wurde auch körperlich aktiver. Durch all diese Veränderungen bekam er mehr Zugang zu seiner Community und entwickelte neue Fähigkeiten.

Alex verwendete einen Teil des verdienten Geldes, um der Tochter seiner Schwester ein Geschenk zu besorgen, welches er ihr an der Geburtstagsfeier mit der Familie schenkte. Im Peer-Beratungszentrum fand Alex einen Aushang für einen bevorstehenden Busausflug in eine andere Stadt und sagte, dass er so etwas in Zukunft vielleicht gerne machen würde. Eine solche Tour würde ihm sicherlich etwas bieten, worüber er in den E-Mails an seinen Cousin schreiben könnte.

Reflexionsfragen:

1. Welche Kommunikationsmethoden wendet Jamie an, um Alex' Aktivität und Partizipation zu unterstützen? Welche anderen Methoden könnten Sie anwenden?
2. Wie können Dienstleistungsanbieter:innen die Beteiligung an Aktivitäten und Partizipation unterstützen, wenn sie selbst wenig oder keine Erfahrung damit bzw. kein persönliches Interesse daran haben?
3. Welche zusätzlichen Maßnahmen könnten es Alex ermöglichen, bei seinen neuen Aktivitäten und Bemühungen um mehr Partizipation erfolgreich zu sein?

Dieses Kapitel enthält die folgenden Arbeitsblätter:

Arbeitsblatt 6.1: Reflektieren über Unterstützungsmethoden zur Veränderung von Aktivitäts- und Partizipationsmustern (Version für Dienstleistungsanbieter:innen)
Arbeitsblatt 6.2: Nachhaltige Beteiligung durch Unterstützung bei der Durchführung von Aktivitäten und Partizipation (Version für Dienstleistungsanbieter:innen)
Arbeitsblatt 6.3: Nachhaltige Beteiligung durch Förderung positiver Erfahrungen durch Aktivität und Partizipation ermöglichen (Version für Dienstleistungsanbieter:innen)
Arbeitsblatt 6.4: Erkennen von Veränderungen in meinen Aktivitäts- und Partizipationsmustern
Arbeitsblatt 6.5: Nachdenken über die Veränderungen in meinen Aktivitäts- und Partizipationsmustern
Arbeitsblatt 6.6: Veränderungen in meinen Aktivitäts- und Partizipationsmustern im Verlauf der Zeit messen

6.1 Nachhaltige Veränderung ermöglichen: Förderung von anhaltendem Interesse an neuen Aktivitäts- und Partizipationsmustern

Bei diesem Interventionsansatz liegt der Schwerpunkt auf der Entwicklung und der Bereitstellung von Unterstützung, um die Veränderungsdynamik aufrechtzuerhalten. Während unsere Fallbeispiele zur Verdeutlichung vereinfacht sind, können Dienstleistungsanbieter:innen in der Praxis davon ausgehen, dass Veränderungsprozesse weniger geradlinig verlaufen und auch Rückschläge aufweisen, die oft eine Anpassung erfordern. Es folgen einige Überlegungen zur Aufrechterhaltung des Engagements für Veränderungen:

- Neue Aktivitäts- und Partizipationsmuster bieten neue Möglichkeiten, die zwar potenziell bereichernd sind, aber auch neue Anforderungen und Herausforderungen mit sich bringen, die es zu bewältigen gilt. Alex' Verbindung zum Gruppenzentrum eröffnet ihm zum Beispiel die Möglichkeit, zu verreisen. Diese Gelegenheit könnte dazu führen, dass er sich überlegen muss, wie er Geld sparen oder neue Finanzierungsmöglichkeiten erschließen kann, welche sozialen Kontakte sein Engagement unterstützen könnten usw.
- Es ist zu erwarten, dass sich Veränderungen eines einzigen Aspektes der täglichen Aktivitäten und Partizipationsmuster auf andere Aspekte der täglichen Aktivitäten und Partizipationsroutinen auswirken. Alex' Beteiligung an Gelegenheitsjobs kann seine Selbstversorgung und seine Schlafgewohnheiten so verändern, dass dies berücksichtigt werden muss, insbesondere da er in einer Wohngruppe lebt. Wird er zum Beispiel die von der Wohneinrichtung angebotenen Mahlzeiten einnehmen können, Zugang zu den sanitären Einrichtungen haben, die seinem neuen Zeitplan entsprechen, die Ruhe haben, die er braucht, um früher schlafen zu gehen usw.?
- Die Symptome psychischer Erkrankungen können immer wieder auftreten, ebenso wie die Notwendigkeit akuter oder intensiver Behandlungsmaßnahmen, welche sich auch auf Aktivität und Partizipation auswirken. Die Betroffenen können dies als eine Entgleisung empfinden, die ihre Pläne für ein bestimmtes Ziel und ihre Veränderungen verhindert. Dies kann das Gefühl der Hoffnung und der Machbarkeit zunichtemachen. Anhaltendes Engagement könnte in diesem Fall durch die Beseitigung von „Hindernissen auf dem Weg" und durch die gezielte Reduktion von Störungen bei der Rückkehr zu mehr Aktivität und Partizipation unterstützt werden.
- Es kann wie immer auch vorkommen, dass der/die Teilnehmer:in seine/ihre Meinung über die von ihm/ihr geplanten Veränderungen in den Aktivitäts- und Partizipationsmustern ändert. Dies ist beispielsweise der Fall, wenn er/sie in den beabsichtigten Veränderungen keinen Sinn oder keine Befriedigung findet, oder wenn er/sie andere Optionen entdeckt, die seinen/ihren Bedürfnissen, Wünschen und Erwartungen eher entsprechen.

Die Förderung eines anhaltenden Engagements für positive Veränderungen in den Aktivitäts- und Partizipationsmustern ist eine anspruchsvolle und komplexe Aufgabe. Von zentraler Bedeutung ist dabei, dass sich der/die Dienstleistungsanbieter:in der eigenen Reaktion auf die Veränderungen und Schwierigkeiten des Prozesses bewusst ist. Es kommt häufig vor, dass Dienstleistungsanbieter:innen ihre eigene Zuversicht und Möglichkeiten infrage stellen. Wo solche Gefühle der Frustration entstehen, besteht immer auch die Gefahr, dass die Reaktion des/der Dienstleistungsanbieter:in bei der Unterstützung nachhaltiger Initiativen für Veränderungen nicht gerade hilfreich ist. Im schlimmsten Fall können sie dem/der Teilnehmer:in sogar eine negative Einstellung vermitteln – etwa die Vorstellung, dass er/sie sich nicht genügend anstrengt. Dienstleistungsanbieter:innen, die sich häufig kritisch mit dem Zweck und den Methoden ihrer Unterstützungsmaßnahmen auseinandersetzen, verringern das Risiko, in diese ungünstigen Ansichten und Verhaltensweisen zu verfallen.

Arbeitsblatt 6.1: Reflektieren über Unterstützungsmethoden zur Veränderung von Aktivitäts- und Partizipationsmustern (Version für Dienstleistungsanbieter:innen) bietet eine strukturierte Möglichkeit, sich kritische Fragen zu den Vorgehensweisen zu stellen, die in der Arbeit mit einem/einer Teilnehmer:in angewandt werden.

6.2 Nachhaltige Veränderung ermöglichen: Unterstützung einer effektiven Umsetzung von Aktivitäten und Partizipation

Um Veränderungen von Aktivität und Partizipation erfolgreich zu unterstützen, helfen Methoden, die den/die Teilnehmer:in bei den fundamentalen Aspekten von Aktivität und Partizipation fördern. Dazu gehören alle Anforderungen in Bezug auf die Durchführung der Aufgaben und der sozialen Interaktionen, die mit Aktivität und Partizipation verbunden sind. Was ein „Erfolg" ist, ist in der Regel dynamisch, kontextspezifisch und flexibel. Obwohl eine vorherige Analyse einer geplanten Aktivität und Partizipation viel dazu beiträgt, die voraussichtlich erforderlichen Anforderungen zu beschreiben und vorzubereiten, sind diese Anforderungen einer Aktivität nie vollständig bekannt, bis sie im tatsächlichen Kontext und unter realen Bedingungen sichtbar werden. Alex' Einstieg in die Gelegenheitsarbeit im Gruppenzentrum kann beispielsweise mit eindeutigen Leistungserwartungen beginnen (z. B. Erwartungen in Bezug auf die Arbeitsstunden, die Qualität der geleisteten Arbeit und die inhaltlichen Arbeitsaufgaben), die sich nach seinem Jobantritt jedoch als flexibler und besser anpassbar erweisen könnten als vorher gedacht. In ähnlicher Weise muss die Bewertung der Durchführung die individuelle Sichtweise des/der Klient:in mitberücksichtigen. So ist Alex' Vater vielleicht weniger an den Angelfähigkeiten seines Sohnes interessiert als an den sozialen Aspekten ihres Austauschs, die zum Aufbau der Vater-Sohn-Beziehung beitragen könnten. Alex hingegen hat vielleicht ganz andere Anliegen – den Bus zum Haus der Familie zu nehmen, seine Fähigkeiten beim Angeln wiederzuerlangen und eine Beziehung zu seinem Vater herzustellen.

Eine laufende Unterstützung, die es dem/der Klient:in erleichtern soll, Anforderungen, Erwartungen und Wünschen bei der Durchführung gerecht zu werden, kann eine Reihe von Kompetenzen beinhalten. Diese Unterstützung sollte jedoch immer in der gemeinsamen Zusammenarbeit mit dem/der individuellen Klient:in erarbeitet werden.

Beispiele für Maßnahmen, die die Umsetzung unterstützen, sind im Folgenden aufgeführt, während *Arbeitsblatt 6.2: Nachhaltige Beteiligung durch Unterstützung bei der Durchführung von Aktivitäten und Partizipation (Version für Dienstleistungsanbieter:innen)* die Möglichkeit bietet, die konkreten Maßnahmen der Zusammenarbeit mit dem/der Teilnehmer:in zu reflektieren. Das Arbeitsblatt bietet dem/der Dienstleistungsanbieter:in die Möglichkeit zur Reflexion, aber auch zu einer offenen Diskussion mit dem/der Teilnehmer:in darüber, wie diese Dienstleistungsangebote Partizipation ermöglichen. Diese Maßnahmen sind möglich:

- Auftretende Schwierigkeiten, die bei der Umsetzung der Aktivitäten sichtbar werden, durch besondere Aufmerksamkeit für die Stärken und Fähigkeiten des/der Klient:in ausgleichen.
  Bei der Arbeit mit Menschen mit schweren psychischen Erkrankungen besteht die Gefahr, sich zu stark auf die Probleme zu konzentrieren, um diese zu beheben oder zu reduzieren. Ein ressourcenorientierter Ansatz betrachtet jedoch direkt die relevanten Stärken eines/einer Klient:in, nutzt sie und gleicht Problembereiche damit aus (siehe zum Beispiel Rapp & Goscha, 2012).
- Verbesserung oder Anpassung der Abläufe, Strukturen oder der Rahmenbedingungen von Aktivitäten und Partizipation zur Förderung von Erfolg und Wohlbefinden.
  Abläufe, Strukturen oder Rahmenbedingungen von Aktivitäts- und Partizipationsmöglichkeiten können oft so umgestaltet werden, dass sie den Zugang zu den Möglichkeiten erleichtern, ohne dabei grundlegende Eigenschaften zu verändern. In vielen Rechtsordnungen werden diese Maßnahmen als „Wiedereingliederung" bezeichnet, um den Zugang zu Arbeit und Bildung zu erleichtern (McDowell & Fossey, 2015). Diese Vorgehensweisen gelten jedoch für das gesamte Spektrum menschlicher Aktivitäten und Partizipation mit dem Ziel, die „Übereinstimmung" zwischen Teilnehmer:innen und Ausführungskontext zu erleichtern. Dies erfordert von den Dienstleistungsanbieter:innen die Berücksichtigung der konkreten Anforderungen an den/die Teilnehmer:in sowie der Frage, wie die Anforderungen angepasst werden können, um den Zugang zu erleichtern und die Chancen zu verbessern.
- Entwicklung einer therapeutischen Beziehung als Grundlage für die Umsetzung.
  Die Entwicklung einer gemeinsamen Arbeitsbeziehung kann eine effektive Umsetzung der Pläne auf unterschiedliche Weise erleichtern. Die Unterstützung kann darin bestehen, Informationen und narrative Beispiele aus dem wirklichen Leben, materielle und andere nützliche Ressourcen

sowie emotionale Unterstützung zu bieten. Der/die Teilnehmer:in erhält so bei möglichen Herausforderungen ein Gefühl der Selbstwirksamkeit. Im Mittelpunkt von *Handeln ermöglichen – Trägheit überwinden* steht die Unterstützung, die im „natürlichen" Umfeld vorhanden ist und nicht durch spezielle psychosoziale Dienstleistungen geschaffen wird.

- Zugang zu materiellen Ressourcen, um die Umsetzung zu verbessern und zu verstetigen.
  Wenn eine Person an Aktivitäten und Partizipation teilnimmt, die im breiteren Kontext der Community stattfinden, kann davon ausgegangen werden, dass sich ihre Bedürfnisse in Bezug auf materielle Ressourcen verändern werden. So können sich beispielsweise mit den zunehmenden Gelegenheiten zu Aktivität und Partizipation auch die Anforderungen an Mobilität, Kleidung, Ernährung, Körperpflegeprodukte, Technologie, Informationen usw. erhöhen. All dies kann sich sowohl auf die Durchführung der Aktivität und Partizipation selbst als auch auf die Erfahrung von Wertschätzung, Inklusion und Akzeptanz auswirken.
  Manchmal fühlen sich Dienstleistungsanbieter:innen machtlos, wenn es darum geht, die Bedingungen von Armut und Abhängigkeit zu ändern, die das Leben so vieler Menschen mit schweren psychischen Erkrankungen prägen. Trotzdem kann viel getan werden, beispielsweise, um die materiellen Ressourcen in Bezug auf bestimmte Aktivitäten und Partizipationsmöglichkeiten zu verbessern. Dies hängt stark von den Kenntnissen über Fördermöglichkeiten der Dienstleistungsanbieter:innen ab, denn oft kann so eine Deckung des spezifischen Ressourcenbedarfs ermöglicht werden.

Jamie und Alex zum Beispiel sahen sich ständig mit Herausforderungen in Bezug auf materielle Ressourcen konfrontiert. Alex stellte fest, dass seine Teilnahme an den Arbeitsaktivitäten im Gruppenzentrum durch die Kosten für die Busfahrt erschwert wurde. Sie überlegten, ob es vielleicht spezielle Angebote gab, die dieses Problem lösen konnten. Bei ihren Recherchen fanden sie heraus, dass seine staatliche Erwerbsunfähigkeitsrente eine Finanzierungsmöglichkeit zur Unterstützung der mit den Arbeitsaktivitäten verbundenen Kosten beinhaltete. Sie fanden auch heraus, dass die Stadt einkommensabhängige ermäßigte Monatskarten für den Busverkehr anbot. Gemeinsam wogen sie die Vor- und Nachteile der beiden Alternativen ab und entschieden sich für die Nutzung des Angebotes der Stadt. Alex gefiel, dass er durch den ÖPNV sogar grundsätzlich mobiler wurde.

- Unterstützung beim Erlernen neuer Fähigkeiten oder dem Wiedererwerb früherer Fähigkeiten.
  Da die Beteiligung an Aktivitäten und Partizipation dynamisch ist, werden neue und oft unerwartete Fähigkeiten notwendig sein, die die Durchführung und den Motivationserhalt herausfordern. Erlebt der/die Teilnehmer:in bewusst die positiven Entwicklungen bei seinen/ihren täglichen Aktivitäten und Partizipation, kann man davon ausgehen, dass sich seine/ihre persönlichen Fähigkeiten zur Bewältigung solcher Herausforderungen verbessern (z. B. Zuversicht, Hoffnung, neue Bewältigungsstrategien usw.). Auch bei den Rahmenbedingungen und im direkten Kontext (z. B. Menschen, die ihn unterstützen, materielle Ressourcen, Sicherheit usw.) sind erlebte Unterstützungen förderlich. Es können jedoch Ereignisse und Herausforderungen eintreten, die diese Fortschritte beeinträchtigen oder sogar zunichtemachen. Alex hat zum Beispiel große Fortschritte bei der Steigerung seines Wohlbefindens in sozialen Situationen und bei der Entwicklung von Fähigkeiten zur Bewältigung sozialer Situationen gemacht. Im Rahmen seiner neuen Aktivitäten und Partizipation wird er jedoch neue soziale Beziehungen und Situationen erleben (z. B. mit Vorgesetzten, Kundenbeziehungen und anderen öffentlichen Kontakten), die andere Anforderungen an sein Verhalten stellen werden.

6.3 Nachhaltige Veränderung ermöglichen: Vermittlung positiver Erfahrungen mit Aktivität und Partizipation

Die Unterstützung positiver Erfahrungen bezieht sich auf Bemühungen, die auf die affektiven, emotionalen und psychologischen Prozesse gerichtet sind, die das Engagement für Aktivität und Partizipation aufrechterhalten. Es handelt sich dabei um Bemühungen, die die persönliche Erfahrung des Wohlbefindens im Zusammenhang mit der Aktivität hervorheben und erweitern sowie gleichzeitig die Erfahrungen von Anspannung, Angst oder Unruhe reduzieren. Trotz ihres Potenzials, das Wohlbefinden positiv zu beeinflussen, sind neue Aktivitäts- und Partizipationsmuster auch mit Risiken behaftet, und der potenzielle Nutzen ist für Teilnehmer:innen, die sich in der Vergangenheit stark von Aktivitäten zurückgezogen haben, möglicherweise nicht direkt erkennbar. Darüber hinaus erleben einige Menschen, die von einer schweren psychischen Erkrankung betroffen sind, wie Emotionen und Gefühle gedämpft werden, die mit Freude, Zufriedenheit und anderen Formen des alltäglichen Glücks verbunden sind. Sie können auch ein erhöhtes Stressempfinden als Reaktion auf belastende Emotionen wie Angst und

Frustration erleben, das jedoch nicht per se bedrohlich sein muss, sondern für die Anpassungsfähigkeit in Bezug auf Aktivität und Partizipation wertvoll sein kann. Aus all diesen Gründen ist eine kontinuierliche Begleitung wichtig, die auf die Erfahrungen bei Aktivität und Partizipation ausgerichtet ist. ***Arbeitsblatt 6.3: Nachhaltige Beteiligung durch Förderung positiver Erfahrungen durch Aktivität und Partizipation ermöglichen (Version für Dienstleistungsanbieter:innen)*** fokussiert dabei auf die Ermöglichung von Beteiligung zur direkten Anwendung. Das Arbeitsblatt kann Dienstleistungsanbieter:innen bei der Reflexion ihres Handelns unterstützen. Es kann auch als Grundlage für einen offenen Austausch mit dem/der Teilnehmer:in genutzt werden, wie die Dienstleistungen, die genutzt werden, seine Partizipation fördern. Nachfolgend sind einige weitere Beispiele für Methoden aufgeführt, die die Beteiligung an Aktivität und Partizipation unterstützen:

- Fördern Sie eine Haltung des Experimentierens – eine Haltung, bei der es kein Versagen, sondern nur neues Lernen und Entwicklung gibt.
- Hören Sie dem/der Klient:in mit aufrichtigem Interesse zu, wenn er/sie über seine Aktivität und Partizipation erzählt. Zeigen Sie bei diesen Erzählungen echtes Einfühlungsvermögen, Geist und Humor, Freude usw.
- Reduzieren Sie Hilfen, sobald die Vorteile der Aktivitäten und der Partizipation überwiegen und der/die Klient:in Vertrauen gewinnt.
- Stellen Sie die Vorteile explizit heraus, die die Klient:innen bei den einzelnen Veränderungen der Aktivitäts- und Partizipationsmuster erfahren. Hilfreich ist es, dabei an den Austausch über Werte, Bedeutung und Dimensionen des Wohlbefindens durch Aktivität und Partizipation zu erinnern.
- Heben Sie positive Auswirkungen auf wichtige Freund:innen, auf die Familie und auf andere soziale Beziehungen hervor, die im Zusammenhang mit den neuen Aktivitätsmustern entstehen.
- Bestätigen und sprechen Sie schwierige emotionale Erfahrungen, wie beispielsweise Angst, an und statten Sie Klient:innen mit den Kenntnissen und Fähigkeiten (z. B. Angst-Management-Techniken) aus, um diese Emotionen zu bewältigen.
- Erkennen und thematisieren Sie Situationen, in der der/die Klient:in traumatisiert oder zum Opfer werden könnte.
- Unterstützen Sie die Anpassung von Aktivitäts- und Partizipationsmustern, damit sie auch in Zeiten psychischer Instabilität individuellen Bedürfnissen entsprechen. Beispielsweise können zusätzliche Ruhezeiten oder reizarme Aktivitäten in Phasen einer akuteren Erkrankung eine Beibehaltung der Teilnahme erleichtern.
- Unterstützen Sie die Anpassung von Aktivitäten und Partizipation, damit diese am ehesten jene Bedeutung und jenen Zweck widerspiegeln, die der/die Klient:in mit der Aktivität verbindet.
- Validieren Sie Sorgen des/der Klient:in im Zusammenhang mit Stigmatisierung und Diskriminierung. Unterstützen Sie ihn/sie bei persönlichen Plänen zur Offenlegung seiner/ihrer Erkrankung und bei der Bewältigung sozialer Vorurteile.
- Bauen Sie Programmelemente ein, um Erfolge/Fortschritte während des Prozesses der Aktivitätsveränderung zu feiern.

Im Fallbeispiel von Alex stellt die Dienstleistungsanbieterin Fragen zum Thema Angeln – Fragen, die zum Erzählen von Geschichten anregen können. Sie amüsiert sich mit Alex über die Reiseabenteuer seines Cousins und gemeinsam überlegen sie, wie seine Antriebslosigkeit reduziert werden kann. All dies sind Beispiele für Methoden, die sicherstellen sollen, dass Alex die Vorteile und Bedeutungen seiner Beteiligung an Aktivitäten und Partizipation wie gewünscht erleben kann.

6.4 Veränderungen auswerten, um die Motivation aufrechtzuerhalten und weitere Pläne zu erarbeiten

Dieser Interventionsansatz geht schwerpunktmäßig davon aus, positive Folgen für Gesundheit und Wohlbefinden durch die Teilnahme an Aktivität und Partizipation zu erreichen. Die personenzentrierte Beurteilung der Ergebnisse ist ein wichtiger Bestandteil des Interventionsprozesses, sowohl um sicherzustellen, dass die Dienstleistungen tatsächlich die beabsichtigten Ergebnisse erzielen, als auch um die ständige Weiterentwicklung der Pläne für Aktivitäts- und Partizipationsmuster zu unterstützen (Brown et al., 2019).

6.4.1 Evaluationszeitplan

Voraussetzung für eine strukturierte Evaluation der Aktivitäts- und Partizipationsveränderungen ist, dass eine ausreichend große Zeitspanne gegeben ist, innerhalb der die beabsichtigten Veränderungen erfolgen können und erkennbar werden. Wenn das Leben eines/einer Klient:in sehr stark durch fehlende Teilhabe an Aktivität gekennzeichnet ist, können selbst kleine Veränderungen ganz erheblich sein – sowohl im Hinblick auf die Anstrengungen, die sie erfordern, als auch bezüglich der hohen Bedeutung, die sie für den/die Klient:in haben. Diese kleinen Veränderungen sind aber schwierig im Rahmen einer strukturierten Evaluation zu erfassen. Bei der Zeitplanung ist daher sowohl die Dauer bis zur Umsetzung einer Aktivitätsveränderung als auch die Zeit, die für deren Verstetigung benötigt wird, zu berücksichtigen. So könnte beispielsweise eine Evaluation in einem Dreimonatsintervall ein angemessener Zeitraum sein, innerhalb dessen bedeutsame Veränderungen erwartet werden können.

6.4.2 Ergebnisse definieren

Die in den Kapiteln 1 und 2 dieses Manuals beschriebenen Aktivitäts- und Partizipationsmuster bieten Beispiele für mögliche Schwerpunktbereiche der Evaluation. Zu diesen Bereichen gehören: Vielfalt der Aktivitäten und Partizipation; Ausgewogenheit; Übereinstimmung mit Werten, Glauben, Familie und kulturellem Kontext sowie Veränderungen in bestimmten Dimensionen von Gesundheit und Wohlbefinden.

Bereiche, die bei der Planung von Aktivitätsveränderungen priorisiert wurden, könnten im Fokus besonderer Aufmerksamkeit stehen, da sie besonders gewünschte Veränderungswünsche reflektieren. Dennoch wird empfohlen, auch Veränderungen in allen anderen Bereichen zu erheben, da Veränderungen in einem priorisierten Bereich mit positiven (oder negativen) Änderungen eines anderen unerwarteten Bereichs in Zusammenhang stehen können. Bei Alex beispielsweise führten die Veränderungen im Bereich der sozialen Interaktionen auch dazu, dass sich sowohl seine körperliche Aktivität als auch sein Zugang zur Community verbesserte. In anderen Fällen könnte die Beendigung einer zuvor wertgeschätzten Aktivität das positive Erleben von Gesundheit und Wohlbefinden nur unwesentlich mindern. Sol (siehe Fallbeispiel Anhang A) könnte die Beschäftigung mit substanzbezogenen Aktivitäten weniger wichtig sein, wenn er zunehmend an anderen Aktivitäten beteiligt ist.

6.4.3 Evaluationsmethoden

Der Schwerpunkt der Evaluierung liegt bei diesem Interventionsansatz auf der Identifizierung bedeutsamer Veränderungen in den Aktivitäts- und Partizipationsmustern. In der Vergangenheit wurden Evaluationsmaßnahmen eigenständig und getrennt vom Befähigungsprozess betrachtet (eine Art externe Erfolgskontrolle). Aktuelle Erkenntnisse zur Evaluation sehen diese nun als einen integralen Bestandteil des Veränderungsprozesses selbst, der die Zusammenarbeit mit den Klient:innen einbezieht. Die letztgenannten „partizipativen" Evaluationsformen betonen, dass sowohl der/die Dienstleistungsanbieter:in als auch die Klient:innen einen „Anteil" an den Evaluationsergebnissen haben und dass beide Parteien zusammenarbeiten müssen, um die Ergebnisse zu interpretieren und die Entscheidung darüber zu treffen, wie es weitergehen soll (siehe z. B. Patton, 2008). Kurz gesagt, Evaluationsmaßnahmen sollen Klient:innen nicht als „Evaluationsobjekte" erfassen, sondern vielmehr einen Evaluationsprozess schaffen, der ihre Beteiligung ermöglicht.

Arbeitsblatt 6.4: Erkennen von Veränderungen in meinen Aktivitäts- und Partizipationsmustern und ***Arbeitsblatt 6.5: Nachdenken über die Veränderungen in meinen Aktivitäts- und Partizipationsmustern*** bieten eine Möglichkeit zur Analyse von Veränderungen.

6.4.4 Qualitative Evaluationsmethoden

Qualitative Evaluationsmethoden konzentrieren sich auf die Art und Weise, wie Aktivitäts- und Partizipationsmuster von Klient:innen erlebt oder „gelebt" werden. Qualitative Methoden geben reichhaltige Beschreibungen und bieten Möglichkeiten, auf die „Stimme des/der Klient:in" zurückzugreifen. Die Aktivitätsmuster und Dimensionen der gesundheitsbezogenen Aktivitäten können als Schwerpunkte der Informationssammlung über gelebte Erfahrungen dienen.
Es wurden mehrere innovative Methoden entwickelt, um auf diese gelebten Erfahrungen so zurückzugreifen, dass sie die Evaluation von Aktivitäts- und Partizipationsänderungen und deren Dokumentation unterstützen.

Beispiele für diese qualitativen Methoden:

- Das Sammeln von Erzählungen über Erfahrungen mit Aktivitätsmustern.
- Tagebucheinträge, bei denen Erfahrungen mit Aktivitäten und Partizipation im Mittelpunkt stehen.
- Die Verwendung von Fotografien oder anderen Formen ausdrucksstarker Medien, die die Erfahrungen des/der Klient:in zu den Aktivitätsveränderungen erfassen. Ausdrucksstarke Medien können den Zugang zu persönlichen Erfahrungen von Menschen fördern, bei denen wenig wahrscheinlich ist, dass sie verbal über ihre Erfahrungen reflektieren.

Qualitative Auswertungen können oft in den Veränderungsprozess integriert werden und ihn unterstützen. Beispielsweise haben viele Klient:innen, denen so „eine Stimme" für ihre Erfahrungen mit Aktivitäts- und Partizipationsveränderung gegeben wurde, diese Erzählungen genutzt, um als Mentor:innen andere auf dem Weg zu unterstützen oder um sich an der Personalausbildung im Gesundheitswesen zu beteiligen (siehe z. B. Alvidrez et al., 2010). Alles in allem können die Nachvollziehbarkeit gelebter Erfahrung und ihre Verbreitung eine kraftvolle Botschaft der Hoffnung und eine Quelle der Kraft für andere sein. Gleichzeitig verstärken sie die eigene persönliche Veränderung.

6.4.5 Quantitative Evaluationsmethoden

Quantitative Evaluation liefert ein „objektives Maß" des Veränderungsprozesses. Bei diesem Interventionsansatz wird empfohlen, die Veränderung von Aktivitäts- und Partizipationsmustern durch eine Wiederholung des ***Zeitnutzungsprotokolls (Arbeitsblatt 2.1)*** und erneute Bewertungen von ***Arbeitsblatt 2.15: Ein Messinstrument für Gesundheit und Wohlbefinden durch Aktivität und Teilhabe*** zu erheben. Der/die Anbieter:in kann den/die Klient:in ermutigen, darüber nachzudenken, was die Gründe für die früheren Bewertungen der Dimensionen waren, und zu überlegen, ob seine/ihre Bemühungen zu Veränderungen geführt haben. So kann der/die Klient:in reflektieren, wie sich seine/ihre Erfahrungen in diesen Bereichen im Laufe der Zeit verbessert haben – und anschließend seine/ihre Bewertungen für jeden dieser Bereiche aktualisieren, um diese Verbesserung zu dokumentieren.

Arbeitsblatt 6.6: Veränderungen in meinen Aktivitäts- und Partizipationsmustern im Verlauf der Zeit messen bietet die Möglichkeit, Änderungen in den verschiedenen Dimensionen der Teilhabe an Aktivität im Laufe der Zeit und ihrer Bedeutung nach zu verfolgen. Das Arbeitsblatt bietet eine einfache und doch strukturierte Form zur Auswertung von Veränderungen der Aktivitätsmuster (ja – Veränderung ist im Laufe der Zeit eingetreten oder nein – es ist keine Veränderung eingetreten). Es kann angepasst werden, um eine stärker beschreibende Veränderungsmessung zu erhalten. In o. g. Beispiel könnten Veränderungen der körperlichen Aktivität z. B. in Form der Schreibweise „2+" dargestellt werden. Das Zeichen „+" würde die Veränderungsrichtung beschreiben (positiv) und die Zahl würde das Ausmaß der Veränderung (zwei Einheiten) abbilden.

6.5 Schlüsselkompetenzen

Die Schlüsselkompetenzen, die mit diesem Kapitel in Zusammenhang stehen, beziehen sich auf die Aufrechterhaltung der Motivation eines/einer Klient:in, bedeutungsvolle und zum Wohlbefinden beitragende Aktivitäts- und Partizipationsmuster zu erreichen. Die Kompetenzen beruhen auf der Annahme, dass bei Menschen mit schweren psychischen Erkrankungen, die von einer bedeutungsvollen und positiven Aktivität und Partizipation abgehalten wurden, die Motivation als Reaktion auf eine Vielzahl von Einflussfaktoren schwanken kann. Zu diesen Schlüsselkompetenzen gehören:

- Aufbau und Erhalt einer Beziehung, die echten Respekt vermittelt – sowohl für das Potenzial von Aktivität und Partizipation zum Wohlbefinden beizutragen als auch für die Fähigkeit des/der Klient:in, dieses Potenzial zu erleben.
- Anerkennung des dynamischen Charakters von Aktivität und Partizipation sowie rechtzeitiges und effektives Reagieren darauf.
- Analyse und Reaktion auf die vielfältigen Faktoren, die die Ausführung von Aktivität und Partizipation beeinflussen, unter Anwendung bewährter Vorgehensweisen.
- Personenbezogene Faktoren sowie die Rahmenbedingungen und Kontextfaktoren, die die Durchführung beeinflussen, werden gleichermaßen berücksichtigt.
- Emotionale Erfahrungen bei dem/der Klient:in fördern, da sie die Motivation für Aktivität und Partizipation aufrechterhalten können.
- Einbeziehung des/der Klient:in in die Auswertung seiner/ihrer Veränderungen von Aktivität und Partizipation mithilfe von qualitativen und quantitativen Ansätzen und mit dem Blick auf die vielfältigen bedeutsamen Auswirkungen.

Reflektieren über Unterstützungsmethoden zur Veränderung von Aktivitäts- und Partizipationsmustern

(Version für Dienstleistungsanbieter:innen)

Name: ______________________

Datum: ______________________

1. Welches Wissen/welchen Nachweis habe ich, um sicher zu sein, dass die geplanten Veränderungen von Aktivitäten eine persönliche Bedeutung für den/die Klient:in haben?

____

____

____

2. Durch mein Wissen über den/die Klient:in glaube ich, dass meine Unterstützungsmaßnahmen sensibel im Hinblick auf die folgenden Punkte sein sollten:

____

____

____

3. Wie werde ich meine praktischen Bemühungen gestalten, damit diese die Empfindsamkeiten des/der Klient:in berücksichtigen?

____

____

____

4. Wie werde ich sicherstellen, dass meine Bemühungen, die Veränderungen dieses/dieser Klient:in zu unterstützen, kooperativ und personenzentriert sind?

____

____

____

Nachhaltige Beteiligung durch Unterstützung bei der Durchführung von Aktivitäten und Partizipation

(Version für Dienstleistungsanbieter:innen)

Name: ______________________________

Datum: ______________________________

Die folgende Checkliste bietet die Möglichkeit zu prüfen, wie zielgerichtet Ermöglichungsprozesse zur Unterstützung positiver **Entwicklung** von Aktivitäten mit dem/der Klient:in umgesetzt wurden. Die aus diesem Arbeitsblatt gewonnenen Informationen können verwendet werden, um als Diskussionsgrundlage mit Teilnehmer:innen oder anderen Dienstleistungsanbieter:innen diese Ermöglichungsprozesse zu verdeutlichen. Sie dienen auch der Dokumentation und der Datenerhebung.

Durchführung von Aktivität unterstützen	Konkrete Maßnahmen/Datum
Ausgleich von Schwierigkeiten, die bei der Teilhabe an Aktivität erkennbar werden, unter Berücksichtigung von Stärken und Fähigkeiten des/der Klient:in.	
Auf Stärken und Fähigkeiten aufbauen, statt auf persönliche Schwächen und Unzulänglichkeiten zu fokussieren.	
Anpassung oder Feinjustierung der Umgebung oder der Bedingungen der Aktivitäten, um Erfolg und Wohlbefinden zu fördern.	
Zusätzliche Unterstützung bei der Durchführung entwickeln, mit besonderem Augenmerk auf der Unterstützung durch Menschen, die ihrerseits an der Aktivität beteiligt sind („natürliche Unterstützung").	
Zugang zu neuen materiellen Ressourcen, die die Durchführung verbessern.	
Neue Kenntnisse und Fähigkeiten, die benötigt werden, um die Aktivität gut durchführen zu können, erkennen. Das Erlernen dieser Kenntnisse und Fähigkeiten unterstützen.	

Nachhaltige Beteiligung durch Förderung positiver Erfahrungen durch Aktivität und Partizipation ermöglichen

(Version für Dienstleistungsanbieter:innen)

Die folgende Checkliste bietet die Möglichkeit zu prüfen, wie zielgerichtet Ermöglichungsprozesse zur Unterstützung positiver **Erfahrung** von Aktivität mit dem/der Teilnehmer:in umgesetzt werden. Die aus diesem Arbeitsblatt gewonnenen Informationen können verwendet werden, um als Diskussionsgrundlage mit Teilnehmer:innen oder anderen Dienstleistungsanbieter:innen diese Ermöglichungsprozesse zu verdeutlichen. Sie dienen auch der Dokumentation und der Datenerhebung.

Name: ______________________________

Datum: ______________________________

Unterstützungsmaßnahme	Konkrete Maßnahmen
Fördern Sie eine Haltung des Ausprobierens – eine Haltung, bei der es kein Versagen, sondern nur Neues zu lernen und Weiterentwicklung gibt.	
Reduzieren Sie Hilfen, sobald die natürlichen Vorteile der Aktivitäten entstehen und der/die Klient:in Vertrauen gewinnt.	
Stellen Sie die Vorteile explizit heraus, die der/die Teilnehmer:in durch die Veränderung seiner/Ihrer Aktivitätsmuster erfährt. Nutzen Sie die Kategorien von „Gesundheit durch Aktivität“, um dies zu unterstützen.	
Validieren und thematisieren Sie schwierige emotionale Erfahrungen. Unterstützen Sie den/die Klient:in beim Erwerb von Kenntnissen und Fähigkeiten (z. B. Angst-Management-Techniken), um diese Emotionen zu bewältigen.	

Unterstützungsmaßnahme	Konkrete Maßnahmen
Erkennen und helfen Sie in Situationen, bei denen der/die Klient:in durch Traumata oder durch die Einnahme einer Opferrolle verletzlich ist.	
Bieten Sie laufende Unterstützung zur Verbesserung von Aktivitäten und Aktivitätsmustern an, damit diese in Zeiten instabiler psychischer Gesundheit den individuellen Bedürfnissen entsprechen.	
Bieten Sie laufende Unterstützung bei der Verbesserung von Aktivitäten an, damit diese am ehesten die Bedeutung und den Zweck widerspiegeln, die der/die Klient:in mit der Aktivität verbindet.	
Bestätigen Sie Bedenken im Zusammenhang mit Stigmatisierung und Diskriminierung und unterstützen Sie den/die Klient:in bei der Entwicklung persönlicher Pläne zur Offenlegung seiner/ihrer psychischen Erkrankung. Unterstützen Sie ihn/sie auch in seinen/ihren Methoden der Bewältigung sozialer Vorurteile und Bewertungen bei Aktivitäten.	
Planen Sie ein, Erfolge im Prozess der Aktivitätsveränderung zu feiern.	

Erkennen von Veränderungen in meinen Aktivitäts- und Partizipationsmustern

Name: ______________________________

Datum: ______________________________

Blicken Sie zurück auf die Veränderungsbereiche, die Sie priorisiert haben. Werden diese Bereiche durch Ihre Teilhabe an den neuen Aktivitäten verbessert? Füllen Sie die unten stehende Tabelle aus.

Bereich der Beteiligung an Aktivität, den ich bearbeiten wollte …	**Meine Aktivitätsveränderungsziele für diesen Bereich waren …**	**Welche Änderungen habe ich tatsächlich in diesem Bereich erfahren? Wie hat sich dieser Bereich verändert?**
1.		
2.		
3.		

6

Arbeitsblatt 6.4

Nachdenken über die Veränderungen in meinen Aktivitäts- und Partizipationsmustern

Name: ______________________________

Datum: ______________________________

Denken Sie an die Aktivitätsveränderungen zurück, an denen Sie in den vergangenen __________ (Zeitraum) gearbeitet haben. Wie würden Sie die folgenden Fragen beantworten?

Die **schwierigste** Veränderung bei meinen täglichen Aktivitäten war:

____

Es war schwierig, weil:

____

Es gelang mir, diese Herausforderungen zu bewältigen durch:

____

Die **einfachste** Veränderung bei meinen täglichen Aktivitäten war:

____

Es war einfach, weil:

____

Die **schönste** Veränderung bei meinen Aktivitäten war:

____

Es war schön, weil:

____

Welche **Vorteile** haben Sie als Ergebnis dieser **Aktivitätsveränderungen** erfahren?

____

Gibt es noch etwas bei Ihren Aktivitätsveränderungen, worüber Sie unglücklich oder besorgt sind? Wenn ja, was sind Ihre Bedenken?

____

Veränderungen in meinen Aktivitäts- und Partizipationsmustern im Verlauf der Zeit messen

Name: ______________________________

Datum: ______________________________

Dieses Formular soll zusammen mit dem ***Arbeitsblatt 2.15: Ein Messinstrument für Gesundheit und Wohlbefinden durch Aktivität und Teilhabe*** verwendet werden.

Benutzen Sie dieses Formular, um einen Überblick über die Veränderungen in Ihren Bewertungen über die verschiedenen Aspekte Ihrer Aktivitätsmuster über einen Zeitraum zu erhalten. Listen Sie die Bewertungen für jeden Bereich der Aktivitäten für Zeitpunkt 1 und 2 auf. Prüfen Sie diese Bewertungen, um Änderungen zu erkennen. In der letzten Spalte ist zu vermerken, wenn eine positive Veränderung (eine höhere Einstufung) aufgetreten ist.

	Zeitpunkt 1 Bewertungsdatum: ____.____.____	**Zeitpunkt 2 Bewertungsdatum:** ____.____.____	**Veränderungen Positive Veränderung:**	
			Ja	**Nein**
1. Balance und Vielfalt meiner Aktivitäten				
2. Werte und Überzeugungen leben				
3. Für mich selbst sorgen				
4. Denken und Fühlen aktivieren				
5. Körperliche Aktivität und Bewegung				
6. Identität ausdrücken				
7. Wissen, Fähigkeiten und Möglichkeiten weiterentwickeln				
8. Freude und Spaß haben				
9. Mit anderen in Kontakt sein				
10. Einen Beitrag zur Gesellschaft/ Community leisten				
11. Sicherheit/ Einkommen schaffen				
12. Zugang zum Umfeld/ Community erhalten				

Kapitel 7

Gesundheit durch Aktivität und Partizipation bei der Angebotsentwicklung thematisieren/Verbesserung des Angebotes Gesundheit durch Aktivität und Partizipation

Übersetzung von Wiebke Kleinhenz

Jamie überlegte, inwieweit Themen zu gesundheitsfördernden Aktivitäten und Partizipation bei den potenziellen Nutzer:innen des Versorgungsangebotes verbreitet sind und wie das Angebot über einen systematischen und evidenzbasierten Ansatz verbessert werden könnte. Wenn die Themen weit verbreitet wären, könnte das Angebot nach Ansicht von Jamie von einem stärker integrierten, faktengestützten Konzept profitieren. Sie konnte Afsanah gewinnen, eine erfahrene und gut ausgebildete Kollegin, die ebenfalls ein besonderes Interesse an gesundheitsfördernden Aktivitäten und Maßnahmen für verbesserte Partizipation hat. Mit Zustimmung ihrer Vorgesetzten überprüften sie die Datensätze von 60 Personen, die aktuell an dem Angebot teilgenommen hatten. Nach Auswertung des ***Arbeitsblatts 1.1: Aktivitäts- und Partizipationsmuster erheben*** und ***Arbeitsblatt 1.2: Auswertung der Vorteile der aktuellen Aktivitäts- und Partizipationsmuster*** hatten schätzungsweise 24 Menschen (oder 40 %) Aktivitätsmuster, die ernsthafte Einschränkungen in den Bereichen Gesundheit, Wohlbefinden und vollständiger Teilnahme am gesellschaftlichen Leben aufwiesen. Jamie und Afsanah nahmen an einer Teamsitzung des Anbieters teil, um diese Informationen zu präsentieren.

7

Um die Diskussion anzuregen, präsentierten sie eine Liste erster Überlegungen, wie das Angebot weiterentwickelt werden könnte. Diese Ideen umfassten: Ergänzung der Eingangserhebung des Anbieters durch Fragen zu Aktivität und Wohlbefinden sowie Partizipation zu Beginn der Teilnahme. Auch soll die Nutzung öffentlicher Gesundheitsförderungsangebote erhoben werden. Zusätzlich sollen Menschen über die Bedeutung von Aktivität und Partizipation für die Gesundheit informiert werden. Auch Treffen mit den wichtigsten Interessengruppen, wie beispielsweise dem Klientenbeirat, einer lokalen Peer-Support-Gruppe und Vertreter:innen von Angehörigen, sollen berücksichtigt werden, um deren Perspektive mit einzubeziehen und sie als Unterstützer:innen zu gewinnen. Die Erforschung und Implementierung von Beispielen guter Praxis in der Region und der Aufbau eines fortlaufenden Evaluationsprozesses der Ergebnisse in Bezug auf Gesundheitsförderung durch Aktivität sind weitere Ideen.

Im Großen und Ganzen wurde das Personal überzeugt, mitzumachen. Es war sich darin einig, dass diese Themen mit ihrem Auftrag, die Integration von Klient:innen in die Gemeinschaft zu unterstützen, im Einklang stehen. Allerdings gab es unterschiedliche Meinungen darüber, ob die entsprechenden Kenntnisse, Ausbildung und Erfahrung bereits vorhanden seien, um diese Themen direkt anzugehen. Es gab zudem Bedenken bezüglich des Zeitdrucks, den sie bei der Arbeit bereits erlebten. Man war sich darüber einig, dass jede Entwicklung in Richtung Aktivität und Partizipation zunächst unter dem Gesichtspunkt betrachtet werden müsse, ob und wie sie wirksam in die Angebotsstruktur integriert werden kann.

Anmerkung der Übersetzer:innen

Handeln ermöglichen – Trägheit überwinden wurde hier bei einem Träger durchgeführt, der nicht nur diese Intervention, sondern überwiegend andere Gesundheitsdienste anbietet.

Jamie und Afsanah baten um Teilnahme an einer Teamsitzung mit dem Personal des Anbieters, um bei Kolleginnen und Kollegen, die sonst nicht primär mit Gesundheit durch Aktivität zu tun haben, ein Bewusstsein für diese Thematik zu schaffen.

Reflexionsfragen:

1. Jamie und Afsanah haben die Häufigkeit von Aktivitäts- und Partizipationsproblemen der Programmteilnehmer:innen geschätzt. Was denken Sie, wie häufig tauchen diese Probleme bei den Menschen auf, die an Ihrem Angebot teilnehmen? Wie könnten Sie die tatsächliche Häufigkeit in Ihrem Umfeld ermitteln?
2. Jamie und Afsanah haben im Rahmen einer Teamsitzung mit anderen Anbieter:innen über die Bedeutung von Aktivität und Partizipation diskutiert. Welche Möglichkeiten haben Sie, diese Diskussion/Fragestellung mit anderen Leistungsanbieter:innen zu führen/erörtern?
3. Das Team äußerte mehrere Bedenken, wie in der routinemäßige Erbringung der Dienstleistungen der Fokus auf Aktivität und Partizipation integriert werden kann. Welche Bedenken fallen Ihnen bei Ihrem eigenen Angebot ein?

Dieses Kapitel umfasst die folgenden Arbeitsblätter

Arbeitsblatt 7.1: Strukturen, die die Durchführung von Methoden in Bezug auf Aktivität und Teilhabe beeinflussen: Aufgaben und Ziele

Arbeitsblatt 7.2: Konzeptionelle Strukturen, die die Durchführung von Methoden in Bezug auf Aktivität und Teilhabe beeinflussen: Unterstützung von Führungskräften gewinnen

Arbeitsblatt 7.3: Strukturen, die die Durchführung von Methoden in Bezug auf Aktivität und Teilhabe beeinflussen: eine Bestandsaufnahme der Ressourcen

Arbeitsblatt 7.4: Strukturen, die die Durchführung von Methoden in Bezug auf Aktivität und Teilhabe beeinflussen: Angebotsverfahren und -abläufe

Arbeitsblatt 7.5: Strukturen, die die Durchführung von Angeboten in Bezug auf Aktivität und Teilhabe beeinflussen: Partnerschaften und Kooperationen

7.1 Ein konzeptioneller Rahmen zur Unterstützung von Aktivitäten und Partizipation auf der Angebotsebene

Auch wenn es in diesem Manual um die praktische Arbeit mit einzelnen Klient:innen geht, können die Ideen und Materialien auch bei Veränderungsbemühungen von Aktivitäts- und Partizipationsmustern auf gesellschaftlicher Ebene genutzt werden. Viele Menschen mit schweren psychischen Erkrankungen haben Schwierigkeiten, Vorteile von Gesundheit durch Aktivität zu erleben. Es liegt daher nahe, den Bekanntheitsgrad dieses Themas bei Leistungsanbieter:innen zu erhöhen. Gesundheit und Wohlbefinden durch Aktivität zu erreichen, ist ein gesamtgesellschaftliches Gesundheitsthema mit besonderer Bedeutung und Relevanz für Menschen mit schweren psychischen Erkrankungen und eine zentrale Annahme der Interventionen und Ansätze dieses Buches. Auf der Versorgungs- und Systemebene muss profiliert gehandelt und Partei ergriffen werden, um das Engagement in dieser Frage zu erhöhen.

Psychiatrische Angebote, die auf die Bedürfnisse von Menschen mit schweren psychischen Erkrankungen zugeschnitten sind, umfassen komplexe Maßnahmen. Sie sind insofern komplex, als sie sich häufig mit zahlreichen Herausforderungen im Zusammenhang mit Gesundheit und Wohlbefinden auseinandersetzen müssen – angefangen von akuten Krankheiten, Mehrfacherkrankungen und Sterberisiko bis hin zu einer breiten Palette sozialer Fragen. Die Bewältigung dieser Herausforderungen erfordert die Koordinierung und Beachtung aller vorhandenen Maßnahmen. Recoveryorientierte Methoden hängen beispielsweise zum einen von Angeboten zur Behandlung von Krankheitssymptomen und zum anderen von Angeboten zur Gesundheitsförderung durch Aktivität und Partizipation ab. Wie gut sich diese verschiedenen Herausforderungen und Wechselwirkungen bewältigen lassen, wird von vielen Faktoren beeinflusst, wie z. B. der Finanzierungsgrundlage, der Gesundheitspolitik sowie der Verfügbarkeit und Beachtung evidenzbasierter Methoden. Dankenswerterweise gibt es immer mehr Arbeiten, die sich mit der Beschreibung und Bereitstellung von Leitlinien zur Förderung komplexer Maßnahmen (O'Cathain et al., 2019) und ihrer spezifischen Übungen/Anwendungen (Eldredge et al., 2016) befassen. (Anmerkung der Übersetzer:innen: Im deutschsprachigen Raum möchten wir auf die S3-Leitlinie Psychosoziale Therapien bei schweren psychischen Erkrankungen der DGPPN hinweisen).

Diese Maßnahmen orientieren sich mit ihren spezifischen Zielen an den jeweiligen Bedürfnissen der Menschen, die sie betreuen. Der Fokus auf Aktivitäten und Partizipation in einem Angebot wird gestärkt, wenn er verpflichtend in einem konzeptionellen Rahmen festgelegt wird, der auf diese Schwerpunkte ausgerichtet ist. Der Recovery-Ansatz ist ein Beispiel für einen solchen konzeptionellen Rahmen, da recoveryorientierte

Methoden die Bedeutung von Aktivität und Partizipation für Gesundheit und Wohlbefinden betonen.

Ein weiterer konzeptioneller Rahmen, der auf der institutionellen Ebene hilfreich sein kann, wird vom Capabilities Framework vorgeschlagen (Nussbaum, 2003; 2011; Sen, 2000). Das Capabilities Framework ist ein Gerechtigkeits-Bezugsrahmen, der sich mit dem befasst, was Nussbaum als „eine Welt, in der alle Menschen über das verfügen, was sie brauchen, um ein menschenwürdiges Leben zu führen" (Nussbaum, 2004, S. 12) bezeichnet. Unter Fähigkeiten versteht man hier im Wesentlichen die Freiheiten, die die Menschen haben, um an Aktivitäten teilzunehmen, die für sie bedeutungsvoll sind, um zu dem zu werden, was sie vielleicht sein möchten. Den Zugang zu einem Angebot oder einer Ressource nicht „zu verweigern" ist nicht dasselbe wie die ausdrückliche Unterstützung durch den/die Anbieter:in, beispielsweise durch Information über die Möglichkeiten. Die aktive Unterstützung oder die Förderung von eigenverantwortlichen Entscheidungen ist der Prozess, durch den diese Freiheiten erreicht werden können. Nussbaums Bezugsrahmen basiert auf der Idee, dass Menschen ein gewisses Maß an grundlegenden Möglichkeiten (d. h. Gelegenheiten, Ressourcen, Macht usw.) haben sollten, um ihnen ein menschenwürdiges Leben zu ermöglichen. Nussbaum nennt zehn grundlegende menschliche Voraussetzungen, die in Tabelle 7.1 aufgeführt sind.

Die Bewertung dessen, was ein akzeptables Mindestmaß dieser Aspekte darstellt, wird je nach Situation und von Kontext zu Kontext unterschiedlich ausfallen. Anhand dieser Aspekte können Anbieter:innen psychosozialer Dienstleistungen das tägliche Leben der von ihnen betreuten Menschen bewerten und überprüfen, inwieweit diesen in ihrem sozialen Umfeld die Möglichkeit geboten wird, ein Leben in Anstand und Würde zu führen. Die Relevanz des Capabilities Framework für psychosoziale Dienste wurde bereits von anderen hervorgehoben (Davidson et al., 2009; Hopper, 2007; Sacchetto et al., 2018). Das Capabilities Frame-

Tabelle 7.1: **Grundlegende Voraussetzungen** (Nussbaum M., 2003, gedruckt mit Genehmigung)

1. **Leben.** In der Lage sein, ein durchschnittliches Lebensalter zu erreichen.
2. **Körperliche Gesundheit.** In der Lage sein, eine ausreichende Gesundheit, einschließlich der reproduktiven Gesundheit, zu haben; angemessen ernährt zu sein; in der Lage zu sein, eine geeignete Wohnung zu haben
3. **Körperliche Unversehrtheit.** Sich frei von Ort zu Ort bewegen zu können; sich vor gewaltsamen Übergriffen, einschließlich sexueller Übergriffe, schützen zu können; die Möglichkeit zu haben, sich sexuell zu verwirklichen und in Fragen der Fortpflanzung selbst zu entscheiden
4. **Sinne, Fantasie, Gedanken.** In der Lage sein, die Sinne zu gebrauchen; in der Lage sein, sich etwas vorzustellen, zu denken und zu schlussfolgern – und dies auf eine Art und Weise, die durch eine angemessene Bildung vermittelt und gefördert wird; in der Lage sein, seinen Verstand auf eine Art und Weise zu gebrauchen, die durch die Meinungsfreiheit in Bezug auf politische und künstlerische Äußerungen sowie die Freiheit der Religionsausübung geschützt ist; die Fähigkeit, genussvolle Erfahrungen zu machen und unnötige Schmerzen zu vermeiden
5. **Emotionen.** In der Lage sein, Bindungen zu Dingen und Personen außerhalb von uns selbst zu haben; in der Lage sein, diejenigen zu lieben, die uns lieben und für uns sorgen; in der Lage sein, über deren Abwesenheit zu trauern, Sehnsucht, Dankbarkeit und berechtigte Wut zu empfinden; die eigene emotionale Entwicklung nicht durch Furcht oder Angst beeinträchtigen lassen
6. **Praktische Vernunft.** In der Lage sein, sich eine Vorstellung vom Guten zu machen und kritisch über die Gestaltung des eigenen Lebens nachzudenken
7. **Anpassung.** In der Lage sein, für andere und in Beziehung zu anderen zu leben, andere Menschen zu beachten und sich um sie zu kümmern, in verschiedenen Bereichen der sozialen Interaktion beteiligt zu sein; sich in die Situation eines anderen hineinzuversetzen und Mitgefühl für dessen Situation zu haben; die Fähigkeit zu besitzen, sich sowohl gerecht zu verhalten als auch Freundschaft zu pflegen; in der Lage zu sein, als würdevolles Lebewesen angesehen zu werden, dessen Wert den anderen gleichgestellt ist
8. **Andere Arten/Lebewesen.** In der Lage sein, mit Rücksicht auf und in Beziehung zu Tieren, Pflanzen und der gesamten Natur zu leben
9. **Spielen.** Lachen können, spielen können, Freizeitaktivitäten genießen können
10. **Kontrolle über das eigene Umfeld.** (a) Politisch: in der Lage sein, an den politischen Entscheidungen, die das eigene Leben bestimmen, wirksam mitzuwirken; das Recht auf politische Partizipation, freie Meinungsäußerung und Versammlungsfreiheit haben; (b) materiell: die Möglichkeit, Eigentum zu besitzen (sowohl Grundbesitz als auch bewegliche Güter); das Recht, sich gleichberechtigt mit anderen um einen Arbeitsplatz zu bemühen

work lässt sich gut mit den Ideen der Betätigungsgerechtigkeit vereinbaren, ein Konzept der sozialen Gerechtigkeit, das sich auf den Zugang zu Möglichkeiten für bedeutungsvolle Aktivitäten und Partizipation konzentriert. Es wurden verschiedene Ausprägungen von Betätigungsungerechtigkeit beschrieben, darunter Entfremdung, Benachteiligung, Unausgewogenheit und Ausgrenzung (Townsend, 2012). Zwar könnte man argumentieren, dass die Bewertung der Möglichkeiten von Menschen mit schweren psychischen Erkrankungen die Rolle und den Aufgabenbereich der psychosozialen Dienste überschreitet, doch ist zu bedenken, dass diese stark marginalisierte Bevölkerungsgruppe außerhalb ihrer Familie und den Leistungsanbieter:innen oft nur wenige Menschen hat, die im täglichen Leben routinemäßig mit ihnen in Kontakt stehen. Es stellt sich die Frage: „Wenn die psychosozialen Dienste und Systeme nicht die Rolle des Fürsprechers übernehmen, wer wird es dann tun?“

7.2 Versorgungsstrukturen, die Einfluss auf die Durchführung von Aktivitäts- und Partizipationsmaßnahmen nehmen

Die Erbringung kompetenter direkter Dienstleistungen im Zusammenhang mit Aktivität und Partizipation ist zwar notwendig, aber das Ausmaß, in dem diese Maßnahmen auf der Konzeptebene berücksichtigt werden, hat einen großen Einfluss auf ihre tatsächliche Umsetzung. Dienstleistungsanbieter:innen, die daran interessiert sind, das Bewusstsein für die Bedeutung von Aktivität und Partizipation in der Praxis zu verbessern, müssen überlegen, wie dieses Prinzip in wichtige Dienstleistungsstrukturen und -prozesse integriert werden kann. Die unmittelbaren Dienstleistungsanbieter:innen fungieren in der Regel zwar nicht als verantwortliche Führungskraft der Institution, sind aber wichtige Ansprechpartner:innen, die eine aktive und führende Rolle bei der Entwicklung von Konzepten übernehmen können. In diesem Abschnitt werden die verschiedenen Problembereiche aufgezeigt, die es zu dabei zu berücksichtigen gilt.

7.2.1 Partizipation sowie Gesundheit durch Aktivität mit Leitbild und Zielen verknüpfen

Leitbild und Ziele eines Angebotes beschreiben konkret dessen Intention. Hierbei ist die Berücksichtigung von Partizipation sowie Gesundheit durch Aktivität umso wahrscheinlicher, je eher Anstrengungen in diesem Bereich als hilfreich angesehen werden, den Auftrag zu erfüllen und die Ziele zu erreichen. Die Verbindung zwischen Auftrag/Zielen und Aktivität und Partizipation ist nicht immer sofort klar und muss daher meist explizit formuliert werden. Ein Angebot kann zum Beispiel einen breiten und übergreifenden Auftrag haben, wie „Recovery“ oder „volle Teilhabe am gesellschaftlichen Leben“. Hierbei handelt es sich um umfassende und komplexe Konzepte, deren gemeinsames Verständnis nicht automatisch Gesundheit und Partizipation durch Aktivität einschließt. Die Beziehung zwischen diesen Konzepten und Partizipation sowie Gesundheit durch Aktivität muss benannt und deutlich hervorgehoben werden. In einem Versorgungsangebot, dessen Aufgabe es ist, Recovery zu ermöglichen, definierten beispielsweise mehrere Dienstleistungsanbieter:innen und Verwaltungsangestellte „Recovery“ als Symptomfreiheit und räumten daher Behandlungen zur Verringerung von Krankheitssymptomen und Krankenhausaufenthalten den größten Stellenwert ein. Andere Dienstleistungsanbieter:innen hingegen betonten, dass die Teilnahme an bedeutungsvollen Aktivitäten und die Partizipation in der Gesellschaft zentrale Elemente der Genesung seien. Sie legten aktuelle Literatur und Evidenznachweise zur Unterstützung ihrer Aussage vor. Diese Meinungsverschiedenheiten veranlassten das Team zu einer Diskussion und Klärung der Frage, wie der Auftrag der Einrichtung zu verstehen ist und was dies für die Erbringung der eigenen Dienstleistungen bedeutet. ***Arbeitsblatt 7.1: Strukturen, die die Durchführung von Methoden in Bezug auf Aktivität und Teilhabe beeinflussen: Aufgaben und Ziele*** wurden entwickelt, um Dienstleistungsanbieter:innen bei der Reflexion über den Auftrag und die Ziele zu unterstützen, um so die konkreten Ideen für ihr Leitbild, Konzept oder ihre Dienstleistung zu formulieren.

7.2.2 Unterstützung von Führungskräften im eigenen Arbeitsbereich für Gesundheit durch Aktivität und Partizipation gewinnen

Führungspersönlichkeiten sind Personen, die Einfluss auf die Entwicklung und Umsetzung von Dienstleistungen haben. Als solche können sie das Ausmaß bestimmen, in dem die mit Aktivität und Partizipation verbundenen Maßnahmen von der Organisation angenommen und in die alltägliche Praxis umgesetzt werden. Offizielle Führungskräfte sind Schlüsselpersonen mit Vollmacht und Verantwortung für Verwaltung, Management und Aufsichtsfunktion. In einigen Bereichen der psychiatrischen Versorgung sind Psychiater:innen zwar weder offiziell im Management noch in der Rolle als Vorgesetzte, haben jedoch ein hohes Maß an Autorität, wenn es darum geht, welches Angebot Klient:innen erhalten. Auch inoffizielle Führungskräfte sind zu informieren und zu beteiligen. Sie haben zwar keine formale Verantwortung oder offizielle Befugnis, können aber dennoch Einfluss auf andere Dienstleistungsanbieter:innen oder die Art der Leistungserbringung ausüben. Durch die Verbindungen zu den Dienstleistungsanbieter:innen kann die

Führungsebene Einfluss nehmen, um konkrete Ziele, Kenntnisse und praktische Umsetzung zu fördern. Diese Art von Verbindungen basiert darauf, dass die Dienstleistungsanbieter:innen die strikte Rollenverteilung überwinden und „auf Augenhöhe" Ideen entwickeln, wie Dienstleistungen in das Konzept und Leitbild integriert werden können, die Gesundheit und Wohlbefinden durch Aktivität und Partizipation zu fördern. ***Arbeitsblatt 7.2: Konzeptionelle Strukturen, die die Durchführung von Methoden in Bezug auf Aktivität und Teilhabe beeinflussen: Unterstützung von Führungskräften gewinnen*** enthält Leitfragen zur Reflexion über die Führungsarbeit im Versorgungsangebot.

7.2.3 Bestandsaufnahme der Ressourcen

Ob sich die Ansätze von Gesundheit und Partizipation durch Aktivität in die tägliche Organisation und Routine eines Angebotes integrieren lassen, hängt auch davon ab, ob mögliche unterstützende Ressourcen und Strukturen erkannt und mobilisiert werden können. Mit „unterstützenden Ressourcen" sind auch die Menschen gemeint, die über besonderes Interesse, fortgeschrittene Kenntnisse oder Ausbildungen im Bereich Gesundheit und Partizipation durch Aktivität in therapeutischen Ansätzen verfügen. Für diese Maßnahmen wird auch die Bereitstellung von materiellen Mitteln wichtig sein, beispielsweise Mittel für Besuche in der Community. Ebenso muss aber auch der Zeitaufwand berücksichtigt werden, um die entsprechenden Maßnahmen durchzuführen. Bei Angeboten zur Förderung der psychischen Gesundheit werden häufig allerdings nur jene Aktivitäten anerkannt, bei denen ein direkter Kontakt zwischen einem/einer Anbieter:in und einer betreuten Person besteht. Es werden aber nicht die zeitlichen Ressourcen bereitgestellt, die beispielsweise für die Betrachtung der Community und den Kompetenzaufbau erforderlich sind – Aktivitäten, die den langfristigen Zielen des Angebotes zugutekommen könnten. ***Arbeitsblatt 7.3: Strukturen, die die Durchführung von Methoden in Bezug auf Aktivität und Teilhabe beeinflussen: eine Bestandsaufnahme der Ressourcen*** bietet die Möglichkeit, darüber zu reflektieren, wie sich die Verteilung von und der Zugang zu Ressourcen auf die Durchführung von Aktivität und Partizipation auswirken.

7.2.4 Überlegungen zu Angebotsprozessen und -abläufen

Zu den hilfreichen Angebotsprozessen gehören zum Beispiel festgelegte Aktivitäten, Richtlinien und Dokumente, die die Leistungserbringung regeln und steuern. Dazu können Stellenbeschreibungen, Dienstbesprechungen, Verfahren für Betreuung, Schulung und Zertifizierung, Dienstleistungsstandards, Richtliniendokumente, routinemäßige Datenerfassung auf Angebotsebene sowie Aktivitäten und Berichte zur Dienstleistungsbewertung gehören. Jedes dieser Instrumente kann daraufhin geprüft werden, inwieweit es genutzt, verändert oder weiterentwickelt werden kann, um die Integration von Aktivitäts- und Partizipationsansätzen und entsprechenden Resultaten zu unterstützen. Solche Angebotsprozesse waren von zentraler Bedeutung für die Entwicklung von Kennzahlen für die Anpassung spezifischer Maßnahmen an die Leistungserbringung im Bereich psychosozialer Dienste. Das ressourcenorientierte Modell des Case-Managements verfügt beispielsweise über ein gut ausgearbeitetes Erhebungsinstrument, das sich sowohl auf die direkten therapeutischen Prozesse als auch auf organisatorische Strukturen und Abläufe konzentriert, um sicherzustellen, dass die Maßnahmen wie vorgesehen durchgeführt werden (Fukui et al., 2012). ***Arbeitsblatt 7.4: Strukturen, die die Durchführung von Methoden in Bezug auf Aktivität und Teilhabe beeinflussen: Angebotsverfahren und -abläufe*** bietet die Möglichkeit, über die Angebotsaspekte nachzudenken, die verbessert werden könnten, um aktivitäts- und partizipationsorientierte Methoden zu fördern.

7.2.5 Aufbau von Partnerschaften/Beziehungen/ Netzwerken

Das durchgehende Fallbeispiel veranschaulicht, wie das Dienstleistungsangebot, unterschiedliche Personen und Organisationen zusammenarbeiten, um Methoden, Ziele und Ergebnisse einer aktivitäts- und partizipationsorientierten Arbeitsweise zu fördern. Das zeigt auch, dass die Dienste die Verantwortung nicht einfach durch Überweisungen „weiterreichten", sondern überlegten, wie sie zusammenarbeiten könnten, um ein gemeinsames Anliegen und eine gemeinsame Vision zu teilen. Solche Projekte, die sich ausdrücklich die Förderung von Recovery zum Ziel gesetzt haben, indem sie Aktivität und Partizipation in den Vordergrund stellen, sind dafür am ehesten geeignet. Bei den aktuellen Untersuchungen wurden Schlüsselelemente für effektive Kooperationen im Bereich der recoveryorientierten psychischen Gesundheit in der Community ermittelt, dazu zählen die eindeutige Bestimmung der wichtigsten Interessenvertreter, die Entwicklung einer gemeinsamen Sichtweise, gegenseitiger Respekt und die Wertschätzung von Unterschieden, eine gute Kommunikation, die Einbeziehung von Dienstleistungsnutzer:innen und Familien, klare Führungsstrukturen und die Einbeziehung mehrerer Versorgungsanbieter:innen (Ng et al., 2013).
Arbeitsblatt 7.5: Strukturen, die die Durchführung von Angeboten in Bezug auf Aktivität und Teilhabe beeinflussen: Partnerschaften und Kooperationen bietet die Möglichkeit, über aktuelle und potenzielle Partnerschaften des Gesundheitsdiensts nachzudenken, die die praktischen Abläufe und die Ergebnisse in Bezug auf Gesundheit und Wohlbefinden fördern können.

7.3 Tipps zur Erhöhung des Stellenwertes von Aktivität und Partizipation auf Angebotsebene

Es gibt auch einige relativ einfache Maßnahmen, die den Stellenwert von Gesundheit und Wohlbefinden durch Aktivität und Partizipation verbessern und vielleicht zur Vorbereitung von Veränderungen auf der Angebotsebene beitragen können. Hier sind einige Beispiele:

- Die Auslage von aussagekräftigen Plakaten, Broschüren, Newslettern usw. an zentralen Orten der Leistungserbringung kann Teil gezielter Bemühungen sein, das Bewusstsein für die Bedeutung und Relevanz von Aktivitäten und Partizipation für die psychische Gesundheit und das Wohlbefinden zu schärfen.
- Erkennen und Verbreiten von Bildungsangeboten im Zusammenhang mit Aktivität und Partizipation mit dem Ziel, das Wissen und die Fähigkeiten zu verbessern, die erforderlich sind, um Veränderungen in diesem Bereich zu ermöglichen.
- Erstellen und Verbreiten von Erfahrungsberichten, wie Menschen mit schweren psychischen Erkrankungen, die im Rahmen des Angebotes betreut werden, durch Aktivität und Partizipation ihre Gesundheit und ihr Wohlbefinden verbessern konnten.
- Sammlung und Verbreitung von Qualitätsstandards im Zusammenhang mit der Förderung von Gesundheit und Wohlbefinden durch Aktivität und Partizipation.
- Austausch von veröffentlichten Forschungsergebnissen und von anderen wissenschaftlichen Arbeiten, die die Relevanz und die zugrunde liegende Evidenzbasis für Maßnahmen im Zusammenhang mit Aktivität und Partizipation hervorheben.
- Organisation und Durchführung von Veranstaltungen und Schulungen für die betroffenen (schwer psychisch erkrankten) Menschen, damit sie ihre Recovery-Geschichten im Zusammenhang mit Aktivität und Partizipation erzählen können.
- Ermittlung und Austausch der Beispiele von Initiativen anderer Dienstleistungsanbieter:innen, die sich auf die Entwicklung von Innovationen in Bezug auf Aktivität und Partizipation konzentriert haben.

7.4 Schlüsselkompetenzen

In diesem Kapitel geht es um die zugrunde liegenden Fähigkeiten, die es den Dienstleistungsanbieter:innen ermöglichen, über die tägliche Arbeit hinaus, Zusammenhänge ihrer Angebote zu verstehen und zu gestalten. Zu diesen Kompetenzen zählen:

- Teilnahme an Maßnahmen, die zur Verbesserung der Effizienz des eigenen Angebotes beitragen, mit dem Ziel, Methoden bereitzustellen, die durch Aktivität und Partizipation Gesundheit und Wohlbefinden fördern.
- Förderung eines offenen Dialogs über Methoden zu Aktivität und Partizipation auf der Angebotsebene.
- Einbeziehung der Perspektive und der Bemühungen von Dienstleistungsnutzer:innen mit dem Ziel der Verbesserung, Gestaltung und Weiterentwicklung von Methoden in Bezug auf Aktivität und Partizipation.
- Einbeziehung der Sichtweise der Familienmitglieder und der familiären Strukturen zur Förderung der Gestaltung und Entwicklung von Methoden zur Förderung von Aktivität und Partizipation.
- Förderung des Dialogs und Unterstützung der Anstrengungen zum Abbau von Konflikten zwischen den verschiedenen Dienstleistungsangeboten in Bezug auf Aktivität und Partizipation.
- Unterstützung des Angebotes bei der Auswahl der wichtigsten Interessengruppen (Einzelpersonen und Gruppen/Organisationen), die zur Unterstützung von Methoden, Zielen und Ergebnissen in Bezug auf Aktivität und Partizipation herangezogen werden könnten.
- Unterstützung des Engagements von Anbietern, die als Interessenvertretung im Bereich Aktivität und Partizipation tätig sind.

Strukturen, die die Durchführung von Methoden in Bezug auf Aktivität und Teilhabe beeinflussen: Auftrag und Ziele

1. Was sind der Auftrag und die Ziele meines Dienstleistungsangebotes?

2. Stehen der Auftrag und die Ziele meines Dienstleistungsangebotes im Einklang mit den Aktivitäts- und Partizipationsmustern der Teilnehmer:innen? Warum oder warum nicht? Welche konkreten Gedanken oder Konzepte im Auftrag und in den Zielen stehen im Zusammenhang mit der Förderung von Aktivität und Partizipation?

3. Unterstützt die Philosophie, die dem Auftrag und den Zielen des Dienstleistungsangebotes zugrunde liegt, die Beachtung von Aktivität und Partizipation?

4. Stehen die Werte, für die der/die Anbieter:in oder das Dienstleistungsangebot eintritt, im Zusammenhang mit einem Schwerpunkt auf Aktivität und Partizipation?

5. Wie verstehen andere Personen, die für oder mit diesem Dienstleistungsangebot arbeiten, den Auftrag und die Ziele? Ist ihr Verständnis auf Gesundheit und Wohlbefinden durch Aktivität und Partizipation ausgerichtet?

6. Welche vorrangigen Dienstleistungsziele können mit den Maßnahmen konkurrieren, die auf Aktivität und Partizipation als Mittel zur Förderung von Gesundheit und Wohlbefinden ausgerichtet sind?

Konzeptionelle Strukturen, die die Durchführung von Methoden in Bezug auf Aktivität und Teilhabe beeinflussen: Unterstützung von Führungskräften gewinnen

1. Wer sind die „Führungskräfte" in meiner Institution, die in einer guten Position sind, um die Verbreitung und Umsetzung von Methoden zu beeinflussen, die auf Aktivität und Partizipation ausgerichtet sind?

   Offizielle Führungskräfte: ______________________________

   Inoffizielle Führungskräfte: ______________________________

2. Welche Informationen und Evidenz kann ich mit diesen Führungskräften teilen, um den Stellenwert der Aktivität und Partizipation in der Praxis zu verbessern?

3. Welche Anregungen kann ich dazu geben, wie die Aufmerksamkeit für Aktivitäten und Partizipation als grundlegender Bestandteil der Dienstleistungserbringung gefördert werden kann?

4. Wie könnten die Zusammenhänge zwischen Aktivität und Partizipation und dem Auftrag und den Zielen des Versorgungsangebotes verdeutlicht werden, um (noch mehr) Unterstützung zu erhalten?

5. Welche Dienstleistungsanbieter:innen haben Interesse, Wissen und Erfahrung in Bezug auf die Förderung von Methoden im Zusammenhang mit Aktivität und Partizipation? Wie könnten diese Personen zusammenarbeiten, um Maßnahmen in diesem Bereich zu fördern?

Strukturen, die die Durchführung von Methoden in Bezug auf Aktivität und Teilhabe beeinflussen: eine Bestandsaufnahme der Ressourcen

1. Wer sind die Personen, die mit dem/der Dienstleistungsanbieter:in zusammenarbeiten und die ein besonderes Interesse und Engagement für Aktivität und Partizipation haben werden? Unterstützt die allgemeine Personalstruktur des Angebotes ein entsprechendes Engagement für Aktivität und Partizipation?

2. Werden die Angebotsressourcen für Maßnahmen eingesetzt, die mit Aktivität und Partizipation zu tun haben? Welche Beispiele gibt es für diese Zuteilung? Welche Beispiele gibt es, bei denen Angebote aufgrund von Finanzierungsengpässen eingeschränkt sind?

3. Wird Zeit sowohl für direkte Dienstleistungen als auch für Methoden zum Aufbau von Möglichkeiten innerhalb der Community und zum Aufbau von gemeinschaftlichen Kompetenzen im Zusammenhang mit Aktivität und Partizipation berücksichtigt und zur Verfügung gestellt? Nennen Sie einige Beispiele, wie dies geschieht und/oder nicht geschieht.

Strukturen, die die Durchführung von Methoden in Bezug auf Aktivität und Teilhabe beeinflussen: Angebotsverfahren und -abläufe

1. Welche dienstlichen Aktivitäten gibt es oder könnten genutzt werden, um das Bewusstsein und das Engagement für gesundheitsfördernde Maßnahmen und Ergebnisse zu erhöhen? (z. B. Dienstbesprechungen, Kommunikation, Bildungsveranstaltungen, Supervision)

2. Welche schriftlichen Dokumente unterstützen einen auf Aktivität und Partizipation ausgerichteten Ansatz oder könnten dies tun? (z. B. Leitbild, Konzepte, Flyer, Leistungsbeschreibungen, Arbeitsplatzbeschreibungen, Jahresberichte, Eingangsbewertungen)

3. Gibt es Vorgaben für Versorgungsangebote, die die Umsetzung von auf Aktivität und Partizipation ausgerichteten Konzepten behindern?

4. Beteiligt sich der Dienst an Initiativen, um die Erfahrung von Aktivität und Partizipation, Selbstbestimmung, Integration und Teilnahme am öffentlichen Leben der betreuten Personen zu verbessern? Falls das nicht so ist, was sind die Gründe?

Strukturen, die die Durchführung von Angeboten in Bezug auf Aktivität und Teilhabe beeinflussen: Partnerschaften und Kooperationen

1. Welche Kooperationen bestehen derzeit mit Ihrem Angebot? Haben diese das Potenzial, Methoden und Ziele in Bezug auf Aktivität und Partizipation weiterzuentwickeln?

2. Wie werden die Dienstleistungsnutzer:innen derzeit in die Entwicklung und Umsetzung von Angeboten einbezogen?

3. Wie werden familiäre Netzwerke und Angehörige derzeit in die Gestaltung der Dienstleistungsangebote einbezogen?

4. Welche Kooperationen mit Menschen/Organisationen könnten ausgeweitet werden, um Methoden, Ziele und Ergebnisse in Bezug auf Aktivität und Partizipation zu unterstützen?

	✕
Peers (Gleichaltrige oder Personen ähnlichen Alters)/Dienstleistungsnutzer:innen	
Familie	
Nachbarschaft	
Ehrenamtler:innen	
Hausärztliche Versorgung/ lokale Gesundheitsanbieter:innen/ Angebote des staatlichen Gesundheitswesens	
Angebote der Wohlfahrt (Caritas, Rotes Kreuz, religiöse Gemeinschaften ...)	

	✕
Wohnen	
Arbeitsplätze	
Bildung	
Medien	
Nicht staatliche Organisationen	
Sonstiges	

7

Arbeitsblatt 7.5

Kapitel 8

Evaluierung von Aktivität und Partizipation als Grundlage, um über die Entwicklung von Dienstleistungen zu informieren

Übersetzt von Sonja Lambracht

Jamies und Afsanahs Arbeitgeber machte möglich, dass die in die Dienstleistung routinemäßig integrierten Methoden in Zusammenhang mit Aktivität und Partizipation auch in die Qualitätssicherung aufgenommen wurden.

Jamie und Afsanah waren federführend bei der Auswertung der Antworten zu ***Arbeitsblatt 2.15: Ein Messinstrument für Gesundheit und Wohlbefinden durch Aktivität und Teilhabe.*** Sie erfassten die Antworten aller Personen, die die Dienstleistung erhalten hatten, wobei sie sich auf deren Aktivitäts- und Partizipationsmuster über einen Zeitraum von zwei Jahren konzentrierten. Sie nutzten die Unterstützung von Studierenden, die an dem Angebot beteiligt waren, zum einen, um die ihnen zur Verfügung stehenden Ressourcen zu erweitern und zum anderen, um die Kompetenzen der Studierenden im Bereich der Angebotsevaluation zu fördern.
Zunächst stellten sie die Antworten in einem Format zusammen, das eine leicht verständliche Beschreibung der Daten aus der Ersterhebung (dem ersten Zeitpunkt der Aktivitätsmessung) ermöglichte. Insgesamt lagen die Antworten von 40 Personen vor. Dies entsprach etwa 20 % der Gesamtpopulation der Teilnehmer:innen, die in diesem Zeitraum von ihrer Einrichtung betreut wurden. Die Antworten bei dieser Ersterhebung entsprachen dem Bild von Personen, die ihre Aktivitäts- und Partizipationsmuster als unzureichend in Bezug auf wichtige Dimensionen von Gesundheit und Wohlbefinden erleben. Die Messung wurde für diese Personen nach sechs Monaten und einem Jahr erneut durchgeführt. In den beiden Follow-up-Zeiträumen nahmen 34 Personen an der Erhebung teil. Jamie und Afsanah berechneten die Mittelwerte für jede Dimension über die drei Messzeitpunkte hinweg. Sie stellten fest, dass sich die Bewertungen in jeder Dimension entweder verbessert hatten oder gleich geblieben waren. Positive Veränderungen waren vor allem in den Bereichen soziale Kontakte, körperliche Aktivität, Entwicklung von Wissen und Fähigkeiten, Ausgewogenheit/Abwechslung sowie Werte und Überzeugungen festzustellen.

Jamie und Afsanah stellten diese Ergebnisse in einer Teambesprechung vor. Begeistert von den Veränderungen, entstand die Idee, die Skala so anzupassen, dass auch die statistische Signifikanz der Veränderung untersucht werden kann. Der/die für die Qualitätssicherung zuständige Mitarbeiter:in erklärte sich bereit, mit Jamie und Afsanah zusammenzuarbeiten, um diese Möglichkeit zu schaffen. Die Diskussionen konzentrierten sich auch auf einige Bereiche mit geringen Veränderungen und darauf, wie speziell diese Bereiche im Konzept berücksichtigt sind. Die Notwendigkeit von mehr Schulungen und Supervision in bestimmten Bereichen wurde erörtert. Jamie und Afsanah wurden beauftragt, die Ergebnisse der Evaluation auch an die Nutzer:innen der Dienstleistung und ihre Familien weiterzugeben, um deren Eindrücke von den Ergebnissen und den Auswirkungen auf die Angebote zu erfahren. In den Gesprächen mit den Familien und Nutzer:innen des Angebotes wurden beispielsweise die Notwendigkeit der Entwicklung weiterer Kooperationen angesprochen und Möglichkeiten für neue Initiativen aufgezeigt.

Reflexionsfragen:

1. Die Dienstleistung in diesem Fallbeispiel hat eine etablierte Qualitätssicherung. Wenn es kein solches Vorgehen gäbe, welche Strategien könnten Jamie und Afsanah anwenden, um eine Evaluation auf der Angebotsebene in Bezug auf Aktivität und Partizipation zu implementieren?
2. Welche anderen Erhebungsinstrumente könnten von einem Angebot verwendet werden, um die Veränderungen bei Aktivität und Partizipation der betreuten Personen zu erheben?
3. Der/die Anbieter:in im Fallbeispiel ist offen für die Nutzung von Evaluationsergebnissen als Grundlage, um Arbeitsabläufe zu reflektieren. Auf welche Schwierigkeiten können Dienstleistungsanbieter:innen bei der Nutzung solcher Ergebnisse aus der Evaluation in der Praxis stoßen? Welche Strategien können eingesetzt werden, um die Nutzung solcher Daten bei der Angebotsentwicklung zu fördern?

Dieses Kapitel enthält folgendes Arbeitsblatt:

Arbeitsblatt 8.1: Informationen über Aktivität und Partizipation auf der Angebotsebene präsentieren.

Dieses Kapitel enthält folgendes Informationsmaterial:

Information 8.1: Eine Übersicht zur Darstellung von Informationen über Gesundheit durch Aktivität auf der Angebotsebene (Beispiel).

8.1 Der potenzielle Nutzen einer Evaluation von Aktivität und Partizipation auf der Angebotsebene

Angebotsevaluationen sind systematische Prozesse zur Sammlung, Synthese und Interpretation von Informationen über die Qualität bestimmter Aspekte der angebotenen Dienstleistungen. Es gibt eine Vielzahl an Möglichkeiten der Qualitätssicherung, die für verschiedene Zwecke entwickelt wurden. Von besonderer Bedeutung für den Ansatz *Handeln ermöglichen – Trägheit überwinden* ist die klientenzentrierte Evaluation – die Patton (2008) als nutzerorientierte Evaluation beschreibt – die „für und mit den Teilnehmer:innen für spezifische, beabsichtigte Zwecke" durchgeführt wurde (S. 37). Nutzerorientierte Evaluationen sind so angelegt, dass sie die Bedürfnisse und die Mitwirkung der Nutzer:innen über Informationen zur Erhebung berücksichtigen, relevante Informationen über die Folgen des Dienstleistungsangebotes liefern und die Überlegung fördern, „was funktioniert" und welche Anpassungen oder Veränderungen zur Verbesserung der Dienstleistungserbringung vorgenommen werden könnten.

Qualitätssicherung in Bezug auf Aktivitäts- und Partizipationsmuster kann einen wichtigen Beitrag zur Unterstützung einer recoveryorientierten Praxis leisten. Zu den psychosozialen Bereichen, die häufig in Evaluationen im Bereich der psychischen Gesundheit der Community einbezogen werden, gehören beispielsweise der Beschäftigungsstatus und die Bewertung der allgemeinen Angebote der Community. Dies sind zwar wichtige Bereiche, aber sie erfassen möglicherweise nicht die wichtigen Dimensionen von Gesundheit und Wohlbefinden, die durch andere Formen von Aktivität und Partizipation erreicht werden können. Eine Untergruppe der unterstützten Zielgruppe könnte beispielsweise „arbeitslos" sein, aber dennoch sinnvolle und gesundheitsfördernde Aktivitäts- und Partizipationsmuster ausüben, während andere hohe Werte im Bereich Partizipation in der Community erzielen können, während sie ein Alltagsleben ohne gesundheitsfördernde Aktivitäten und Partizipation führen. Häufig beziehen sich die Ergebnisse auf Aktivität und Partizipation, fördern aber nicht direkt das Verständnis für die Erfahrung des Einzelnen – Erfahrungen wie Inklusion und Empowerment.

Es gibt gute Gründe für eine systematische Evaluation der Bemühungen von Dienstleistungsanbieter:innen, die Aktivitäts- und Partizipationsmuster von Teilnehmer:innen sinnvoll zu beeinflussen. Wie in Kapitel 7 beschrieben, kann die Integration von aktivitäts- und partizipationsorientierten Angeboten in die routinemäßige Dienstleistungserbringung durchaus ein komplexes Unterfangen sein. Die Umsetzung und Aufrechterhaltung dieser Angebote – gerade im Hinblick auf die vielfältigen, miteinander konkurrierenden Anforderungen an die Dienstleistungsanbieter:innen, die begrenzten Ressourcen und die etablierten Routinen – kann verbessert werden, wenn Daten aus der Qualitätssicherung für eine kontinuierliche Verbesserung genutzt werden können. Dazu gehört es auch, bei den geplanten Veränderungen, die beabsichtigten und unbeabsichtigten Folgen und möglichen Lösungen für die aufgetretenen Probleme in die Überlegungen einzubeziehen.

Die Entwicklung eines umfassenden Evaluationsprozesses würde den Rahmen dieses Textes sprengen, aber dieses Kapitel bietet Ideen für einige relativ einfache Möglichkeiten, um mit der Sammlung und Synthese von Erkenntnissen über Aktivitäts- und Partizipationsmuster zu beginnen und so Einfluss auf die kontinuierliche Verbesserung des eigenen Angebotes zu nehmen.

8.2 Evaluation auf Angebotsebene mit dem Fokus auf Aktivitäts- und Partizipationsmuster

Die Interventionen und Ansätze, die in diesem Manual beschrieben sind, verdeutlichen die Notwendigkeit der Evaluation auf Angebotsebene, damit dort Gesundheit und Wohlbefinden durch Aktivität und Partizipation umfassender berücksichtigt werden. In diesem Fall könnten die Evaluationsfragen beispielsweise wie folgt lauten:

- Erleben die Teilnehmer:innen des Angebotes Aktivitäts- und Partizipationsmuster, die mit Gesundheit und Wohlbefinden vereinbar sind?
- Ist bei den Aktivitäts- und Partizipationsmustern der Teilnehmer:innen ein breites Spektrum an Möglichkeiten, Balance und Übereinstimmung mit ihren persönlichen Werten und Überzeugungen erkennbar?
- Ist durch die Aktivitäts- und Partizipationsmuster der Teilnehmer:innen Inklusion, Empowerment und Bürgerbeteiligung erkennbar?

Evaluationsmethoden können qualitativer oder quantitativer Natur sein. Qualitative Evaluationsmaßnahmen auf Angebotsebene können in Form von Einzelinterviews, Fokusgruppen oder der Analyse von Dokumenten, z. B. von gesundheitsbezogenen Daten, erfolgen. Ziel ist, umfassend zu beschreiben und zu verstehen, wie die Teilnehmer:innen Gesundheitsangebote durch Aktivität erleben, ob die Angebote mit ihren persönlichen Überzeugungen und Werten übereinstimmen und inwiefern diese zu ihrer Gesundheit und Wohlbefinden beitragen. Auf diese Weise geben sie einen Einblick in die Bedeutungen, die mit Aktivität und Partizipation verbunden sind.
Die qualitative Evaluation ist besonders gut geeignet, um die Komplexität der Veränderung so zu erfassen, dass die Ergebnisse genutzt werden können, das Angebot in der Durchführung zu verbessern. Beispielsweise könnten durch Fokusgruppen gemeinsame Themen in Hinblick auf die Herausforderungen, die die Menschen bei ihren Bemühungen zur Verwirklichung von Gesundheit durch Aktivität erleben, aufgedeckt werden. Es könnten auch spezifische Problemsituationen benannt werden, die sie bei der Nutzung der Angebote erleben. Außerdem könnte aufgezeigt werden, wodurch solche Angebote besonders unterstützend wirken, und unerwartete Kraftquellen bewusst gemacht werden, die in zukünftigen Situationen mobilisiert werden können.

Die breite Palette an Methoden zur Sammlung von Informationen in qualitativen Ansätzen kann möglicherweise auch im Rahmen bedeutungsvoller Aktivitäten umgesetzt werden. Zum Beispiel kann die Verwendung von Fotografie oder anderen Formen der Kunst in der Evaluation die Erfahrungen von Recovery einfangen, besonders die, die nicht leicht in Worte zu fassen sind, und so auch eine bedeutungsvolle Möglichkeit für Aktivität und Partizipation schaffen (Casey & Webb, 2019; Mizock et al., 2015).

Quantitative Evaluationen konzentrieren sich auf die objektive Messung von Status und Veränderung. Einige der in diesem Manual enthaltenen Arbeitsblätter können angepasst werden, um damit Veränderungen im Zeitverlauf zu erheben. Zum Beispiel das ***Arbeitsblatt 2.1: Tägliches Zeitnutzungsprotokoll*** kann im Laufe der Zeit wiederholt werden, um Veränderungen bei den Aktivitäten und der Partizipation aufzuzeigen, insbesondere Veränderungen in der Bandbreite der genutzten Möglichkeiten und der Balance.

Arbeitsblatt 2.15: Ein Messinstrument für Gesundheit und Wohlbefinden durch Aktivität und Teilhabe kann eingesetzt werden, um Informationen auf Angebotsebene sowie Informationen über individuelle Veränderungen zu sammeln. Das Instrument könnte dann einen Überblick über den Status der Teilnehmerpopulation in Bezug auf das Ausmaß von Gesundheit und Wohlbefinden durch Aktivitäts- und Partizipationsmuster liefern und mit Wiederholungsmessungen zeigen, inwieweit Veränderungen von Aktivitäts- und Partizipationsmustern bei der Teilnehmerpopulation auftreten.

Die Analyse und Interpretation der Daten wird durch ein Evaluationskonzept erleichtert, das die gesammelten Daten in einem leicht verständlichen Format darstellt. Dadurch soll der Dialog zwischen den verschiedenen Akteur:innen gefördert werden, um unterschiedliche Perspektiven zu erhalten. Zum Beispiel könnten qualitative Daten rund um Schlüsselthemen gruppiert werden, die mit vielen konkreten Zitaten aus den Daten belegt werden. Quantitative Daten können mithilfe von Tabellen anderen visuellen Darstellungen zugeordnet werden, die die Bereiche aufzeigen, zu den Daten erhoben wurden. So wird ein klarer Bezug zur Teilnehmerpopulation hergestellt.

Arbeitsblatt 8.1: Informationen über Aktivität und Partizipation auf der Angebotsebene präsentieren und *8.2: Informationen über Aktivität und Partizipation auf der Angebotsebene präsentieren (Beispiel)* zeigen, wie die mit dem *Arbeitsblatt 2.15: Ein Messinstrument für Gesundheit und Wohlbefinden durch Aktivität und Teilhabe* erhobenen Informationen präsentiert werden können, um Veränderungen im Laufe der Zeit aufzuzeigen. Dieses Konzept kann angepasst werden, falls weitere Informationen hinzugefügt werden sollen. Beispielsweise kann die Ersterhebung durch Einbeziehung von Übersichtsdaten so angepasst werden, dass sie prozentuale Ergebnisse aller Teilnehmer:innen zeigt. Die Darstellung der Veränderungen im Zeitverlauf kann so angepasst werden, dass Informationen über Standardabweichungen und zur statistischen Signifikanz der jeweiligen Veränderung berücksichtigt werden.

Die Interpretation wird besonders interessant, wenn durch die gesammelten Informationen dringende und bedeutsame Fragen aufgeworfen werden. Anbieter:innen könnten sich z. B. die Frage stellen, wie überhaupt sinnvolle Veränderung im Bereich gesundheitsfördernder Aktivitäten, Partizipation und Wohlbefinden definiert werden soll. Sie könnten auch prüfen, wie Gesundheit durch Aktivität in verschiedenen Untergruppen der Teilnehmer:innen erlebt wird, oder ob bestimmte Gruppen eher einen Zugang zu diesen Diensten finden oder davon profitieren. So könnten z. B. Unterschiede in Bezug auf Geschlecht, Alter, Behinderungsgrad, ethnische Herkunft, ethnische Zugehörigkeit und sexuelle Orientierung in Betracht gezogen werden.

8

8.3 Weiterentwicklung und kontinuierliche Verbesserung des Angebotes durch Evaluation von Aktivität und Partizipation auf der Konzeptebene

Das Ziel der „kontinuierlichen Verbesserung bei der Grundannahme von Gesundheit durch Aktivität" ist es, die systematische Programmevaluation für den fortlaufenden Prozess der Angebotsentwicklung und -anpassung zu nutzen. Dadurch sollen Anbieter:innen und andere Akteur:innen des Angebotes (einschließlich der Teilnehmer:innen) an der Reflexion der Erkenntnisse beteiligt werden. Mögliche Fragen in diesem Zusammenhang sind:

- Was haben die Teilnehmer:innen über Wohlbefinden und Gesundheit durch Aktivität gelernt?
- Stimmen die Ergebnisse mit den Zielen und Absichten des Angebotes überein oder gibt es Diskrepanzen?
- Wie können diese Erkenntnisse mit anderen relevanten Informationen im Bereich psychischer Gesundheit verglichen werden?
- Welche Informationen haben wir darüber, wie die Dienstleistungen im Zusammenhang mit Aktivität und Partizipation tatsächlich erbracht wurden? Welche Aspekte der Intervention wurden routinemäßig erbracht und welche nicht? Und warum?
- Was kann von anderen Initiativen und Angeboten für die Weiterentwicklung gelernt werden?
- Welche Aktivitäten des Angebotes erscheinen effektiv für Partizipation und Gesundheitsförderung und welche nicht?
- Gibt es bei den Aktivitäts- und Partizipationsmustern besondere Aspekte, die besonders beachtet werden müssen?
- Gibt es bestimmte Untergruppen, die mehr oder weniger von den Angeboten für Aktivität und Partizipation profitieren? Was könnte dies für die Praxis der Dienstleistungsanbieter:innen bedeuten?
- Welche Initiativen sollten auf Angebotsebene umgesetzt werden, um die o. g. Bereiche anzugehen, die besonderer Aufmerksamkeit bedürfen?

Diese letzte Frage ist für eine kontinuierliche Verbesserung vielleicht besonders wichtig. Sie betrifft die Arbeit aller Dienstleistungsanbieter:innen: Aktivitäten und Strukturen sollen ständig hinterfragt und jeweils so organisiert werden, dass möglichst alle Teilnehmer:innen der Zielgruppe Zugang dazu haben. Ein mögliches Ergebnis könnte sein, dass Teilnehmer:innen bedeutungsvolle Aktivitäten wünschen, mit denen sie einen Beitrag für eine größere Gemeinschaft leisten können. Der/die Dienstleistungsanbieter:in könnte dann Kooperationen mit dem örtlichen Seniorenzentrum, religiösen Einrichtungen, Sozialdiensten, Wohlfahrtsverbänden und anderen Organisationen des Gemeinwesens aufbauen, um eine Reihe von echten Möglichkeiten für diese Art des Eingebundenseins zu ermöglichen. Auf diese Weise könnte auch der Gedanke unterstützt werden, dass Programmaktivitäten im Zusammenhang mit der Bewertung und Entwicklung von gemeinwesenorientierten Angeboten sinnvoll sind, und es könnten Überlegungen darüber angestellt werden, wie die Angebotsressourcen dafür eingesetzt werden können.

8.4 Schlüsselkompetenzen

Die mit diesem Kapitel verbundenen Kompetenzen gehen davon aus, Haltung, Wissen und Fertigkeiten, die den Aktivitäts- und Partizipationsangeboten des/der Dienstleistungsanbieter:in auf der Angebotsebene zugrunde liegen, zu evaluieren, um das Angebot weiterzuentwickeln und die laufende Entwicklung von Dienstleistungen zu fördern. Die Kompetenzen im Zusammenhang mit der Qualitätssicherung in diesem Bereich betonen auch den Einbezug der Hauptakteure und der Werte, die den Aktivitäten und Partizipationsangeboten zugrunde liegen. Zu diesen Kompetenzen gehören:

- Die Zusammenarbeit mit den bestehenden Qualitätssicherungsprozessen und -ressourcen, um die Evaluation von Aktivitäts- und Partizipationsmustern voranzutreiben.
- Die Formulierung von Fragestellungen für die Evaluation, auf Grundlage der Werte und Methoden der aktivitäts- und partizipationsorientierten Dienstleistungserbringung.
- Die Auswahl von Methoden zur Qualitätssicherung, die zum Kontext des Angebotes passen und dort umsetzbar sind.
- Die Mitwirkung an der Konzeption, Datenerfassung, Interpretation und Weitergabe der Evaluationsergebnisse, mit Schwerpunkt auf Aktivität und Partizipation.
- Die Förderung einer kontinuierlichen Praxisverbesserung in Bezug auf Aktivität und Partizipation durch die Evaluation des Dienstleistungsangebotes.
- Der Einbezug der wichtigsten Interessengruppen, einschließlich der Teilnehmer:innen und ihrer Familien in den Evaluationsprozess.
- Die Planung und Gestaltung von Initiativen auf der Dienstleistungsebene, die sich auf Fragen konzentrieren, die durch die Qualitätssicherungsmaßnahmen im Zusammenhang mit der Verbesserung von Aktivität und Partizipation aufgeworfen wurden.

8

Informationen über Aktivität und Partizipation auf der Angebotsebene präsentieren

Übersicht der Veränderungen über einen Zeitraum auf Grundlage von ***Arbeitsblatt 2.15: Ein Messinstrument für Gesundheit und Wohlbefinden durch Aktivität und Teilhabe.***

Gesamtzahl der Teilnehmer:innen an der Erhebung: N = ____________________

	------------- Wertungen: Anzahl der Teilnehmer:innen -------------									
Ich könnte profitieren, wenn mein Tag mehr von folgenden Aspekten hätte ...	**1**	**2**	**3**	**4**	**5**	**6**	**7**	**8**	**9**	**10**
1. Ausgewogenheit in meinem Alltag										
2. Ich lebe meine Werte und Überzeugungen										
3. Ich sorge für mich selbst										
4. Meinen Geist und meine Sinne aktivieren										
5. Körperliche Aktivität und Bewegung										
6. Identität zum Ausdruck bringen										
7. Entwicklung von Wissen, Fähigkeiten und Können										
8. Vergnügen und Freude erleben										
9. Mit anderen in Kontakt treten										
10. Einen Beitrag zur Gesellschaft und zu meiner Community leisten										
11. Sicherheit und Wohlstand schaffen										
12. Zugang zum Community-Umfeld										

Übersicht der Veränderung über einen Zeitraum

Gesamtzahl der Teilnehmer:innen: ________________________

Ich könnte profitieren, wenn mein Tag mehr von folgenden Aspekten hätte ...	Baseline Erhebung (Mittelwert)	Follow-Up Evaluation nach __ Monaten (Mittelwert)	Follow-Up Evaluation nach __ Monaten (Mittelwert)	Unterschied zwischen Baseline und letztem Follow-up: (Zutreffendes bitte ankreuzen) – negativ = 2 oder mehr Punkte Abnahme neutral = keine Veränderung + positiv = 2 oder mehr Punkte Zunahme
1. Ausgewogenheit in meinem Alltag				( ) – negativ ( ) neutral ( ) + positiv
2. Ich lebe meine Werte und Überzeugungen				( ) – negativ ( ) neutral ( ) + positiv
3. Ich sorge für mich selbst				( ) – negativ ( ) neutral ( ) + positiv
4. Meinen Geist und meine Sinne aktivieren				( ) – negativ ( ) neutral ( ) + positiv
5. Körperliche Aktivität und Bewegung				( ) – negativ ( ) neutral ( ) + positiv
6. Identität zum Ausdruck bringen				( ) – negativ ( ) neutral ( ) + positiv
7. Entwicklung von Wissen, Fähigkeiten und Können				( ) – negativ ( ) neutral ( ) + positiv
8. Vergnügen und Freude erleben				( ) – negativ ( ) neutral ( ) + positiv
9. Mit anderen in Kontakt treten				( ) – negativ ( ) neutral ( ) + positiv
10. Einen Beitrag zur Gesellschaft und zu meiner Community leisten				( ) – negativ ( ) neutral ( ) + positiv
11. Sicherheit und Wohlstand schaffen				( ) – negativ ( ) neutral ( ) + positiv
12. Zugang zum Community-Umfeld				( ) – negativ ( ) neutral ( ) + positiv

Informationen über Aktivität und Partizipation auf der Angebotsebene präsentieren (Beispiel)

Hintergrund:

I. Status der Baseline-Messung Gesundheit und Wohlbefinden durch Aktivität und Partizipation

Gesamtzahl der Teilnehmer:innen: N = 40

	Wertungen: Anzahl der Teilnehmer:innen									
Ich könnte profitieren, wenn mein Tag mehr von folgenden Aspekten hätte ...	**Sehr zutreffend 1**	**2**	**3**	**4**	**5**	**6**	**7**	**8**	**9**	**nicht zutreffend 10**
1. Ausgewogenheit in meinem Alltag	7	8	8	10	6	1	0	0	0	0
2. Ich lebe meine Werte und Überzeugungen	6	8	10	6	10	0	0	0	0	0
3. Ich sorge für mich selbst	2	2	5	7	7	5	7	4	1	0
4. Meinen Geist und meine Sinne aktivieren	7	9	8	10	4	2	0	0	0	0
5. Körperliche Aktivität und Bewegung	5	6	10	10	6	1	2	0	0	0
6. Identität zum Ausdruck bringen	5	7	6	8	10	2	2	0	0	0
7. Entwicklung von Wissen, Fähigkeiten und Können	5	8	10	10	6	1	0	0	0	0
8. Vergnügen und Freude erleben	6	9	7	7	10	0	0	1	0	0
9. Mit anderen in Kontakt treten	6	6	6	7	5	1	3	4	2	0
10. Einen Beitrag zur Gesellschaft und zu meiner Community leisten	7	7	7	6	5	3	4	1	0	0
11. Sicherheit und Wohlstand schaffen	12	10	5	10	0	3	0	0	0	0
12. Zugang zum Community-Umfeld	3	3	5	5	10	5	4	2	2	1

II. Übersicht der Veränderung über einen Zeitraum

Gesamtzahl der Teilnehmer:innen: N = 40, N=38, N=34

Ich könnte profitieren, wenn mein Tag mehr von folgenden Aspekten hätte …	**Baseline Erhebung (Mittelwert)**	**Follow-Up Evaluation nach 6 Monaten (Mittelwert)**	**Follow-Up Evaluation nach 12 Monaten (Mittelwert)**	**Unterschied zwischen Baseline und letztem Follow-up: (Zutreffendes bitte ankreuzen)** **– negativ = 2 oder mehr Punkte Abnahme** **neutral = keine Veränderung** **+ positiv = 2 oder mehr Punkte Zunahme**
1. Ausgewogenheit in meinem Alltag	3.1	5.4	5.7	() – negativ () neutral (x) + positiv
2. Ich lebe meine Werte und Überzeugungen	3.2	5.2	5.3	() – negativ () neutral (x) + positiv
3. Ich sorge für mich selbst	5.1	5.6	6	() – negativ (x) neutral () + positiv
4. Meinen Geist und meine Sinne aktivieren	3.0	4.2	4.5	() – negativ (x) neutral () + positiv
5. Körperliche Aktivität und Bewegung	3.4	5.2	5.1	() – negativ () neutral (x) + positiv
6. Identität zum Ausdruck bringen	3.6	4.1	4.3	() – negativ (x) neutral () + positiv
7. Entwicklung von Wissen, Fähigkeiten und Können	3.2	5.8	5.9	() – negativ () neutral (x) + positiv
8. Vergnügen und Freude erleben	3.3	4.0	4.8	() – negativ (x) neutral () + positiv
9. Mit anderen in Kontakt treten	4.2	5.3	6.2	() – negativ () neutral (x) + positiv
10. Einen Beitrag zur Gesellschaft und zu meiner Community leisten	3.6	3.7	3.9	() – negativ (x) neutral () + positiv
11. Sicherheit und Wohlstand schaffen	2.6	2.9	3.2	() – negativ (x) neutral () + positiv
12. Zugang zum Community-Umfeld	4.9	5.5	5.5	() – negativ (x) neutral () + positiv

Anhang A

Zusätzliche Fallbeispiele

Übersetzt von Inken Hullen

Fallbeispiel 1 – Sol

Sol (47 Jahre alt) verbrachte die letzten Jahre in Notunterkünften, bei Freunden und lebte auf der Straße, wenn er keine psychiatrische Versorgung in einem Krankenhaus erhielt. Er ist erst kürzlich in ein neues psychiatrisches Wohnheim eingezogen. Der Apartmentkomplex besteht ausschließlich aus Einzelwohnungen (keine Mitbewohner:innen) mit Gemeinschaftsbereichen für Sozialisierung und Gruppenprozesse, die durch das Personal begleitet werden. Die Bewohner:innen werden in ihren Apartments sowie im Alltag durch das Fachpersonal unterstützt.

Die meisten Tage verbringt Sol damit, durch die örtlichen Straßen und Parks zu spazieren. Die Dienstleistungsanbieter:innen für psychische Gesundheit der Gemeinde kennen die von Sol genutzten Bereiche und können ihn dort aufsuchen, um mit ihm in Kontakt zu treten. Sol ist an ihrer Hilfe nicht besonders interessiert, genießt aber den Kaffee, den der Besuch mit sich bringt. Er äußert, dass die Mitarbeiter:innen nichts anderes für ihn tun als das Krankenhauspersonal – „Ihr sagt mir einfach alle, was ich tun soll".

Kyrie, Sols Dienstleistungsanbieterin, hat Bedenken wegen seiner täglichen Aktivitäten. Kyrie merkt an, dass Sol wenig Struktur in seinem Alltag hat und sich seit dem Einzug in seine eigene Wohnung im Tagesablauf kaum etwas verändert hat.

Kyrie hat beobachtet, wie Sol auf der Straße brüllte und scheinbar auf Stimmen reagierte, die er hörte. Das Team befürchtet, dass er für Drogendealer anfällig ist und häufig „Jobs" für sie erledigt, um Geld oder Zigaretten zu beschaffen. **Als Kyrie sich mit Sol trifft, ist dessen Körperpflege deutlich vernachlässigt und Kyrie ist besorgt, wie sich dies auf seine Integration in die soziale Gemeinschaft seines Wohnheims auswirken könnte.**

Während ihres letzten Treffens erkundigte sich Kyrie, wie sich Sol in seiner neuen Wohnung eingelebt hat. Auf Kyries Fragen antwortete Sol, dass er sich in seiner Wohnung langweile und erklärte, dass er keine sozialen Interaktionen mit anderen Bewohner:innen des Wohnheims habe. Kyrie hat das Gefühl, dass Sol weiterhin so lebt, als wäre er „obdachlos, aber untergebracht".

Kyrie bespricht die Herausforderungen, denen Sol gegenübersteht, mit dem Team für psychische Gesundheit, um auch deren Eindruck zu erhalten. Im Team besteht eine gemeinsame Besorgnis über Sols Aktivitäts- und Partizipationsmuster, seine Anfälligkeit für Drogendealer und andere Gefährdungen auf der Straße sowie seine mangelnden Kontakte innerhalb seiner Wohnumgebung. Das Team bespricht, wie wichtig es ist, Sol bei seiner Anpassung an sein neues Zuhause zu unterstützen, da es sich der Herausforderungen des Übergangs von der Obdachlosigkeit zur Unterbringung bewusst ist. Sie stimmen darin überein, dass der Blick auf seine Aktivitäts- und Partizipationsmuster eine Unterstützung sein könnte, sich in seiner neuen Umgebung zurechtzufinden und zu seiner Gesundheit und seinem Wohlbefinden beitrage.

Sich auf Veränderungen vorbereiten

Beim nächsten Treffen teilt Kyrie Sol die Bedenken des Teams wegen seiner Aktivitäts- und Partizipationsmuster mit. Kyrie präsentiert ihre Perspektiven und geht dabei sensibel mit dessen Wahrnehmung um, die Mitarbeiter:innen des psychiatrischen Versorgungssystems würden ihm „sagen, was er tun soll". Kyrie beschreibt den Zusammenhang zwischen psychischer Gesundheit und Aktivitätsmustern. Sie reden speziell darüber, welchen Beitrag die Wohnsituation dazu leistet. Kyrie erzählt Sol, wie **Menschen mit vergleichbaren Lebenserfahrungen** davon berichten, wie Obdachlosigkeit sich auf die täglichen Routinen und die damit verbundenen gemeinschaftlichen und sozialen Verbindungen auswirke. Sie beschreibt die Veränderung zum Wohnen in einer Einrichtung als einen ersten Veränderungsschritt. Obwohl es ihm widerstrebt, stimmt Sol zu, sich seine derzeitigen Aktivitäten und Partizipation gemeinsam mit dem Helfersystem anzusehen und sich „wegen seiner Langeweile helfen zu lassen". Sol vervollständigt gemeinsam mit Kyrie die Arbeitsblätter über seine derzeitigen Betätigungsmuster und welche Vorteile er davon hat. Es ist ihm unangenehm, die Arbeitsblätter zu bearbeiten, aber Kyrie erklärt ihm die Ideen hinter den Arbeitsblättern und wie sie für ihn relevant sein könnten. Zum Beispiel ist er zunächst unsicher, wie er mit seinen Aktivitäten seine „Werte ausdrücken" kann, nach weiterer Klärung stellt er fest, dass ihn, obwohl er ein Einzelgänger ist, die anderen Menschen auf der Straße interessieren. Kyrie beobachtet, dass Sols Reflexion der Beschreibung des Teams ähnlich ist. Seine Aktivitäten sind grundsätzlich passiv und haben nur wenig Bedeutung für ihn. Kyrie und Sol einigen sich darauf, bei ihrem nächsten Termin weiter an Sols Aktivitätsmustern zu arbeiten und dabei sein Wohlbefinden und seine Bedürfnisse zu berücksichtigen.

Die eigenen Aktivitätsmuster verstehen

Mit Kyries Unterstützung konnte Sol erkennen, mit welchen Aktivitäten er den Tag verbrachte. Kyrie überprüfte die Protokolle, die Sol für die letzten beiden Tage fertiggestellt hatte, und bemerkte Lücken im Protokoll oder lange Phasen, in denen er einfach spazieren gegangen ist. Als erstes befragte Kyrie Sol über das Spazierengehen und erfuhr dabei, dass er, obwohl er manchmal ziellos umherging, einen Teil seiner Zeit damit verbrachte, zu Schutz- und Anlaufstellen zu gehen, die er früher häufig besuchte. Kyrie reflektierte, was ihr über seine früheren Muster bekannt war, und fragte sich, ob er vielleicht einige Aktivitäten nicht notiert hatte, die illegal sein könnten. Kyrie erklärte Sol den Zweck des Zeitnutzungsprotokolls als ein Instrument zur Unterstützung bei der Verbesserung seiner Gesundheit, des Wohlbefindens und des Erfolgs bei der Anpassung seiner Wohnsituation. Kyrie versicherte Sol, dass in dem gemeinsamen Prozess nicht über ihn geurteilt werde und eine möglichst vollständige Informationssammlung ein besseres Ergebnis ermögliche. Mit Kyries Unterstützung gelang es Sol, die Lücken weiter zu füllen, und er gab zu, in diesen Zeiten Drogen gegen Zigaretten auszuliefern und auch Betteltätigkeiten nachzugehen. Bei der unterstützten Reflexion seiner Aktivitäten konnte Sol auch die Risiken einiger seiner Aktivitäten erkennen. Er war sich jedoch nicht sicher, ob er diese Aktivitäten verändern möchte, da sie ihm zusätzliche Einnahmen und Ressourcen ermöglichen. Er merkte an, dass sein Tag keine Struktur hatte, und erklärte: „Der Tag ist ziemlich ähnlich zu der Zeit, als ich keine Wohnung hatte." Die meiste Zeit verbrachte er mit Aktivitäten, die unmittelbar über die Zeit der Aktivität hinaus wenig richtungsweisend waren oder keinen Zweck verfolgten.

Kyrie bemerkte, dass Sol, obwohl er während der Spaziergänge mit anderen interagierte, bei den meisten seiner Aktivitäten aber trotzdem allein war. Bei der Überprüfung des täglichen Zeitnutzungsprotokolls kommentierte Sol, wie begrenzt seine Aktivitäten waren, und bestätigte, dass dies zu seiner Langeweile beitrage. Kyrie bemerkte außerdem, dass Sol sich weitestgehend tagsüber ausruhte und seine Aktivitäten abends und nachts stattfanden. Als Sol die Dimensionen seiner Aktivitäten und seiner Teilhabe anhand der Arbeitsblätter untersuchte, stellte er fest, dass er wenig Freude an seinen Aktivitäten und seiner Teilhabe verspürte; ihm fehlte die Verbindung zu seiner Community und er hatte nicht die Möglichkeit, seine Werte auszudrücken. Sol bemerkte, dass er es schätze, anderen zu helfen, und dass er während seiner Spaziergänge bei anderen nachsehe, um sicherzugehen, dass bei ihnen alles in Ordnung sei. Bei Bedarf helfe er dann. Während er die Arbeitsblätter ausfüllte und reflektierte, bemerkte Sol, dass er sich auf die wöchentlichen Anrufe seines Bruders freute und dass sein Bruder möchte, dass Sol sich mehr in die Gruppenaktivitäten und die Wohngemeinschaft integriere. Sein Bruder meint auch, dass es gut wäre, wenn er vielleicht wieder einen Sport ausüben würde, so wie er es früher während seiner Schulzeit gemacht habe.

Eine schnelle Veränderung vornehmen

Kyrie merkte, dass Sols Vertrauen zunahm, und wollte den Schwung aufrechterhalten. Als Sol erneut seine Langeweile zum Ausdruck brachte, nutzte sie die Gelegenheit, um den Einfluss von Aktivität und Teilhabe auf die eigene Stimmung und Zufriedenheit zu diskutieren. Kyrie schlug Sol vor, seiner Routine eine neue Aktivität hinzuzufügen, um seine Langeweile zu reduzieren. Sol hatte Schwierigkeiten, etwas zu finden, was er dafür in seine Routine integrieren könnte. Kyrie nutzte die Informationen über die Möglichkeiten, eine schnelle Veränderung zu erreichen, und bot an, dass vielleicht eine sportliche Aktivität möglich wäre, so wie der Bruder es vorgeschlagen hatte. Sol hatte im Innenhof des Wohnheims einen Basketballkorb bemerkt, sagte aber, dass er sich keinen Ball leisten könnte und es deshalb nicht möglich sei. Kyrie bot an, bei den Mitarbeiter:innen nachzufragen, ob sie einen Basketball hätten, den Sol sich ausleihen könnte. Sol zögerte, da er seit Jahren nicht gespielt hatte, stimmte Kyrie aber zu, dass sie nachfragt. Kyrie und Sol fragten die Mitarbeiter:innen, die sich darüber freuten, Sol einen Basketball auszuleihen. Sie boten ihm sogar an, mitzuspielen. Sol dachte, dass es nett wäre, nicht allein zu spielen.

Kyrie bemerkte, dass es im Innenhof im Bereich des Basketballkorbs keine Beleuchtung gab. Sie schlug vor, besser am Nachmittag zu spielen, wenn es noch hell genug sei, da es wegen der Jahreszeit früher dunkel werde. Sie erwähnte auch, dass es im Secondhand-

Geschäft Sportschuhe geben könnte, wenn Sol der Meinung sei, fürs Basketballspielen andere Schuhe zu benötigen.
Beim nächsten Termin berichtete Sol, dass er zwei Mal in dieser Woche mit den Mitarbeiter:innen des Wohnheims Basketball gespielt habe und er überrascht sei, dass er einige Fähigkeiten beibehalten hatte. Er hatte außerdem bemerkt, dass einige andere Bewohner:innen ihnen beim Spielen zugesehen haben. Sol äußerte, dass es ihm wegen der vielen Jahre, in denen er geraucht habe, körperlich schwerer gefallen sei zu spielen. Er meinte, er könnte versuchen, das Rauchen zu verringern, und Kyrie bot die Unterstützung des Teams an, sollte er diesen Gedanken weiterverfolgen wollen.
Sie sprachen mehr über Sols Erfahrungen mit der zuvor beschriebenen Aktivitätsveränderung. Sol gab an, dass er begonnen habe, tagsüber weniger zu schlafen, um im Hellen spielen zu können, und dass er die körperliche Aktivität genossen habe. Er beschrieb das Gefühl, sich „mehr wie sein altes Ich" zu fühlen.

Aufklärung über Aktivität und Partizipation, Gesundheit und psychische Erkrankungen (zur Verfügung stellen)

Kyrie unterstützte Sol weiterhin beim Erkunden neuer Wege, um seine Aktivitäts- und Partizipationsmuster zu verändern. Sol berichtete, dass bereits andere Bewohner:innen am Basketballspielen teilgenommen hätten. Kyrie bemerkte, dass sich Sol nun wohler unter den Mitbewohner:innen zu fühlen schien. Während sie die positiven Auswirkungen der schnellen Aktivitätsveränderung reflektierten, überlegten Kyrie und Sol weitere Möglichkeiten, um Aktivitäten in Sols tägliche Routine zu integrieren. Kyrie nutzte den Erfolg der schnellen Veränderung, um Sol weitere Informationen über die Vorteile von Aktivitäten und Teilhabe für Gesundheit und Wohlbefinden zur Verfügung zu stellen. Kyrie gab Sol einige der Informationsblätter über die Vorteile von Aktivitäten und Sol kommentierte, dass das Basketballspielen mehr für ihn sei, als „nur etwas zu tun zu haben". Sol hatte es genossen, dass andere mitgespielt haben, und freute sich nun, wenn er sie im Flur traf. Körperlich fühlte er sich nach eigener Aussage besser und er duschte häufiger nach den Spielen. Kyrie erzählte narrativ, dass auch andere mehrere Vorteile bei den Veränderungen in ihrer Aktivität und Partizipation erlebt haben, und beide waren sich einig darüber, dass das Ausprobieren von weiteren Aktivitätsexperimenten weitere Vorteile mit sich bringen könnte.

Längerfristige Veränderungen vornehmen

Kyrie und Sol trafen sich weiterhin regelmäßig und Kyrie bot ihm Unterstützung dabei an, seine Aktivitäten zu verändern. Sol berichtete, dass einige Bewohner:innen des Wohnheims jetzt beim Basketballspielen mitmachen und dass sie mit Hilfe der Mitarbeiter:innen Aushänge gemacht haben, um weitere Leute dazu einzuladen.
Kyrie und Sol verglichen seine neue Routine mit der ersten Erfassung des Zeitnutzungsprotokolls. Seit er durch die Spiele weitere Mitbewohner:innen kennenlernte, verbringe er mehr Zeit im Wohnbereich und knüpfe mehr soziale Kontakte mit anderen Mitbewohner:innen, berichtete Sol. Seine Schlafroutine sei nun ausgeglichener, während er tagsüber längere Zeit wach sei und sich nachts ausruhe. Seine Aktivitäten der Selbstversorgung hatten zugenommen und er berichtete, dass er nun regelmäßig die Wäsche mache. Sie überlegten, ob Sol diese Erfolge weiter ausbauen könnte, indem er sich längerfristige Ziele für die Veränderungen setze. Sie nutzten die Arbeitsblätter zur Planung und setzten Prioritäten für Veränderungen der Aktivitäten und Partizipation. Kyrie wollte Sol nicht mit zu vielen Veränderungen stressen oder überfordern, also unterstützte sie ihn mit einer Strukturierung des Prozesses. Sol war zufrieden mit seinen vermehrten Aktivitäten im Bereich der Selbstversorgung und seiner körperlichen Aktivität sowie mit der positiven Entwicklung seiner sozialen Kontakte im Wohnbereich. Als seine nächsten Ziele nannte er das Kennenlernen der Community um das Wohnheim herum sowie eine ehrenamtliche Tätigkeit. Kyrie und Sol besprachen Wege, wie Sol die Community um seinen Wohnbereich herum kennenlernen könnte. Sol beschrieb erste Freundschaften mit ein paar Mitbewohner:innen. Diese könnte er fragen, ob sie gemeinsam mit ihm unterschiedliche Wege in der Gegend des Wohnheims gehen können, damit er sehen kann, was es alles dort gibt. Kyrie schlug vor, sich die Straßenkarten der Umgebung auf dem Computer im Gemeinschaftsbereich anzusehen, um die Routen zu planen.

Kyrie fragte Sol nach seinen Ideen zum Ehrenamt. Sol erinnerte sich, dass in seiner Jugend Freiwillige seinem Sportteam bei Spielen und Turnieren geholfen hatten. Sie besprachen, dass ehrenamtliche Stellen möglicherweise ein polizeiliches Führungszeugnis erfordern und Erwartungen an den Zeitaufwand stellen. Sie einigten sich darauf, dass Sol bei der Erkundung der Umgebung nach Gemeindezentren Ausschau halten würde, in denen es Möglichkeiten zu ehrenamtlichen Tätigkeiten für Jugendliche geben könnte. Sol wollte außerdem seinen Bruder fragen, ob er örtliche

Sportvereine kenne, bei denen er vielleicht ehrenamtlich tätig sein könnte. Sie planten, auch nach Möglichkeiten im Internet zu recherchieren.
Sol war zudem aufgefallen, dass es im Wohnheim Platz für einen Gemeinschaftsgarten gab. Er fragte Kyrie nach Möglichkeiten, wie man Geld für Gartengeräte und Zubehör bekommen könnte. Nachdem sie verschiedene Möglichkeiten besprochen hatten, entschieden sie sich dafür, einen Basketball-Freiwurfwettbewerb zu veranstalten, bei dem die Bewohner:innen dafür Spenden sammeln konnten. Das gesammelte Geld würde dann genutzt werden, um Geräte zu kaufen, die das Personal an die Bewohner:innen ausleihen könnte, um bei der Gartenarbeit zu helfen.
Beim nächsten Teammeeting berichtete Kyrie von Sols Erfolgen und längerfristigen Zielen. Das Team war von Sols fortschreitender Integration in seine Wohnumgebung ermutigt und glaubte, dass dies zu einer längerfristigen Wohnstabilität für ihn beitragen werde.

Unterstützung nachhaltiger Aktivitäts- und Teilhabeveränderungen

Kyrie und das Team setzten die regelmäßigen Treffen mit Sol fort. Die Treffen fanden nun in seiner Wohnung oder in der Umgebung des Wohnbereichs statt. Das Team unterstützte weiterhin die positiven Veränderungen, die Sol gemacht hatte, und bot Hilfe bei laufenden Veränderungen an. Sol hatte begonnen, mit einem Freund aus dem Wohnheim spazieren zu gehen, und ihm war ein Gemeindezentrum in der Nähe aufgefallen. Sol fühlte sich nicht wohl dabei, sich dort nach den Angeboten zu erkundigen, also begleitete Kyrie ihn, um nachzusehen, welche Programme angeboten wurden. Kyrie unterstützte Sol beim Erwerb einer subventionierten Mitgliedschaft, damit er das Gemeindezentrum besuchen konnte, was in den kälteren Monaten besonders für seine körperlichen Aktivitäten hilfreich war, da er dann kein Basketball spielen konnte. (Anmerkung der Übersetzer:innen: Der Winter in Kanada ist kalt und schneereich). Kyrie fragte, ob Sol bei seinen Spaziergängen etwas Interessantes in der Umgebung gesehen habe, und Sol erzählte ihr, dass er eine Gänsefamilie entdeckt habe, die an der Seite eines Gebäudes niste.
Sol hatte bemerkt, dass das Gemeindezentrum eine Jugendbasketballgruppe hatte. Sie vereinbarten einen Termin mit dem Ehrenamtskoordinator im Zentrum, um die Anforderungen und Erwartungen an diese Tätigkeit zu erfahren. Sie planten, die Informationen bei ihrem nächsten Treffen zu besprechen, um herauszufinden, ob sie zu Sols Bedürfnissen passten.
Sol erzählte Kyrie die Neuigkeiten vom Basketball-Freiwurfwettbewerb. Sie brachten etwas über $ 200 für Gartengeräte und Zubehör ein. Sol und andere interessierte Bewohner:innen bereiteten den Garten vor und kümmerten sich um die Aussaat. Kyrie fragte Sol, wie lange es dauern würde, bis sie die Früchte ihrer Arbeit essen könnten.
Kyrie und Sol blickten zurück auf die Veränderungen, die Sol über die letzten Monate hinweg erreicht hatte, und nutzten das ***Arbeitsblatt 6.6: Veränderungen in meinen Aktivitäts- und Partizipationsmustern im Verlauf der Zeit messen,*** um die Dimensionen seiner Erfahrungen bei den Aktivitätsveränderungen zu erheben. Sol berichtete über positive Veränderungen in den Bereichen körperliche Aktivität, Kontakte mit anderen knüpfen, einen Beitrag zur Gesellschaft leisten und sich um sich selbst kümmern. Er hatte außerdem bemerkt, dass er glücklich darüber war, Aktivitäten zu haben, die seinen Interessen entsprachen und ihm wichtig waren.

Sol war zufrieden mit den Veränderungen, die er im Laufe der Zeit vorgenommen hatte, um seine Gesundheit und sein Wohlbefinden zu verbessern. Er fühlte sich ermutigt, weiterhin neue Veränderungsmöglichkeiten zu suchen und auszuprobieren. Kyrie bekräftigte seine positive Veränderung und all seine Bemühungen.

Fallbeispiel 2 – Ananthi

Ananthi ist eine 23 Jahre alte Frau, die in einem Vorort einer großen Stadt wohnt. Sie lebt mit ihren Eltern und ihrem Bruder im Haus der Familie. Ananthis tägliche Aktivitäten sind weitestgehend darauf ausgerichtet, im Lebensmittelmarkt der Familie auszuhelfen. Außerhalb ihrer Arbeit im Familienbetrieb sind ihre Aktivitäten begrenzt.

Ananthi war im Gymnasium eine schulisch starke und soziale Schülerin und hatte immer geplant, Gesundheitswissenschaften an der Universität zu studieren. Sie begann direkt nach dem Abitur mit dem Studium, hatte aber Schwierigkeiten sich zu konzentrieren und die Inhalte aufzunehmen. Sie hatte zuvor gerne gelernt und sich neue Dinge erarbeitet, aber die universitäre Ausbildung empfand sie als herausfordernder. Sie hatte das Gefühl, dass sie „nicht hineinpasste". Ihre Eltern waren enttäuscht, dass sie die Universität nach einem Semester verließ, und erwarteten, dass sie bis zu ihrer Hochzeit zu Hause leben und im Familienunternehmen helfen würde.

Es frustriert sie, dass ihr Bruder nicht im Laden helfen muss, da er die Universität besucht. Ananthi hat das Gefühl, dass sie sich an die Erwartungen der Familie halten muss und ihr Bruder nicht.
Ananthi leidet unter ihren Symptomen einer psychischen Erkrankung, die sie bei der Interaktion mit den Kunden beeinflussen. Sie fühlt sich generell unwohl bei sozialen Interaktionen. Sie bevorzugt es, Aufgaben im Lebensmittelmarkt zu erledigen, die keine Interaktion mit Kunden beinhalten, und neigt dazu, ihre Zeit im hinteren Bestandslager zu verbringen. Ananthis Vater würde sie gerne mehr im Laden sehen, um auf Kunden zu warten. Sie würde so auch ihre Mutter entlasten, die eigene gesundheitliche Probleme hat. Er versteht ihre Probleme in der sozialen Interaktion mit Kunden nicht und glaubt, dass sie sich häufiger an Puja (ein tägliches und wichtiges hinduistisches oder buddistisches Ritual der „Verehrung") beteiligen sollte. Ananthi wird von einem Team unterstützt, das auf Erstepisoden von Psychosen spezialisiert ist. Sie wird von Dienstleister:innen begleitet und trifft sich im Allgemeinen mit ihnen, um ihre Mutter zu beruhigen. Während der Besuche bei den Dienstleister:innen drückt Ananthi ihre Frustration darüber aus, dass Kunden sie anstarren und verurteilen.

Armani ist die Ergotherapeutin des Teams für Erstepisoden bei Psychosen. Das Team hat erst vor Kurzem die Zusammenarbeit mit Ananthi aufgenommen und beginnt damit, eine Beziehung aufzubauen. Armani ist sich der vielen Herausforderungen bewusst, die Aktivität und soziale Teilhabe nach der ersten Episode einer Psychose erschweren. Armani ist besorgt darüber, dass Ananthi sich weiter von Aktivitäts- und Partizipationsmustern entfernt, die ihr Gesundheit und Wohlbefinden ermöglichen könnten. Armani bespricht diese Bedenken mit dem Team und sie sind sich einig, dass Maßnahmen, die bei *Handeln ermöglichen – Trägheit überwinden* eingesetzt werden, helfen könnten.

Änderungen vorbereiten

Armani traf sich mit Ananthi im Hause der Familie. Ananthi, die sich immer noch unsicher im Kontakt mit dem psychosozialen Team fühlte, fragte, ob ihre Mutter beim Termin dabei sein könnte. Armani unterstützte die Bitte und dachte, dass dies eine gute Gelegenheit bieten könnte, bei der Mutter ein gewisses Verständnis für die Auswirkungen der Krankheit auf Ananthis frühere Aktivitäts- und Partizipationsmuster zu erlangen und beim Aufbau einer Beziehung zu Ananthi selbst und ihrer Familie helfen könne.
Armani nutzte die Gelegenheit, um einige der Probleme zu erörtern, die nach einer Psychose-Episode auftreten können. Ananthi war mit der Unterstützung ihrer Mutter offen für das Gespräch. Armani erfragte, ob einer von ihnen das Gefühl hatte, dass sich Ananthis Aktivitäts- und soziale Partizipationsmuster seit Beginn der Krankheit verändert hätten. Aus dem Gespräch erfuhr Armani, dass Ananthi auf dem Gymnasium eine sehr organisierte Schülerin mit einem kleinen sozialen Umfeld war, stolz auf ihr Aussehen und ihren modebewussten Kleidungsstil. Ihre Mutter beschrieb, dass sie damals „glücklicher" war. Ananthis Mutter wünschte sich, dass ihre Tochter sich mehr an den gesellschaftlichen Aktivitäten beteilige und wieder geselliger werde. Sie beschrieb, dass Ananthi als Kind den traditionellen Bharatanatyam-Tanz praktizierte und Aushilfslehrerin für Tanz im örtlichen Gemeindezentrum gewesen war. Ananthi stimmte zu, dass sie das Interesse an vielen Dingen verloren habe, die sie früher schätzte, und dass es ihr schwerer falle, einfachste Dinge zu organisieren und abzuschließen. Armani äußerte ihre Vermutung, dass Ananthi die meiste Zeit damit zu verbringen schien, im Lebensmittelmarkt der Familie zu arbeiten, ruhige Aktivitäten in ihrem Zimmer durchzuführen und sich auszuruhen. Armani versicherte ihnen, dass der Rückzug von Teilhabe sowie früheren Aktivitäten bei Personen mit einer psychischen Erkrankung üblich sei und dass es Evidenz dafür gebe, dass diese Schwierigkeiten angegangen werden könnten. Mit der Ermutigung ihrer Mutter stimmte Ananthi zu, ihre Aktivitäts- und Partizipationsmuster weiter zu betrachten, um positive Veränderungen zu realisieren. Armani versicherte ihnen, dass der Prozess gemeinsam mit Ananthi durchgeführt würde. Dabei würden ihre persönlichen Bedürfnisse berücksichtigt, um sicherzustellen, dass sie sich bei dem Prozess wohlfühle.

Persönliche Aktivitätsmuster verstehen

Armani erörterte die Vorteile der Sammlung von Informationen über Ananthis derzeitige Aktivitäts- und Partizipationsmuster. Sie waren sich einig, dass die Erstellung eines Zeitnutzungsprotokolls am hilfreichsten wäre. Jeweils eine Übersicht für einen Tag, an dem sie arbeitet, und eine, an dem sie nicht arbeitet, um Unterschiede zu erkennen. Sie vereinbarten, sich in einer Woche zu treffen, um die Tagesübersichten zu besprechen. Armani bot Ananthi an, dass sie sich melden könne, sollte sie Unterstützung beim Erstellen der Übersichten benötigen. Armani und Ananthi trafen sich dann wie geplant, um die Zeit-Übersichten zu überprüfen und auszuwerten, wie sich Ananthis Aktivitätsmuster auf ihre Gesundheit und ihr Wohlbefinden auswirkten. An den Tagen, an denen Ananthi im Lebensmittelmarkt der Familie arbeitete, gab es neben der Arbeit wenig Aktivität, außer sich etwas um sich selbst zu kümmern und vor dem Schlafen etwas zu lesen. An ihren arbeitsfreien Tagen verbrachte Ananthi die meiste Zeit mit Aktivitäten, bei denen sie alleine war, wie Lesen, Dokumentarfilme ansehen, Essen für die Familie zubereiten und sich ausruhen. Ananthi schien traurig über die gesammelten Informationen und kommentierte: „Früher war ich aktiver". Armani und Ananthi füllten gemeinsam die anderen Arbeitsblätter aus, die sich auf die Erfahrungsdimensionen von Aktivitäts- und Partizipationsmustern und deren Zusammenhang mit Gesundheit und Wohlbefinden bezogen. Ananthi berichtete, dass sie die geistigen Herausforderungen der Schule und die Anregung und Kreativität des Tanzens vermisste. Ananthi bemerkte auch, dass sie im Gemeindezentrum gerne mehr mit Menschen mit ähnlichem Hintergrund und ähnlichen Werten in Kontakt treten würde. Sie besprachen Aktivitäten, die Ananthi zuvor genossen hatte, an denen sie aber nicht mehr teilnahm, wie z. B. Tanzen, als eine Gelegenheit, um auf positive Veränderungen hinzuarbeiten. Sie vereinbarten, eine „schnelle Aktivitätsveränderung" in ihre Routine aufzunehmen.

Eine schnelle Veränderung vornehmen

Die Ermittlung der Aktivitäten, an denen Ananthi zuvor beteiligt war, bot Armani die Gelegenheit vorzuschlagen, ein oder zwei dieser Aktivitäten in Ananthis Routine zu integrieren, damit sie an von ihr geschätzten Aktivitäten teilnehme. Aufbauend auf ihren früheren Gesprächen schlug Armani Ananthi vor, mit ihrer alten Freundin aus der Nachbarschaft einen Tanzkurs im Gemeindezentrum zu besuchen, so wie sie es zuvor getan hatte. Ananthi sagte, die Nachbarin habe sich regelmäßig gemeldet, sie sei aber wegen ihrer zunehmenden Angst nicht gemeinsam zum Tanzkurs gegangen. Armani machte ihr einige Vorschläge zum Umgang mit Angstzuständen. Ananthi hatte ihre Beziehung zu ihrer Nachbarin immer genossen und stimmte zu, es zu versuchen, im Laufe der Woche den Tanzkurs mit ihr zu besuchen. Ananthi sagte auch, dass sie es vielleicht versuche, ihre Haare hochzustecken, so, wie sie es früher beim Tanzunterricht getan habe. Armani hielt das für eine tolle Idee und Ananthi freute sich, Ziele zu setzen, die erreicht werden sollen. Sie vereinbarten, dies nächste Woche zu überprüfen.

Eine Woche später berichtete Ananthi, ihre Nachbarin habe sich gefreut, von ihr zu hören, und sie hätten beide den Tanzkurs im Gemeindezentrum sehr genossen. Sie wählten eine Zeit, in der im Zentrum weniger los war, was Ananthi beim Umgang mit ihren Ängsten half. Armani machte Ananthi zu ihren Ohrringen und ihrem Make-up ein Kompliment.

Information und Wissen über Aktivität und Partizipation, Gesundheit und psychische Erkrankungen zur Verfügung stellen

Armani nutzte Ananthis Interesse am Gesundheitswesen als Aufhänger, um ihr Informationen über die Ersterkrankung einer Psychose zu geben. Ananthi fand diese Informationen hilfreich, insbesondere in Bezug auf die Veränderungen ihrer eigenen geistigen Fähigkeiten und verstand, dass sie Teil der Erkrankung sind. Ananthi fand auch Trost in der Information, dass ihre Probleme mit denen anderer psychisch Kranker übereinstimmten und nicht auf persönliches Versagen oder fehlende Gebete zurückzuführen waren. Ananthi offenbarte, dass sie aus Angst vor Abwertung durch andere nicht darüber spreche, denn Sie möchte „gesund" erscheinen. Armani war in der Lage, den Zusammenhang zwischen der Offenlegung eigener Krankheitserfahrungen und einer Verbesserung von Gesundheit und Wohlbefinden auf eine Weise zu erklären, die Ananthi verstehen konnte. Ananthi war dann selbst in der Lage, zu erkennen, wie das Verstecken ihrer Symptome ihre Aktivitäten und Teilnahme einschränkte.

Mit der Unterstützung und den Informationen von Armani beschloss Ananthi, bei ihrem nächsten Besuch ihrer Nachbarin von ihrer psychischen Erkrankung und deren Auswirkung auf ihr Leben zu erzählen. Armani stellte auch einige Informationen über Peer-Unterstützungsdienste in der Umgebung zur Verfügung. Ananthi erklärte sich bereit, dies später mit Armani anzuschauen und zu besprechen.

Längerfristige Veränderungen vornehmen

Ananthi und Armani trafen sich weiterhin regelmäßig. Ananthi besuchte nun zweimal in der Woche gemeinsam mit ihrer Nachbarin das Gemeindezentrum. Sie genoss die Gespräche, die Tanzkurse und den Sinn für Humor ihrer Nachbarin. Ananthi verwendete auch mehr Zeit für die Selbstversorgung und erhielt dafür einige Komplimente von ihrer Familie und ihrer Nachbarin. Aufgrund der positiven Gefühle angesichts der schnellen Aktivitätsveränderungen diskutierten Armani und Ananthi über mögliche längerfristige Aktivitätsveränderungen. Ananthi gefiel die Idee, die Arbeitsblätter zur Planung der Aktivitätsveränderungen zu verwenden, da sie ängstlich gegenüber größeren Veränderungen war. Rückblickend auf frühere Gespräche sowie auf ihre Aktivitäts- und Partizipationsmuster vor der Erkrankung stellte Ananthi fest, dass sie mehr Gemeinschaftsaktivitäten mit ihrer Nachbarin durchführen wollte, insbesondere Shopping, mit dem Ziel, neue Kleidung einzukaufen. Ananthi fragte sich auch, ob sie sich als weiteres Ziel setzen könnte, einen Hochschulkurs zu suchen, den sie ausprobieren könnte. Angestellt im Lebensmittelmarkt der Familie hoffte sie immer noch, eines Tages eine alternative Beschäftigung zu finden, die sie schätzte und mehr genoss. Sie vermisste die Anregung durch Akademiker:innen und die Sinnhaftigkeit und Freude, die sie daraus zog. Ananthi und Armani untersuchten die Möglichkeiten von Universitätsprogrammen, die online verfügbar sind. Armani erklärte, dass Studentendienste in Hochschulen Angebote zur Barrierefreiheit bereitstellen, die Ananthis Bedürfnisse bei ihrem Studium unterstützen können. Armani erklärte auch, dass sie zusätzliche Zeit für Prüfungen und Unterstützung bei der Bearbeitung bereitstellen können, um nur einige Optionen aufzuzählen. Um ihre Bedürfnisse zu überprüfen, könnte Ananthi einen Termin mit den Diensten vereinbaren. Ananthi war sich der möglichen Unterstützung für ihr Studium nicht bewusst und freute sich, dass es diese gab. Ananthi fragte sich auch, ob die Dienste für Barrierefreiheit ihr helfen könnten, das Geld für den Schulbesuch zu bekommen. Armani bot an, dass sie bei ihrem nächsten Treffen über mögliche Stipendien und mögliche Unterstützung durch Pharmaunternehmen sprechen könnten, die ihr bei den Studienkosten helfen können. Armani erklärte sich bereit, Ananthis Ziele ebenfalls dem Team vorzustellen, damit sie weitere Ideen dazu austauschen und Ananthi gemeinsam unterstützen können.

Unterstützung und Evaluation von Aktivitätsveränderungen

Armani und Ananthi trafen sich weiterhin regelmäßig, um die Veränderungen zu besprechen, die Ananthi in ihren Aktivitäts- und Partizipationsmustern vorgenommen hatte. Mit der Unterstützung des Teams konnte Ananthi ihre Angst bewältigen und an sozialen Aktivitäten im Gemeindezentrum teilnehmen. Ananthi und ihre Nachbarin setzten gemeinsame Shopping-Aktivitäten fort und richteten sie darauf aus, die besten Angebote in den örtlichen Geschäften zu finden. Ananthi fühlte sich bei der Arbeit im Lebensmittelmarkt besser und konnte ihre Mutter etwas entlasten, da sie Aufgaben übernehmen konnte. Ihre Familie freute sich über die positiven Veränderungen, die sie vorgenommen hatte. Ananthi konnte mit Unterstützung der Dienste für Barrierefreiheit der Hochschule einen Online-Studienkurs absolvieren. Sie erhielt zusätzliche Zeit für Prüfungen und verlängerte Abgabetermine für Aufgaben, wenn dies erforderlich war. Ananthi war davon ermutigt und überlegte andere Wege, die sie einschlagen könnte, um Arbeitsmöglichkeiten außerhalb des Lebensmittelmarktes der Familie zu finden. Sie entschied sich, sich für den Studiengang Medizinische Labortechnologie einzuschreiben.

Ananthi äußerte sich besorgt über die Teilnahme am Unterricht, da sie zwar Fortschritte zur Bewältigung ihrer Angst gemacht hatte, neue Situationen jedoch immer noch problematisch für sie sein konnten. Armani schlug vor, die Möglichkeit einer Kombination aus Online- und Präsenzunterricht zu prüfen, um den Studiengang erfolgreich abzuschließen.
Ananthi und Armani verwendeten das ***Arbeitsblatt 6.6: Veränderungen in meinen Aktivitäts- und Partizipationsmustern im Verlauf der Zeit messen***, um die Veränderungen auszuwerten, die Ananthi in ihren Aktivitäts- und Partizipationsmustern vorgenommen hatte. Ananthi fand diese Reflexion hilfreich, um die Herausforderungen zu verstehen, denen sie bei der Veränderung ihrer Aktivitäts- und Beteiligungsmuster begegnete, aber auch, um die Vorteile, die sie bereits aus den Veränderungen gezogen hatte, deutlich zu sehen. Ananthi freute sich über ihre zunehmende Beteiligung in der Gemeinschaft und die Freude und Anregung durch das Studium. Armani und das psychosoziale Team unterstützen Ananthi weiterhin dabei, Veränderungen, die sie in ihrer Aktivität und Teilhabe vornehmen möchte, zu identifizieren, um auf den bisher erzielten positiven Ergebnissen aufzubauen.

Gesundheit durch Aktivität und Partizipation als Mittelpunkt, um über die Entwicklung von Dienstleistungen zu informieren

In Anbetracht der von Ananthi erzielten Erfolge war Armani der Meinung, dass viele der Klient:innen, die an dem Behandlungsangebot für Ersterkrankung an einer Psychose teilnehmen, von den Aufgaben und Aktivitäten von *Handeln ermöglichen – Trägheit überwinden* und einem stärkeren Fokus des Teams auf Aktivitäts- und Partizipationsmuster profitieren könnten. Armani brachte diese Idee beim Teamleiter vor. Der Leiter des Teams war aufgeschlossen und bat Armani, die Implementierung dieses Ansatzes zu leiten.

Armani begann mit Schulungen für das Team und konzentrierte sich dabei auf die individuellen Fähigkeiten der Klient:innen, die sie versorgten, damit diese das Leben führen können, das ihren Wünschen entspricht. Eine Grundlage der Fortbildung waren die Prinzipien der personenzentrierten Praxis, der partnerschaftlichen Zusammenarbeit im Therapieprozess, der Achtung der Vielfalt und der sozialen Inklusion als integraler Bestandteil der Mission und Philosophie ihres Angebotes. Armani baute gemeinsam mit Klient:innen, die positive Erfahrungen mit Veränderungen der Aktivitäts- und Partizipationsmuster gemacht haben, eine Beratungsgruppe auf, um das Team bei der Implementierung des Ansatzes und der Materialien zu unterstützen. Die Beratungsgruppe half bei der Entwicklung des Angebotskonzeptes und der Methoden zur Förderung von Gesundheit und des Wohlbefindens von Personen, die in Bezug auf Aktivitäten und Teilhabe unterstützt werden. Armani leitete Sitzungen über Mentoring und Problemlösung für alle Teammitglieder, um im Team Diskussionen über Aktivität und Partizipation in der Dienstleistung zu fördern und Wissen darüber zu vermitteln. Dies bot einerseits die Gelegenheit zum Teambuilding und gemeinsamen Lernen, andererseits die Gelegenheit zur Verbesserung der Ergebnisse von Gesundheit und Wohlbefinden für die von den Teammitgliedern unterstützten Personen.

Anhang B

Activity Engagement Measure (AEM) – Beteiligung an Aktivität messen

Übersetzt von Inken Hullen

Das Arbeitsblatt *„**Beteiligung an Aktivität messen**“* ist ein Erhebungsinstrument für Gesundheit und Wohlbefinden durch Aktivitäten und Teilhabe, das bereits für die erste Version von *Action Over Inertia (Handeln ermöglichen – Trägheit überwinden)* entwickelt wurde. Psychometrische Tests zeigen auf, dass das AEM eine gute Reliabilität (Verlässlichkeit) (Cronbachs alpha von .89), Zuverlässigkeit in Test und Testwiederholung, Inhalts- und Kriteriumsvalidität aufweist. Fortschritte im konzeptuellen Verständnis für Aktivitäten und Partizipation führten zur Entwicklung einer neuen Version (Arbeitsblatt 2.15) in dieser zweiten Ausgabe von *Handeln ermöglichen – Trägheit überwinden.*

Beteiligung an Aktivität messen

Name: ______________________________

Datum: ______________________________

1. Balance in meinem Leben: Ich könnte von mehr Balance zwischen Aktivitäten meiner Selbstversorgung, Freizeit, Produktivität und Ruhe profitieren.

Bewerten Sie, wie zutreffend die Aussage für Sie ist:

1	2	3	4	5	6	7	8	9	10
sehr zutreffend				etwas zutreffend					nicht zutreffend

2. Körperliche Aktivität: Ich könnte von mehr „körperlicher" Aktivität in meinem Leben profitieren.

Bewerten Sie, wie zutreffend die Aussage für Sie ist:

1	2	3	4	5	6	7	8	9	10
sehr zutreffend				etwas zutreffend					nicht zutreffend

3. Struktur/Routine: Ich könnte von mehr Struktur und Routine in meinem Tag profitieren.

Bewerten Sie, wie zutreffend die Aussage für Sie ist:

1	2	3	4	5	6	7	8	9	10
sehr zutreffend				etwas zutreffend					nicht zutreffend

4. Bedeutung der Aktivität: Ich könnte von mehr Aktivitäten in meinem Tagesablauf profitieren, die mir bedeutungsvoll erscheinen.

Bewerten Sie, wie zutreffend die Aussage für Sie ist:

1	2	3	4	5	6	7	8	9	10
sehr zutreffend				etwas zutreffend					nicht zutreffend

5. Zufriedenheit: Ich könnte mehr Zufriedenheit durch tägliche Aktivitäten haben.

Bewerten Sie, wie zutreffend die Aussage für Sie ist:

1	2	3	4	5	6	7	8	9	10
sehr zutreffend				etwas zutreffend					nicht zutreffend

6. Soziale Interaktionen: Ich könnte davon profitieren, wenn ich mehr soziale Interaktionen durch meine täglichen Aktivitäten hätte.

Bewerten Sie, wie zutreffend die Aussage für Sie ist:

1	2	3	4	5	6	7	8	9	10
sehr zutreffend				etwas zutreffend					nicht zutreffend

7. Zugang zum Gemeindeumfeld/zur Community: Ich könnte von Aktivitäten profitieren, die mir Zugang zu einem breiteren Spektrum von Angeboten in meinem Gemeindeumfeld/in meiner Community ermöglichen.

Bewerten Sie, wie zutreffend die Aussage für Sie ist:

1	2	3	4	5	6	7	8	9	10
sehr zutreffend				etwas zutreffend					nicht zutreffend

Auswertung:
Übertragen Sie die Werte aus den oben aufgeführten Bereichen in die Tabelle. Eine niedrigere Punktzahl in einem Bereich deutet darauf hin, dass es von Nutzen sein kann, diesem Bereich besondere Aufmerksamkeit zu schenken und dort ggf. auch eine höhere Priorität für Veränderungen zu setzen.

Betätigungsbereich	Wertung
1. Balance	
2. Körperliche Aktivität	
3. Struktur/Routine	
4. Bedeutung von Aktivitäten	
5. Zufriedenheit durch Aktivitäten	
6. Soziale Interaktionen	
7. Zugang zum Gemeindeumfeld/zur Community	

Anhang C

Andere Anwendungsbereiche von *Handeln ermöglichen – Trägheit überwinden*

Übersetzt von Sonja Lambracht

Dieses Kapitel umfasst fünf Abschnitte, in denen die Anwendung des Manuals bei anderen Bevölkerungsgruppen und in anderen Praxiskontexten beschrieben wird. Sie repräsentieren dabei diejenigen Erkrankungen und Praxiskontexte, zu denen die Autorinnen die häufigsten Fragen von Dienstleistungsanbieter:innen zu der ersten Auflage von *Handeln ermöglichen – Trägheit überwinden* erhalten haben. In Zusammenarbeit mit mehreren Ergotherapeut:innen wurde das Material für die Aktivitäts- und Teilhabeangebote ergänzt und auf Menschen mit Angststörungen, chronischen Schmerzen, affektiven Störungen und Posttraumatischen Belastungsstörungen ausgedehnt, in Pilotversuchen getestet und verbessert. Entstanden ist außerdem Material für Gruppeninterventionen, die zwischen vier und zehn Einheiten umfassen.

Die Anhänge C1 bis C4 erweitern bestehende Informationen, Arbeitsblätter und Ressourcen, um Gesundheit und Wohlbefinden durch Aktivität und Teilhabe für bestimmte Bevölkerungsgruppen zu fördern. Die Anhänge ergänzen die Kapitel 1–6 und sind nützlich, um die Aktivität und Aktivitätsmuster von Klient:innen zu bewerten und zu verstehen, Pläne für Veränderungen zu entwickeln und eine umfassendere Teilhabe am täglichen Leben zu erreichen.

Die Anhänge C1 bis C4 bieten auch passende psychoedukative Inhalte, die sich auf spezifische Erkrankungen und die Teilhabe an Aktivitäten beziehen sowie die Relevanz der Inhalte aus Kapitel 4 für diese Bevölkerungsgruppen erweitern. Jeder Anhang beginnt mit folgendem psychoedukativen Informationsblatt ***„Wie hängen [Erkrankung], Aktivität und Teilhabe zusammen?“***. Es soll Dienstleistungsanbieter:innen darin unterstützen, ihr Verständnis über die Auswirkung der verschiedenen Erkrankungen/Diagnosen auf Aktivität und Teilhabe zu festigen. Das darauffolgende Informationsblatt ***„Was muss ich über Aktivität, Teilhabe und [Erkrankung] wissen?“*** kann als Zusammenfassung der wichtigsten Inhalte zu Aktivität und Teilhabe verwendet werden. Die nachfolgenden Arbeitsblätter sind für die Zusammenarbeit zwischen Dienstleistungsanbieter:innen und Klient:innen gedacht und erhöhen den Nutzen dieses Interventionsansatzes für eine Vielzahl an Bevölkerungsgruppen.

Anhang C5 enthält Vorschläge, wie *Handeln ermöglichen – Trägheit überwinden* für die Durchführung in einem Gruppensetting organisiert werden kann. Es gibt ein vierwöchiges offenes Gruppenkonzept, das sich für stationäre, ambulante und gemeindenahe Einrichtungen eignet. Außerdem gibt es ein zehnwöchiges Konzept für geschlossene Gruppen, das für ambulante und gemeindenahe Einrichtungen geeignet ist.

Der Inhalt aller Anhänge kann an den Kontext angepasst werden, in dem der/die Dienstleistungsanbieter:-in arbeitet und soll als Ausgangspunkt für die Anpassung des Interventionsansatzes dienen. Angesichts der Komplexität und Heterogenität der gelebten Erfahrung mit psychischen Erkrankungen wird davon ausgegangen, dass die zusätzlichen Informations- und Arbeitsblätter im Anhang für alle Erkrankungen und Kontexte nützlich sein können.

Anhang C1

Angststörungen, Aktivität und Teilhabe

von Allison Casteels

Übersetzt von Sonja Lambracht

Wie hängen Angststörungen, Aktivität und Teilhabe zusammen?

(Version für Dienstleistungsanbieter:innen)

Dieses Informationsblatt betrachtet allgemein die Auswirkungen von Angststörungen auf Aktivität und Teilhabe sowie auf die Lebensqualität. Diese werden in biomedizinische, psychologische und soziale Erklärungen eingeteilt.

Menschen, bei denen eine Angststörung diagnostiziert wurde, beschreiben oft eine Veränderung in der Art, wie sie ihre täglichen Aktivitäten erleben. Diese Beschreibungen enthalten in der Regel folgende Punkte:

- Schwierigkeiten, sich motiviert zu fühlen und das Interesse an Aktivitäten aufrechtzuerhalten
- Eine Tendenz, Situationen zu vermeiden oder sich aus ihnen zurückzuziehen, wenn in diesen bereits unangenehme Erfahrungen gemacht wurden
- Erschwerte Planung und Durchführung von Aktivitäten
- Kognitive Veränderungen, wie beispielsweise Schwierigkeiten bei der Problemlösung, mit dem Arbeitsgedächtnis (sich Informationen merken) sowie reduzierte Aufmerksamkeit bei den Denkprozessen
- Wenig Möglichkeiten zur Teilnahme an Aktivitäten, die Bedeutung und Wert haben

Diese Veränderungen können als unangenehm erlebt werden, sowohl von den Klient:innen selbst als auch von der Familie, Freund:innen und anderen.

Biomedizinische Erklärungen

Biomedizinische Erklärungen konzentrieren sich auf die Strukturen, die Physiologie und die Funktionen des menschlichen Körpers, die für die Störungen der Aktivität und Aktivitätsmuster bei Angststörungen verantwortlich sein können.

Gehirnstruktur

Die Amygdala und der Hippocampus sind Gehirnstrukturen, die bei den meisten Angststörungen eine wichtige Rolle spielen. Die Amygdala ist für die Verarbeitung und Interpretation von sensorischen Informationen zuständig. Diese Informationen werden an den Hippocampus weitergeleitet, der dann das sympathische Nervensystem aktiviert und eine „Flucht-, Kampf- oder Erstarrungsreaktion" auslöst. Als Reaktion auf eine wahrgenommene Bedrohung werden chemische Stoffe aus dem Nebennierenmark in den Blutkreislauf freigesetzt, die körperliche Reaktionen auslösen – Zittern, Erröten, erhöhte Herzfrequenz und ein schmerzender Brustkorb sind allesamt körperliche Prozesse, die dazu dienen, die Reaktionszeit zu verändern und die Person vor Gefahren zu schützen. Dies alles kann Einfluss auf Teilhabe und die Beteiligung an Aktivitäten haben.

Neurophysiologische Veränderungen

Stresserfahrungen aktivieren eine Vielzahl an Hormonen und Neurotransmittern, die zum Erleben von Angst beitragen. Wenn eine Person Panik oder Angst erlebt, wird das Hormon Cortisol von der Nebennierendrüse ausgeschüttet. Die Aufgabe von Cortisol besteht darin, den Körper auf eine Kampf- oder Fluchtreaktion vorzubereiten, seine Freisetzung führt zu einem Anstieg des Blutdrucks und des Blutzuckerspiegels. Auch Dopamin wird mit Angststörungen in Verbindung gebracht. Dopamin ist eng verbunden mit den Emotionen, die man wahrnimmt, und spielt eine wichtige Rolle bei den Empfindungen, die beim Erhalten einer Belohnung auftreten.
Das GABA-Benzodiazepin-Rezeptorsystem des Gehirns ist ebenfalls an Angststörungen beteiligt. GABA unterstützt die emotionale Regulation durch die Erzeugung eines beruhigenden Effekts, wenn eine Person mit einer stressvollen Situation konfrontiert wird.
Eine Störung der Fähigkeit von GABA, an Rezeptorstellen im Gehirn anzudocken, trägt zu Angststörungen bei. Ein weiterer Neurotransmitter, der mit Angst in Verbindung gebracht wird, ist Serotonin. Eine normale Serotoninaktivität ist für die Aufrechterhaltung von Wohlbefinden wichtig, während ein Serotoninmangel vermutlich in Zusammenhang mit Angststörungen steht.

Die Auswirkung von Medikamenten auf Aktivität

Medikamente zur Behandlung von Angststörungen können ebenfalls das Erleben von Aktivität und Teilhabe verändern. Diese Medikamente sind sehr wirksam zur Verringerung von Krankheitssymptomen und Vermeidung von Rückfällen. Jedoch erfordert es Bewältigungsstrategien, um mit den Auswirkungen der Medikamente auf Aktivität und Teilhabe umgehen zu können. Häufige Nebenwirkungen von Medikamenten, die Auswirkungen auf die Teilnahme an Aktivität haben, sind: Müdigkeit, Motivations- und/oder Energiemangel, Konzentrationsschwierigkeiten oder das Gefühl, „benebelt" zu sein, Gewichtszunahme und Veränderungen in den Körperbewegungen.

Psychologische Erklärungen

Es gibt eine Reihe von psychologischen Prozessen, die darauf Einfluss haben, wie ein Mensch in Bezug auf Aktivitäten über sich selbst denkt und wie sich dies auf dessen Teilhabe und Mitwirkung auswirkt.

Im Folgenden ist aufgeführt, wie sich Motivationsstörungen auf die Aktivität auswirken können:

Vermeidung

Menschen, die unter Angstzuständen leiden, können das Gefühl haben, die Kontrolle über ihre Gesundheit und ihr Wohlbefinden sowie über ihr gegenwärtiges und zukünftiges Leben verloren zu haben. Um die Erfahrung störender oder unangenehmer Symptome einzuschränken, ziehen sich diese Menschen oft von der Teilhabe an bedeutungsvollen Aktivitäten zurück.

Gefühle von Bedrängnis/Verzweiflung

Ängste sind häufig mit einem erhöhten Leidensdruck verbunden, der in Zusammenhang mit der Teilhabe an Aktivität steht. Die Teilnahme an Aktivitäten kann Gefühle wie Panik, Angst oder Schwindel hervorrufen, selbst wenn der Wunsch nach Teilnahme an einer bestimmten Aktivität besteht.

Selbstbewertungen

Negative Erfahrungen mit Ängsten und der Teilhabe an Aktivität können sich auf das Selbstvertrauen und das Selbstwertgefühl sowie den Glauben an die eigenen Fähigkeiten auswirken. Diese Selbstzweifel können Zurückhaltung oder sogar die Vermeidung von Aktivitäten zur Folge haben.

Soziale Erklärungen

Soziale Erklärungen konzentrieren sich auf die „externen" Faktoren einer Person, die sich auf deren Aktivitätsmuster auswirken können.

Auswirkung auf Familien und Unterstützungsnetzwerke

Familien und Unterstützungsnetzwerke können ihr Engagement für die Person einschränken, um deren Stress zu verringern oder weil sie deren Vermeidungsverhalten als mangelnden Wunsch nach Aufrechterhaltung der Beziehung missverstehen. Längere Krankenhausaufenthalte oder die Abwesenheit von der Gemeinschaft können diese Trennung von bedeutungsvollen Beziehungen ebenfalls verschlimmern.

Auswirkungen auf Beschäftigungsmöglichkeiten

Menschen, die unter erheblichen Angstzuständen leiden, können auch in ihrer Arbeitsfähigkeit eingeschränkt sein. Die Aufrechterhaltung von oder der Zugang zu Beschäftigungsmöglichkeiten kann durch die Angststörung leiden, insbesondere wenn keine angemessenen Vorkehrungen getroffen werden.

Stigmatisierung und Offenlegung von psychischen Erkrankungen

Stigmatisierung hat tiefgreifende Auswirkung auf das tägliche Leben von Menschen mit psychischen Erkrankungen, einschließlich eingeschränkter Möglichkeiten wie unter anderem verminderte soziale Kontakte oder begrenzte finanzielle Mittel. Menschen mit nicht sichtbaren Krankheiten, wie einer Angststörung, stehen vor dem Dilemma der Offenlegung. Eine betroffene Person könnte sich beispielsweise fragen, ob sie durch die Offenlegung ihrer psychischen Erkrankung die für den Erfolg notwendige Unterstützung am Arbeitsplatz erhält oder ob sie beispielsweise ihre Chancen auf eine Beförderung dadurch behindert.

Was muss ich über Aktivität, Teilhabe und Angststörungen wissen?

(Version für Klienten:innen)

- Angststörungen können Ihre täglichen Aktivitäten stören, einschließlich Selbstfürsorge, Schlaf, Arbeit, Engagement in der Gemeinde, Freizeit und auch die Zeit, die Sie mit anderen verbringen.
- Manchmal vermeiden Menschen Aktivitäten, wenn sie sich ängstlich fühlen, oder erwarten, dass ihre Angst zunimmt, weil sie so viel an einem Tag leisten müssen. Diese Dysbalance kann es erschweren, den Tag mit allen Aktivitäten zu organisieren.
- Die Teilnahme an Aktivitäten ist für Ihr körperliches, soziales und emotionales Wohlbefinden von zentraler Bedeutung. Ein ausgewogener Tagesablauf kann Ihnen helfen, Ihre Bedürfnisse zu erfüllen und Ihr Wohlbefinden zu verbessern.
- Aktivitäten, die Ihren persönlichen Interessen und Zielen entsprechen, haben das Potenzial, Ihre Ängste zu verringern und Ihnen Sinn und Zufriedenheit zu vermitteln.
- Gestalten Sie Ihre Aktivitätsmuster so, dass sie zur Erhaltung Ihrer Gesundheit beitragen. Wenn Sie sich überfordert fühlen, können Sie Pausen einlegen oder Aktivitäten in kleinere, leichter zu bewältigende Aufgaben aufteilen.
- Einige Aktivitäten, die bei der Bewältigung Ihrer Ängste hilfreich sein können, sind Bewegung, Meditation und Entspannung, künstlerische Aktivitäten oder Musik. Sie bieten Wert und Bedeutung und helfen Ihnen, auch bei Gefühlen der Angst mit sich selbst in Verbindung zu bleiben.
- Soziale Aktivitäten, insbesondere in Gruppen, können die Teilnahme an Aktivitäten erleichtern und Ihnen Unterstützung für ein erfülltes Leben bieten.
- Eine sinnvolle Arbeit, die Ihren Fähigkeiten und Interessen entspricht, kann Ihr soziales Netz und Ihre Unterstützungsmöglichkeiten erweitern und die Bewältigung von Ängsten erleichtern.
- **Geben Sie nicht auf und vermeiden Sie keine für Sie bedeutungsvollen Aktivitäten und Teilhabe! Diese helfen Ihnen bei der Bewältigung Ihrer Ängste und sind ein wichtiger Bestandteil von Aktivitätsmustern eines jeden Menschen.**

Bewältigung und Tagesablauf

Name: ______________________________

Datum: ______________________________

Wir alle begegnen im Laufe unseres Lebens stressigen, schwierigen oder herausfordernden Situationen. Bewältigungsstrategien sind die Dinge, die wir tun, um mit diesen Herausforderungen umzugehen. Manche Strategien sind hilfreicher als andere. Zum Beispiel kann das Vermeiden von Situationen oder der Gebrauch von Substanzen die Probleme eher verstärken, während Sport oder das Sprechen über die eigenen Gefühle hilfreicher sein kann.

Hier sind einige Beispiele für Bewältigungsstrategien:

- Atemübungen
- Körperliche Aktivität
- Eigene Gedanken und Gefühle aufschreiben
- Jemanden anrufen (Freund:in, Familie, Therapeut:in, Hotline ...)
- Achtsamkeitsübungen oder Meditation
- Eine entspannende oder angenehme Tätigkeit durchführen
- Mit einem geliebten Haustier oder einer geliebten Person Zeit verbringen
- Aufsagen eines Mantras oder einer Affirmation
- Beten oder andere spirituelle/religiöse Praktiken
- An einer Selbsthilfegruppe teilnehmen
- Planung und Problemlösung

Bewältigungsstrategien sind persönlich und dadurch für jeden Menschen einzigartig. Erstellen Sie eine Liste mit Bewältigungsstrategien, die Sie auf der Grundlage Ihrer eigenen Stärken und Vorlieben anwenden können, und ordnen Sie sie in der Reihenfolge von sehr hilfreich bis weniger hilfreich ein:

1. ______________________________

2. ______________________________

3. ______________________________

4. ______________________________

5. ______________________________

Wenn Sie gestresst sind oder Probleme bei der Bewältigung einer Situation haben, kann dies Ihre Teilnahme am Alltagsleben und an bedeutungsvollen Aktivitäten beeinträchtigen. Füllen Sie die folgenden Tabellen aus, um zu beschreiben, wie Ihr Tagesablauf beeinträchtigt werden könnte, wie Sie derzeit damit umgehen und welche gesunden Bewältigungsstrategien Sie in Zukunft anwenden könnten.
Behalten Sie beim Ausfüllen die Ideen im Kopf, die Sie sich zuvor ausgedacht haben.

Morgenroutine (sich auf den Tag vorbereiten):

Ich habe Probleme mit …	Aktuelle Bewältigung	Zukünftige Bewältigung
Beispiel: Aufstehen aus dem Bett	Ich vermeide die Situation, indem ich die Schlummertaste meines Weckers drücke.	Sagen Sie ein Mantra, um mit einem positiven Gefühl aufzuwachen, denken Sie an etwas, mit dem Sie gerne aufwachen (z. B. eine Tasse Kaffee), stellen Sie Ihren Wecker so weit weg, dass Sie aus dem Bett aufstehen müssen, um ihn auszuschalten.

Produktive Aufgaben (Arbeit, Ausbildung, Kindererziehung, Hausarbeit, usw.):

Ich habe Probleme mit …	Aktuelle Bewältigung	Zukünftige Bewältigung
Beispiel: dem Putzen meiner Wohnung. Es gibt zu viel zu tun und ich bin überfordert.	Ich vermeide es, die Wohnung aufzuräumen, und lasse zu, dass sich die Dinge stapeln, was wiederum zu mehr Stress führt.	Nehmen Sie sich am Ende eines jeden Tages 5–10 Minuten Zeit, um aufzuräumen. Das scheint überschaubar, und die Dinge stapeln sich nicht.

Freizeitaktivitäten (z. B. gesellschaftliches Leben, Hobbys usw.):

Ich habe Probleme mit ...	Aktuelle Bewältigung	Zukünftige Bewältigung
Beispiel: meinen Freund:innen zu erzählen, dass ich mit Angstzuständen zu kämpfen habe.	Ich erzähle ihnen nichts, und dann unterstützen sie mich nicht, weil sie mich nicht verstehen. Ich fühle mich nicht unterstützt und habe mein soziales Leben eingestellt.	Ich kann mir ein paar gute Freund:innen aussuchen, denen ich vertraue, und ihnen die Schwierigkeiten erklären, die ich habe. Wenn sie dann besser verstehen, was ich durchmache, können sie mir eher helfen, wenn ich Probleme habe.

Sonstige (z. B. Kochen, Sport usw.):

Ich habe Probleme mit ...	Aktuelle Bewältigung	Zukünftige Bewältigung
Beispiel: regelmäßigen Mahlzeiten. Es fällt mir schwer, mich zum Kochen zu motivieren. Ich kenne keine gesunden Rezepte und habe keine Zeit, um gesunde Mahlzeiten zu kochen.	Kochen vermeiden. Ich esse „Essen zum Mitnehmen" oder mikrowellengeeignete Mahlzeiten, da sie leicht zuzubereiten sind.	Ich suche im Internet nach einfachen Schritt-für-Schritt-Anleitungen für gesunde Mahlzeiten. Ich kann meine Mahlzeiten planen und bereite einige Lebensmittel vor, um meine Zeit besser einteilen zu können.

Analyse meiner Aktivitäten und meines Angstlevels

Name: ____________________

Datum: ____________________

Vielleicht finden Sie heraus, welche Aktivitäten Ihnen die meisten Sorgen bereiten oder Sie am meisten ängstigen. Es kann hilfreich sein, Aktivitäten in kleinere Teile zu zerlegen, um sie besser bewältigen zu können.

Eine Analyse der Aktivitäten und Teilhabe kann die verschiedenen Komponenten Ihrer täglichen Aktivitäten aufzeigen, einschließlich der emotionalen, mentalen und physischen Aufgaben, die damit verbunden sind. Wenn Sie eine Tätigkeit identifizieren können, die Sie immer wieder stark ängstigt, versuchen Sie, diese Aktivität dazu zu nutzen, um die Fragen zu der Aktivitätsanalyse unten durchzuarbeiten.

Skizzieren Sie die gesamte Aktivität.

____

____

____

____

Identifizieren Sie so viele Teilaspekte innerhalb der Aktivität wie möglich.

1. ____________________
2. ____________________
3. ____________________
4. ____________________
5. ____________________

Was haben Sie während der Aktivität bei jeder dieser Aufgaben gedacht und gefühlt?

____

____

____

____

Um diese Tätigkeit zu tun, muss ich ...

Mental	Emotional	Physisch

Welche Strategien könnte ich das nächste Mal anwenden, wenn ich diese Aktivität durchführe?

____

____

Arbeitsblatt Anhang C1 – 2

Körperliche Aktivität zur Bewältigung von Ängsten und zum Erleben von Wohlbefinden nutzen

Name: ______________________________

Datum: ______________________________

Körperliche Aktivität kann sich positiv auf Ihr allgemeines Wohlbefinden auswirken und hilft nachweislich bei der Bewältigung von Ängsten. Körperliche Aktivität ist in einer ganzen Reihe von Aktivitäten enthalten: der Gang zum Supermarkt, das Spielen in einer Sportmannschaft oder der Besuch eines Fitnessstudios sind nur einige Beispiele.

Blicken Sie auf die vergangene Woche zurück und überlegen Sie, welche Art von körperlicher Aktivität Sie jeden Tag ausgeübt haben. Tragen Sie die Art und Dauer der Aktivität in die linke Spalte der untenstehenden Tabelle ein. In die rechte Spalte tragen Sie ein, wie viel körperliche Aktivität Sie idealerweise in einer Woche erreichen möchten. Streben Sie 30 Minuten körperlicher Aktivität pro Tag an!

	Derzeitige Aktivitäten	**Plan für körperliche Aktivitäten**
Montag		
Dienstag		
Mittwoch		
Donnerstag		
Freitag		
Samstag		
Sonntag		

Welche Hindernisse sehen Sie, wenn Sie mehr körperliche Aktivität in Ihren Tag einbauen wollen?

Welche Strategien könnten Sie anwenden, um diese Hindernisse zu überwinden?

Tipps, die Ihnen helfen können, aktiv zu werden

- Gehen Sie zu Fuß, laufen Sie oder fahren Sie mit dem Fahrrad, anstelle sich mitnehmen zu lassen.
- Machen Sie etwas, was Ihnen Spaß macht (laufen, springen, schwimmen, Skateboard, Snowboard, Ski, Schlittschuh laufen ...).
- Treten Sie einem Freizeitsportteam bei.
- Besuchen Sie einen Yoga-, Hip-Hop- oder Aerobic-Kurs.
- Versuchen Sie es mit Indoor-Klettern, spielen Sie Fußball, fahren Sie Fahrrad.
- Gehen Sie mit dem Hund spazieren.
- Tanzen Sie zu Ihrer Lieblingsmusik.
- Harken Sie Laub, schaufeln Sie Schnee, tragen Sie Einkäufe nach Hause.
- Setzen Sie sich mit Ihren Freund:innen und Ihrer Familie Ziele für körperliche Aktivität.
- Reduzieren Sie die Bildschirmzeit.
- Gehen Sie an Ort und Stelle, auf einem Laufband oder auf einem Ergometer/Heimtrainer, während Sie fernsehen.
- Machen Sie bei der Arbeit am Computer Dehnungs- und Gehpausen.

Referenzen

Brown C. & Stoffel, V. (2011). *Occupational Therapy in Mental Health: A vision for participation.* Philadelphia: FA Davis Company.

Canadian Society for Exercise Physiology (CSEP) (n. d.). *Canadian physical activity guidelines: For adults 18-64.* http://www.csep.ca/en/guidelines/get-the-guidelines.

Cara, E. & MacRae, A. (2013). *Psychosocial occupational therapy: an evolving practice.* Clifton Park, NY: Thomson Delmar Learning.

National Institute of Mental Health. (2014). *Post-traumatic Stress Disorder.* http://www.nimh.nih.gov/health/publications/post-traumatic-stress-disorder-ptsd/index.shtml

Anhang C2

Chronischer Schmerz, Aktivität und Teilhabe

von Tina Siemens

Übersetzt von Sonja Lambracht

Wie hängen chronischer Schmerz, Aktivität und Teilhabe zusammen?

(Version für Dienstleistungsanbieter:innen)

Menschen, die unter chronischen Schmerzen leiden, beschreiben häufig, dass sich ihre Wahrnehmung von Aktivitäten und ihr Wunsch, daran teilzuhaben, verändert haben. Hierunter fallen:

- Schwierigkeiten, sich zu motivieren und das Interesse an Aktivitäten aufrechtzuerhalten.
- Unangenehme Gefühle, wie z. B. Angst, die mit Aktivität und Partizipation verbunden sind.
- Die Unfähigkeit, sich zu beteiligen, weil Symptome von Schmerzen auftreten.

Die Veränderungen im Leben, die mit Schmerzen einhergehen, können sowohl für die betroffene Person als auch für ihre Familie und Freund:innen unangenehm sein. Die Gründe für diese Veränderungen sind komplex und werden nicht vollständig verstanden, da Schmerzen selbst eine komplexe und individuelle Erfahrung sind.

Es gibt verschiedene Schmerzkrankheiten, jede hat ihre eigenen Ursachen, Symptome und Prognosen. Dieses Informationsmaterial befasst sich allgemein mit den Auswirkungen von Schmerzstörungen auf die Teilnahme an Aktivitäten und die allgemeine Lebensqualität. Sie werden in biomedizinische, psychologische und soziale Erklärungen unterteilt.

Biomedizinische Erklärungen

Biomedizinische Erklärungen konzentrieren sich auf die Strukturen, die Physiologie und die Funktionen des menschlichen Körpers, die für die erlebten Störungen der Aktivitätsmuster verantwortlich sein könnten. Das Gehirn verfügt über kein spezifisches „Schmerzzentrum“, was zum Teil die Komplexität des individuellen Schmerzerlebnisses erklärt.

Gehirnstrukturen

Im Folgenden werden die wichtigsten Bereiche des Gehirns beschrieben, die mit Schmerzen in Verbindung gebracht werden. Thalamus: Der Thalamus ist als „Knotenpunkt für Informationen“ bekannt. Er empfängt sensorische Informationen und leitet sie an die entsprechenden Bereiche des Gehirns weiter.

1. Retikuläres System: Es ist verantwortlich für die autonomen und motorischen Reaktionen auf Schmerz und warnt die Person, etwas sofort zu tun, z. B. eine reflexartige Reaktion.
2. Somatosensorischer Kortex: Er ist an der Wahrnehmung und Interpretation von Empfindungen beteiligt. Er identifiziert die Intensität, die Art und den Ort der Schmerzempfindung und setzt die Empfindung in Beziehung zu früheren Erfahrungen, Erinnerungen und kognitiven Aktivitäten. Dieser Bereich erkennt den aktuellen Reiz, noch bevor eine Reaktion ausgelöst wird.
3. Limbisches System: Es ist verantwortlich für die emotionalen und verhaltensmäßigen Reaktionen auf Schmerzen, einschließlich Aufmerksamkeit, Stimmung und Motivation. Es verarbeitet auch Schmerzen mit früheren Schmerzerfahrungen.

Neurophysiologische Veränderungen

Glutamat ist der wichtigste Neurotransmitter, der mit der Schmerzübertragung und -modulation in Verbindung gebracht wird. In hohen Konzentrationen kann dieser Neurotransmitter bestimmte Hirnregionen überstimulieren, was zu einer chronischen Schmerzwahrnehmung führt. Im Gegensatz dazu werden Endorphine, die als körpereigene Schmerzmittel des Körpers bekannt sind, am häufigsten als Reaktion auf Stress, Angst und Schmerz, aber auch bei vielen alltäglichen Aktivitäten produziert. Endorphine sind für unsere schönen Gefühle verantwortlich und können die Schmerzwahrnehmung verringern.

Pharmakologische Interventionen und ihre Auswirkungen auf Aktivität

Häufig werden Medikamente verschrieben, um den Betroffenen bei der Schmerzbewältigung zu helfen. Medikamente können zwar bei der Schmerzbehandlung helfen, sind aber oft nur ein Teil eines umfassenden Behandlungsplans, bei dem Aktivität und Partizipation eine weitere unschätzbare Komponente darstellen. Medikamente, die zur Schmerzbehandlung verschrieben werden, können zwar die Schmerzsymptome wirksam lindern, doch zu den häufigen Nebenwirkungen von Medikamenten, die sich auf Aktivität und Partizipation auswirken können, gehören: Müdigkeit, Motivations- und/oder Energiemangel, Konzentrationsschwierigkeiten oder das Gefühl, „benebelt“ zu sein.

Psychologische Erklärungen

Die psychologischen Elemente sind besonders wichtig, da Schmerz eine individuelle Erfahrung ist.

Was passiert, wenn Sie sich auf den Schmerz konzentrieren?

Die Fokussierung auf den Schmerz ist ein starker psychosozialer Faktor für negative gesundheitliche Folgen, die zu Folgendem führen können:

1. Hilflosigkeit: die Überzeugung, dass man nicht in der Lage ist, sein eigenes Leiden zu kontrollieren oder zu verringern
2. Vergrößerung: die Tendenz, den Bedrohungswert von Symptomen zu übertreiben
3. Grübeln: die Neigung, sich übermäßig auf Symptome zu konzentrieren

Es besteht ein enger Zusammenhang zwischen Aufmerksamkeit und Schmerz. Wenn die Konzentration auf den Schmerz zunimmt, kann sich das Schmerzerlebnis verstärken, da die Betroffenen immer weniger in der Lage sind, ihre Aufmerksamkeit vom Schmerz selbst wegzulenken. Diese Art des Denkens kann dazu führen, dass man sich verstärkt darauf konzentriert, was falsch läuft, was möglicherweise zur Entwicklung von Angstzuständen oder Depressionen führt. Dies kann sich auf die Teilnahme an Aktivitäten auswirken, indem es zu einer stärkeren Vermeidung von Aktivitäten führt, was wiederum zu Inaktivität, Isolation und einer insgesamt geringeren Lebensqualität beiträgt.

Soziale Erklärungen

Soziale Erklärungen konzentrieren sich auf Faktoren, die „außerhalb“ des Individuums liegen und sich auf das Aktivitäts- und Partizipationsmuster auswirken können.

Chronische Schmerzen sind unsichtbar und haben oft keine eindeutige körperliche Ursache, was bedeutet, dass die Betroffenen wegen Unverständnis für ihre Schmerzen auf Stigmatisierung und mangelnde soziale Unterstützung stoßen können. Nachfolgend sind die am häufigsten verbreiteten Mythen über Schmerzen aufgeführt, die zur Stigmatisierung beitragen, sowie Erklärungen, die helfen sollen, diese Mythen zu zerstreuen:

1. **Ohne Schmerz kein Gewinn:** Die eigenen Grenzen zu kennen und aktiv innerhalb dieser Grenzen teilzunehmen, hilft den Schmerz zu lindern. Wenn Sie sich überanstrengen, wird sich der Schmerz höchstwahrscheinlich verschlimmern, was zur Vermeidung führt.
2. **Es findet alles in Ihrem Kopf statt:** Schmerz ist eine komplexe, individuelle Erfahrung. Schmerzen sind eine legitime medizinische Erkrankung, die behandelt werden kann und sollte. Schmerzen sind unsichtbar, aber das macht sie nicht weniger real.
3. **Man muss einfach mit den Schmerzen leben:** Es gibt verschiedene Möglichkeiten der Schmerzlinderung. Und auch wenn eine Person nicht immer in der Lage ist, ihre Schmerzen zu kontrollieren, gibt es Techniken, die bei der Schmerzbewältigung helfen können.
4. **„Reißen Sie sich zusammen“ und „machen Sie sich auf die Socken“:** Sich in Behandlung zu begeben, ist kein Eingeständnis von Schwäche, sondern eher von Stärke. Die Verfolgung wirksamer Behandlungsstrategien kann die Lebensqualität verbessern.
5. **Die Menschen wollen nicht gesund werden:** Niemand hat gerne Schmerzen. Simulieren (oder das Vortäuschen von Symptomen) ist selten.

Was muss ich über Aktivität, Teilhabe und chronischen Schmerz wissen?

(Version für Klient:innen)

- Chronischer Schmerz beeinträchtigt die Aktivität und Teilhabe am täglichen Leben. Das betrifft die Selbstversorgung, den Schlaf, die Arbeit, das Eingebundensein in der Gemeinschaft, die Freizeit, die Familie, das soziale Leben und vieles mehr.
- Die Herausforderungen, die chronische Schmerzen im täglichen Leben mit sich bringen können, sind auf Veränderungen des Gehirns, unseres Denkens, der Art und Weise, wie wir damit umgehen, und der Art und Weise, wie andere Menschen mit uns umgehen, zurückzuführen.
- Für Menschen, die unter chronischen Schmerzen leiden, ist es wichtig, aktiv zu bleiben.
- Wenn Menschen Aktivitäten vermeiden, um ihre Schmerzen in den Griff zu bekommen, kann dies zu einem höheren Grad an Behinderung, Depression und verminderter Lebensqualität führen.
- Aktivität und Teilhabe sind wichtig für unser körperliches, soziales und emotionales Wohlbefinden und können häufig dazu dienen, vom Schmerzempfinden wegzulenken.
- Erfahrungen, die Gelegenheit zum Lachen, Umarmen und Entspannen bieten, fördern die Ausschüttung von Endorphinen, dem natürlichen Schmerzmittel des Körpers.
- Aktivitäten, die mit einem wichtigen persönlichen Ziel verbunden sind, haben ein höheres Potenzial zur Schmerzlinderung.
- Ändern Sie Ihre Aktivitätsmuster, nutzen Sie Strategien wie Pacing (Energiemanagement), machen Sie Pausen und teilen Sie die Aktivitäten in leichter zu bewältigende Aufgaben auf. Pausen können nach einem festen Zeitplan, bei der Überwachung von Schmerzen oder nach Abschluss von Aufgaben eingelegt werden.
- Bewegung, Meditation, Entspannung und künstlerische Aktivitäten bieten Wert und Sinn und fördern die Aufrechterhaltung der Identität in Zeiten, in denen man aufgrund von Schmerzen das Gefühl hat, seine Rolle und sein Interesse zu verlieren.
- Eine bedeutungsvolle Tätigkeit, die Ihren Fähigkeiten und Interessen entspricht, kann Ihr soziales Netz und Ihre Unterstützung erweitern und Ihnen den Umgang mit chronischen Schmerzen erleichtern.
- **Geben Sie nicht auf und vermeiden Sie keine für Sie bedeutungsvollen Aktivitäten und Teilhabe! Sie helfen Ihnen bei der Bewältigung chronischer Schmerzen und sind ein wichtiger Bestandteil des Alltags eines jeden Menschen.**

Strategien, die Ihnen helfen, mit Schmerzen umzugehen

Es gibt viele Strategien, die Ihnen helfen können, mit Schmerzen bei der Teilhabe an Aktivitäten umzugehen. Mit diesen Vorschlägen können Sie sich eine persönliche Sammlung von Strategien zulegen, die Ihnen helfen, mit Ihren Schmerzen umzugehen und sie zu bewältigen. Das Ziel ist, dass Sie weiterhin an Aktivitäten teilhaben können, die Sie tun wollen oder müssen und die Ihnen Spaß machen.

Kreuzen Sie die Strategien an, die Ihnen nützlich erscheinen, oder setzen Sie einen Stern daneben.

Optimieren Sie Ihren Schlaf	**✕**
Versuchen Sie Ihre Schlafumgebung umzugestalten. Brauchen Sie in paar Kissen mehr oder weniger?	
Versuchen Sie, Ihr Schlafzimmer nicht mit Arbeiten, Essen, Sorgen und Fernsehen in Verbindung zu bringen. Ihr Schlafzimmer sollte nur zum Schlafen und für sexuelle Aktivitäten reserviert sein.	
Legen Sie eine regelmäßige Schlafenszeit und eine feste Routine fest, um die Voraussetzung für den Schlaf zu schaffen.	
Vermeiden Sie einige Stunden vor dem Schlaf Koffein, Alkohol und Nikotin.	
Wenn Sie nach 20 Minuten noch nicht einschlafen können, stehen Sie auf und tun Sie etwas, was Sie beruhigt.	

Kommunikation mit Ihrem Gesundheitsteam	**✕**
Nehmen Sie alle verordneten Medikamente wie von Ihrem Arzt/Ihrer Ärztin verordnet ein und besprechen Sie alle Bedenken und Nebenwirkungen mit Ihrem Gesundheitsteam.	
Bitten Sie Ihren Arzt/Ihre Ärztin um Überweisungen zu anderen medizinischen Fachleuten wie Psycholog:innen, Ergotherapeut:innen und Physiotherapeut:innen. Schmerzen werden physisch, psychisch und sozial erlebt und sollten ganzheitlich behandelt werden.	

Täglicher Zeitplan	**✕**
Planen Sie über den Tag verteilt Pausen ein (z. B. abwechselnd 25 Minuten Aktivität und 5 Minuten Ruhe/Pause).	
Strukturieren und verteilen Sie Ihre Aktivitäten über den Tag, damit Sie sich nicht überanstrengen und am nächsten Tag noch müder sind oder mehr Schmerzen haben.	
Planen Sie Aktivitäten zu Zeiten, in denen Sie sich am wohlsten fühlen.	
Nehmen Sie regelmäßig nahrhafte Mahlzeiten ein.	

Soziale Unterstützung	**✕**
Telefonieren oder besuchen Sie Freund:innen und Verwandte.	
Laden Sie einen/eine Freund:in zu sich nach Hause auf eine Tasse Tee ein.	
Nehmen Sie an einer Selbsthilfegruppe für chronische Schmerzen teil.	
Treiben Sie Sport oder gehen Sie mit Freund:in/Familienmitglied/Haustier spazieren.	
Engagieren Sie sich ehrenamtlich in einer Organisation, die für Sie von Bedeutung ist.	

Körperliche Aktivität	**✕**
Versuchen Sie, an einem Yoga- oder Tai Chi-Kurs teilzunehmen, oder bauen Sie Dehnübungen über den Tag verteilt oder in einer Pause zwischen Aktivitäten ein.	
Wenn Sie sich zum ersten Mal körperlich betätigen, beginnen Sie mit kurzen Einheiten und steigern Sie allmählich die Zeit oder die Intensität.	
Gehen Sie spazieren.	
Bewegen Sie Ihre Gelenke langsam und sanft über den gesamten Bewegungsumfang.	

Entspannungsübungen zur Schmerzbewältigung

An Entspannungsübungen teilhaben kann eine hilfreiche Strategie sein, um Ihre Schmerzen zu bewältigen. Kreisen Sie die Strategien ein oder setzen Sie ein Sternchen neben die Strategien, die Sie für brauchbar halten. Sie können diese Strategien zu Ihrem Werkzeugkoffer für die Schmerzbewältigung hinzufügen. Denken Sie daran: Manche Strategien müssen Sie drei- bis viermal anwenden, bevor Sie einen spürbaren Unterschied feststellen können.

Entspannungsübung	Was zu tun ist
Zwerchfellatmung (Bauchatmung)	Legen Sie sich auf den Rücken oder setzen Sie sich aufrecht auf einen Stuhl, wobei Ihre Füße flach auf dem Boden stehen. Legen Sie eine Hand auf Ihren Bauch und eine Hand auf Ihre Brust. Atmen Sie langsam durch Ihre Nase. Ihr Brustkorb sollte so ruhig wie möglich bleiben und Ihr Bauch sollte sich gegen Ihre untere Hand bewegen. Versuchen Sie, langsam zu atmen, indem Sie in Gedanken 3–5 Sekunden zählen. Tun Sie dies für 3-5 Minuten.
Imagination & Visualisierung	Suchen Sie sich einen Raum oder einen Bereich mit möglichst wenig Ablenkung. Denken Sie an einen beruhigenden Ort oder eine entspannende Erfahrung. Stellen Sie sich jedes Detail Ihrer entspannenden Szene vor.
Die Sinne nutzen	Diese Übung dient dazu, sich ganz im gegenwärtigen Moment zu verankern. Ziel ist es, Ihre Sinne zu nutzen, um etwas in Ihrer aktuellen Umgebung wahrzunehmen. ▪ **Welche 5 Dinge können Sie sehen?** Schauen Sie sich in Ihrer Umgebung um, notieren Sie sich fünf Dinge, die Ihnen vorher nicht aufgefallen sind, z. B. ein Wand-/Tapetenmuster oder ein Gemälde. ▪ **Was sind 5 Dinge, die Sie fühlen können?** Vielleicht fühlen Sie den Druck Ihrer Füße auf den Boden oder die Temperatur des Raumes. ▪ **Was sind 5 Dinge, die Sie hören können?** Notieren Sie die Geräusche, die Sie herausgefiltert haben, wie z. B. Vogelgezwitscher. ▪ **Was sind 5 Dinge, die Sie riechen können?** Können Sie Gerüche wie gemähtes Gras, Wäsche oder Kaffee wahrnehmen?
Progressive Muskelrelaxation (PMR)	Die Idee ist, jeden Muskel bewusst anzuspannen und dann die Spannung zu lösen. Suchen Sie sich einen ruhigen Platz, an dem Sie bequem sitzen oder liegen können. Beginnen Sie mit den Händen und arbeiten Sie sich bis zu den Füßen vor. Zum Beispiel: Spannen Sie die Muskeln in Ihrem Finger an, indem Sie sie in ihrer Handfläche zur Faust beugen. Achten Sie darauf, wie es sich anfühlt, wenn Ihre Hand angespannt ist. Halten Sie die Spannung für 5 Sekunden. Lösen Sie die Spannung und entspannen Sie die Finger. Achten Sie darauf, wie verändert/anders sich die Finger anfühlen, nachdem Sie die Spannung aufgelöst haben. Spannen Sie die Muskeln im gesamten Arm an. Halten Sie die Spannung für 5 Sekunden. Achten Sie auf das Gefühl der Anspannung in Ihrem Arm. Lösen Sie die Spannung in Ihrem Arm und spüren Sie, wie sich das Gefühl verändert, wenn Sie sich entspannen. Folgen Sie diesem Muster des An- und Entspannens in Ihrem gesamten Körper. Wenn Sie mit Ihren Händen und Armen fertig sind, bewegen Sie sich aufwärts oder abwärts durch Nacken, Kopf, Rumpf, Beine und Füße.
Andere Ideen	Suchen Sie sich eine Aufnahme einer Entspannungsübung (Sie können sich eine herunterladen oder eine Entspannungs-App verwenden) und hören Sie sich diese jeden Tag an, bis Sie in der Lage sind, diese selbstständig durchzuführen. Nehmen Sie an einem Meditations-, Yoga- oder Tai Chi-Kurs in Ihrer Community teil oder suchen Sie sich online einen Kurs, an dem Sie teilnehmen können.

Protokoll der Aktivitätsexperimente zur Schmerzbehandlung

Name: ____________________________

Datum: ____________________________

Schreiben Sie die von Ihnen ausgewählten Aktivitätsexperimente zur Schmerzbewältigung mit Datum und kurzem Kommentar zum jeweiligen Experiment auf. Nutzen Sie zur Unterstützung die Arbeitsmaterialien „Strategien, die Ihnen helfen mit Schmerzen umzugehen" sowie „Entspannungsübungen zur Schmerzbewältigung" oder verwenden Sie eigene Ideen für die Experimente.

Aktivitätsexperiment	**Datum**	**Kommentare zu den Erfahrungen und den erzielten Fortschritten**
Beispiel: Tai Chi und Stretching/Dehnen	12. August	Dehnen und Tai Chi halfen, die Schmerzen zu lindern. Ich konnte bei meinem Nachmittagsspaziergang 10 Minuten länger gehen.

Arbeitsblatt Anhang C2 – 2

Referenzen

American Chronic Pain Association (2015). *ACPA resource guide to chronic pain management & treatment.* Rocklin, CA: American Chronic Pain Association, Inc.

Chronic Conditions Team (2012). *7 Common myths about chronic pain: Many Americans downplay pain as a part of getting older.* Cleveland Clinic. http://health.clevelandclinic.org/2012/07/7-common-myths-of-chronic-pain/

Coghill, R. (2010). Individual differences in the subjective experience of pain: New insights into mechanisms and models. *Headache, 50(9)*, 1531-1535.

Drake, R., Vogel, A. W. & Mitchell, A. W. M. (2009). *Gray's Anatomy for Students 2nd Revised Ed.* London: Churchill Livingstone.

Marieb, E., Mallatt, J. & Wilhelm, P. (2005). *Human Anatomy 4th Ed.* San Francisco: Pearson Education Inc.

Meldrum, B. S. (2000). Glutamate as a neurotransmitter in the brain: Review of physiology and pathology. *The Journal of nutrition, 130(4S)*, 1007S-1015S.

Radomski, M. V. & Trombly, C. A. (2014). *Occupational Therapy for Physical Dysfunction 7th Ed.* New York: Lippincott Williams & Wilkins.

Squire, P., Williamson, O., Lau, B., Gromala, D. & Pearson, L. (2011). *The Pain Toolbox.* https://www.painbc.ca

Sullivan, M. J. L., Stanish, W., Waite, H., Sullivan, M. E. & Tripp, D. (1998). Catastrophizing pain and disability following soft tissue injuries. *Pain, 77(3),* 253-260.

Therapist Aid (2016). *Relaxation techniques.* http://www.therapistaid.com/therapy-worksheet/relaxation-techniques

Vasey, M. W. & Borkovec, T. (1992). A catastrophizing assessment of worrisome thoughts. *Cognitive Therapy and Research, 16(5),* 505-520.

Waugh, O. C., Byrne, D. G. & Nicholas, M. K. (2014). Internalized stigma in people living with chronic pain. *Pain, 15(5),* 550.e1-10.

Anhang C3

Affektive Störungen und Aktivität und Partizipation

von Sara Ubbens und Sarah Goodfield Weinstein

Übersetzt von Silvia Schuppisser Bonderer

Wie hängen affektive Störungen, Aktivität und Partizipation zusammen?

(Version für Dienstleistungsanbieter:innen)

Es gibt unterschiedliche Formen von affektiven Störungen. Der Hauptunterschied ist der zwischen depressiven Störungen und bipolaren affektiven Störungen.

Depression

Menschen mit einer depressiven Störung sehen sich mit Veränderungen in der Art und Weise konfrontiert, wie sie ihre täglichen Aktivitäten und ihre Partizipation im Alltag erleben. Mögliche Veränderungen:

- Signifikant vermindertes Interesse oder Vergnügen an früher beliebten Aktivitäten
- Schwierigkeiten im Zusammenhang mit Schlafmangel oder einer signifikanten Zunahme des Schlafs
- Extreme Müdigkeit oder Antriebslosigkeit
- Kognitive Schwierigkeiten, wie z. B. Schwierigkeiten beim Denken, bei der Konzentration oder in der Entscheidungsfindung

Bipolare affektive Störung

Bei einer bipolaren affektiven Störung erlebt ein Mensch Phasen der Manie oder Hypomanie zusammen mit Phasen der Depression. Manie wird als eine Periode von charakteruntypischer und anhaltend erhöhter oder reizbarer Stimmung beschrieben. Die Hypomanie ähnelt der Manie, allerdings sind die Veränderungen in der Stimmung weniger stark ausgeprägt. Menschen, die eine Manie erleben, sehen sich ebenfalls mit Veränderungen in der Art und Weise konfrontiert, wie sie ihre täglichen Aktivitäten und Partizipation erleben:

- Teilnahme an Aktivitäten, die mit Risiken verbunden sind und Schaden verursachen könnten
- Gesteigerter Antrieb und Rastlosigkeit
- Schlafmangel – das Gefühl, dass weniger Schlaf erforderlich ist
- Gedankendrängen sowie Ablenkbarkeit

Das folgende Arbeitsmaterial beschreibt die biomedizinischen, psychologischen und sozialen Aspekte, die durch das Erleben einer affektiven Störung beeinflusst werden, sowie die Auswirkungen einer affektiven Störung auf die Teilnahme an Aktivitäten („Engagement").

Biomedizinische Erklärungen

Dieser Abschnitt befasst sich mit den Strukturen, der Physiologie und den Funktionen des menschlichen Körpers, die für Störungen der Aktivität und der Aktivitätsmuster bei Menschen mit einer affektiven Störung verantwortlich sein können.

Gehirnstrukturen

Die beiden Hirnareale, die bei affektiven Störungen eine bedeutende Rolle spielen, sind das limbische System und der präfrontale Cortex. Das limbische System besteht aus dem Hippocampus, der Amygdala, dem Hypothalamus und einer Reihe weiterer kleiner Strukturen.

Der Hippocampus hilft uns, Erinnerungen zu speichern, und er arbeitet mit dem Hypothalamus und der Amygdala zusammen, um auf Stressereignisse zu reagieren, indem er die Ausschüttung von Stresshormonen reguliert. Depressionen können durch belastende Lebensereignisse verschlimmert oder sogar ausgelöst werden. Cortisol, das als „das Stresshormon" bekannt ist, ist bei Menschen mit affektiven Störungen erhöht. Darüber hinaus trägt der Hypothalamus zur Steuerung der Biorhythmen (zirkadianen Rhythmen) des Körpers bei. Ein gestörter Biorhythmus kann sowohl bei affektiven als auch bei bipolaren affektiven Störungen auftreten. Störungen im präfrontalen Kortex aufgrund von Depressionen oder bipolaren affektiven Störungen können sich auf die Fähigkeit eines Menschen auswirken, Informationen aufzunehmen, seine Gefühle zu kontrollieren und Entscheidungen über sein Leben zu treffen.

Neurophysiologische Veränderungen

Serotonin, das bei Menschen mit einer depressiven Störung niedriger ist, reguliert die Stimmung, den Schlaf und den Appetit. Die Wirkung vieler Medikamente zur Behandlung von Depressionen beruht darauf, dass sie das Serotonin erhöhen. Andere Neurotransmitter, wie Noradrenalin, Glutamat und GABA, dürften ebenfalls wichtig sein, doch die Beweise für ihre Beteiligung variieren. Bei Menschen während einer manischen Episode kann ein erhöhter Dopaminspiegel eine Rolle spielen.

Wie wirken sich die biomedizinischen Veränderungen auf die Aktivität aus?

Wenn die Strukturen und die chemischen Substanzen in unserem Gehirn verändert oder gestört sind, führt dies zu Symptomen wie abnormalen Gedanken, Handlungen und Gefühlen. So kann beispielsweise ein verminderter Gehalt an Neurotransmittern, die an den Freude- und Belohnungssystemen des Gehirns beteiligt sind, mit Anhedonie (die Unfähigkeit, Freude zu empfinden), einem häufigen Symptom der Depression, in Verbindung gebracht werden. Dies kann enorme Auswirkungen haben und dazu führen, dass Aktivitäten und Partizipation vermieden oder ganz aufgegeben werden. Zusätzlich kann ein erhöhter Dopaminspiegel während einer manischen Episode dazu führen, dass diese Menschen einen gesteigerten Drang nach Aktivitäten und Partizipation verspüren, aber die Konsequenzen ihrer Handlungen nicht vollständig abzuschätzen vermögen.

Die Auswirkungen von Medikamenten auf Aktivität und Partizipation

Es ist wichtig, sowohl die positiven als auch die negativen Auswirkungen von Medikamenten zur Behandlung von affektiven Störungen zu berücksichtigen. So können Medikamente beispielsweise die Symptome lindern und den Menschen helfen, zu bedeutungsvollen Aktivitäten zurückzukehren. Andererseits kann es sein, dass jemand, dem aufgrund der Nebenwirkungen von Medikamenten übel ist, der sich unwohl fühlt oder müde ist, nicht an Aktivitäten teilnimmt oder diese nicht genießen kann.

Psychologische Erklärungen

Psychologische Faktoren haben einen tiefgreifenden Einfluss darauf, wie Menschen mit ihrer Umwelt in Beziehung stehen/oder umgehen.

Coping/Bewältigung

Stressauslösende Lebensereignisse stehen in engem Zusammenhang mit dem Auftreten und Erleben von Depressionen. Der entscheidende Zusammenhang ist jedoch nicht nur das Vorhandensein eines belastenden Lebensereignisses, sondern vielmehr die Art und Weise, wie Menschen in der Lage sind, mit den belastenden Lebensereignissen umzugehen.
Für Menschen mit einer bipolaren affektiven Störung lassen sich stressvolle Lebensereignisse häufig als Ereignisse charakterisieren, die den Zeitplan stören, und als Ereignisse, die das Erreichen von Zielen betreffen. Diese Arten von Ereignissen können die Symptome einer bipolaren affektiven Störung verschlimmern und zu mehr manischen Episoden führen, je nachdem, wie der Mensch mit diesen Veränderungen umgeht.

Motivation

Affektive Störungen haben drastische Auswirkungen auf die Motivation. Bei einer Depression ist eine fehlende Motivation zur Teilnahme an täglichen Aktivitäten üblich. Bei der Manie, welche eine bipolare affektive Störung begleitet, ist die Motivation, sich an Aktivitäten zu beteiligen und Ziele erfolgreich zu erreichen, drastisch erhöht, während gleichzeitig die Urteilsfähigkeit beeinträchtigt sein kann.

Selbstwert

Ein geringes Selbstwertgefühl ist eines der Symptome, die typischerweise mit Depressionen einhergehen. Wenn Menschen ein geringes Selbstwertgefühl haben, können sie auch das Gefühl haben, ihre tägliche Routine weniger gut bewältigen zu können.
Andererseits können Menschen, die eine manische Episode bei einer bipolaren affektiven Störung erleben, ein gesteigertes Selbstwertgefühl oder sogar eine extreme Grandiosität aufweisen. Dieses gesteigerte Selbstwertgefühl geht häufig mit einer verstärkten Teilnahme an Aktivitäten und einem Engagement bei Aktivitäten einher, die gefährlich oder riskant sein könnten. Zudem können Menschen mit einer bipolaren affektiven Störung in der Remissionsphase nach einer Manie ein geringeres Selbstwertgefühl haben, was ihre Aktivität und Partizipation verringern kann.

Soziale Erklärungen

Soziale Unterstützung und Beziehungen

Beziehungen und ein soziales Unterstützungsnetzwerk beeinflussen stark, wie ein Mensch eine affektive Störung erfährt. Im Allgemeinen sagt eine geringe soziale Unterstützung eine größere Schwere und Häufigkeit der Symptome von einer affektiven Störung voraus. Positive soziale Unterstützung kann äußerst gewinnbringend sein für Menschen, die eine affektive Störung erleben, ungesunde Beziehungen können jedoch zusätzlichen Stress verursachen oder eine Genesung behindern.

Stigma

Trotz des gestiegenen Bewusstseins und der sich ändernden Einstellung in der Gesellschaft ist die Stigmatisierung psychischer Erkrankungen wie affektiver Störungen immer noch weit verbreitet. Die Befürchtung, diskriminiert oder stigmatisiert zu werden, kann die allgemeine Handlungsfähigkeit und das Selbstwertgefühl verringern und die Menschen davon abhalten, an bedeutungsvollen Aktivitäten teilzunehmen. Stigmatisierung kann die Möglichkeiten von Menschen mit psychischen Erkrankungen einschränken: einen Arbeitsplatz und einen sicheren Wohnort zu finden und zu behalten, von ihrer Familie und ihrer Community akzeptiert zu werden, Freundschaften und Beziehungen einzugehen und zu pflegen und an sozialen Aktivitäten teilzunehmen. Die Stigmatisierung kann sich auch darauf auswirken, ob Menschen mit affektiven Störungen eine Behandlung in Anspruch nehmen, die verschriebenen Medikamente einnehmen oder sich beraten lassen.

Was muss ich über Aktivität, Teilhabe und affektive Störungen wissen?

(Version für Klient:innen)

- Affektive Störungen können Ihre täglichen Aktivitäten stören, einschließlich Selbstfürsorge, Schlaf, Arbeit, Teil der Community zu sein, Freizeit und Zeit, die Sie mit anderen Menschen verbringen.
- Die Herausforderungen, die affektive Störungen im alltäglichen Leben mit sich bringen, können durch Veränderungen des Gehirns, unseres Denkens, der Art und Weise, wie wir mit Schwierigkeiten umgehen, und der Art und Weise, wie andere Menschen mit uns in Beziehung treten, entstehen.
- Manchmal vermeiden Menschen Aktivitäten, wenn sie sich schlecht fühlen, oder unternehmen zu viele Aktivitäten, wenn sie sich gut fühlen. Dieses Ungleichgewicht der Aktivitäten kann dazu führen, dass es schwierig wird, die Aktivitäten des Tages zu bewältigen.
- Aktivität und Teilhabe sind von zentraler Bedeutung für Ihr körperliches, soziales und emotionales Wohlbefinden. Ein ausgewogener Tagesablauf kann Ihnen helfen, Ihre Bedürfnisse zu erfüllen und Ihr Wohlbefinden zu verbessern.
- Aktivitäten, die mit persönlichen Interessen und Zielen verbunden sind, können die Stimmung verbessern und Ihnen Sinn und Zufriedenheit vermitteln.
- Sie können Ihre täglichen Aktivitäten ändern, um Ihre Gesundheit und Ihr Wohlbefinden zu verbessern. Wenn Sie sich niedergeschlagen fühlen, können Sie Pausen einlegen und Aktivitäten in kleinere, leichter zu bewältigende Aufgaben aufteilen. Wenn Sie sich in Ihrer Stimmung gehoben fühlen, können Sie auch Aufgaben vereinfachen, um sicherzustellen, dass Sie auf Kurs bleiben und die Dinge erledigen.
- Schlaf ist sehr wichtig, um Ihr Wohlbefinden zu erhalten, wenn Sie eine affektive Störung haben. Die Strukturierung und die Planung von Aktivitäten können Ihnen helfen, eine regelmäßige Schlafroutine zu pflegen.
- Zu den Aktivitäten, die Ihnen bei der Bewältigung helfen können, gehören Bewegung, Meditation und Entspannung, künstlerische Aktivitäten oder Musik. Diese Aktivitäten bieten Wert und Sinn und helfen Ihnen, sich mit sich selbst zu verbinden, auch wenn Sie unter den Symptomen einer affektiven Störung leiden.
- Soziale Aktivitäten, insbesondere in Gruppen, können die Teilnahme an Aktivitäten erleichtern und Ihnen die Unterstützung geben, die Sie brauchen, um ein erfülltes Leben zu führen.
- Eine sinnvolle Tätigkeit, die Ihren Fähigkeiten und Interessen entspricht, kann Ihr soziales Netz und Ihre Unterstützung erweitern und Ihnen die Bewältigung einer affektiven Störung erleichtern.
- **Geben Sie nicht auf und vermeiden Sie keine für Sie bedeutungsvollen Aktivitäten und Teilhabe! Sie helfen Ihnen bei der Bewältigung der affektiven Störung und sind ein wichtiger Bestandteil des Alltags eines jeden Menschen.**

Meine Stimmung durch Aktivität und Partizipation verändern

Name: ______________________________

Datum: ______________________________

Menschen mit Depressionen haben oft ein Stimmungstief, während Menschen mit einer bipolaren Störung sowohl Höhen als auch Tiefen in ihrer Stimmung haben können. Es ist wichtig, gesunde Strategien zu entwickeln, die Ihnen helfen, Ihre Stimmungslage zu regulieren. Die Teilnahme an Aktivitäten kann dazu beitragen, die Stimmung zu verbessern und notwendige Veränderungen herbeizuführen.
Notieren Sie in der folgenden Tabelle einige positive Strategien oder Aktivitäten, die Sie in der Vergangenheit ausprobiert haben oder ausprobieren wollen, um Ihre Stimmung zu ändern, wenn Sie Veränderungen bemerken.

Meine Stimmung	**Aktivitäten und Strategien, um meine Stimmungslage zu bewältigen**	**Kommentare (Hat es funktioniert? Welche Erfahrungen haben Sie gemacht? Was würden Sie verändern?)**
Extremes Stimmungstief	*Beispiel:* Zeit mit einem/einer guten Freund:in verbringen	*Z. B.:* Ich war dankbar, dass ich eine so unterstützende Person in meinem Leben hatte. Mein/Meine Freund:in erinnerte mich daran, dass Aktivitäten mit anderen meine Stimmung verbessert. Wenn ich mich das nächste Mal schlecht fühle, werde ich versuchen, meinen/meine Freund:in früher anzurufen.
Stimmungstief	*Beispiel:* einen Spaziergang machen und die Natur genießen	*Z. B.:* Es war hilfreicher, draußen in der Sonne und an der frischen Luft zu sein, als in meinem Haus zu sitzen. Es half mir, mich mit der Natur zu verbinden. Das nächste Mal werde ich versuchen, meinen Spaziergang um 10 Minuten zu verlängern.
Ausgeglichene Stimmung	*Beispiel:* Dies ist die Stimmung, die ich aufrechterhalten will. Ich werde meine tägliche Routine beibehalten, d. h. früh aufstehen, etwas Produktives tun, was mir gefällt, gesund und regelmäßig essen und zu einer angemessenen Zeit schlafen gehen.	*Z. B.:* Eine feste Routine hilft mir wirklich meine Stimmung zu regulieren. Ich bin glücklich, wenn ich etwas tue, was ich genieße. Wenn ich mich an produktiven Tätigkeiten beteilige, habe ich das Gefühl, etwas für meine Umwelt zu tun. Schlaf ist auch sehr wichtig, sonst fühle ich mich den ganzen Tag über schlecht.
Gehobene Stimmung	*Beispiel:* Es ist wichtig, einen Notfallplan zu haben, der Kontaktinformationen für Familie, Freund:innen oder Gesundheitsfachpersonen enthält, die ich kontaktieren kann. Auch ist es wichtig, ein Familienmitglied oder einen/eine Freund:in zu haben, der/die mich oft genug sieht, und mir Bescheid sagen kann, wenn sie meinen, dass meine Stimmung zu hoch ist.	*Z. B.:* So kann ich die mir zur Verfügung stehende Unterstützung wirksam einsetzen. Ich habe Menschen, die sich um mich sorgen und wollen, dass es mir gut geht. Ich möchte meinen Notfallplan so ändern, dass er meine unterstützende Tante einschließt.

Meine Stimmung	Aktivitäten und Strategien, um meine Stimmungslage zu bewältigen	Kommentare (Hat es funktioniert? Welche Erfahrungen haben Sie gemacht? Was würden Sie verändern?)
Extremes Stimmungstief		
Stimmungstief		
Ausgeglichene Stimmung		
Gehobene Stimmung		
Andere Stimmungslagen und Ideen		

Soziale Unterstützung, Aktivität und Partizipation

Name: ______________________________

Datum: ______________________________

Für diejenigen, die unter affektiven Störungen leiden, ist es wichtig zu wissen, welche Art von Unterstützung erfahrungsgemäß als hilfreich erlebt wird. Dieses Arbeitsblatt zeigt einige Möglichkeiten auf, wie Familien und Freund:innen jemanden unterstützen können, der eine affektive Störung erfährt.
Nehmen Sie sich etwas Zeit, um diese Möglichkeiten durchzusehen und die auszuwählen, von denen Sie denken, dass sie für Sie hilfreich sein könnten, und fügen Sie dann einige Ihrer eigenen Ideen in die leeren Felder ein. Versuchen Sie dann, Ihre Bedürfnisse Ihrem Unterstützungsnetz mitzuteilen.

Beispiel für unterstützendes Verhalten	✔	Details hinzufügen
Erinnern Sie mich (z. B. an Termine, Medikamente etc.).		
Helfen Sie mir, den Weg zu bewältigen, um an Aktivitäten teilnehmen zu können.		
Ermutigen Sie mich zu Aktivitäten, die ich mag.		
Essen Sie mit mir.		
Machen Sie regelmäßig Ausflüge mit mir.		
Begleiten Sie mich zu meinen Terminen.		
Helfen Sie mir, Probleme zu lösen, die bei den Aktivitäten auftreten können.		
Helfen Sie mir, Ziele zu setzen und für diese Ziele verantwortlich zu sein.		
Helfen Sie mir, einen Plan für den Krisenfall zu erstellen.		
Andere Ideen		

Aktivität, Partizipation und Selbstwert

Name: ______________________________

Datum: ______________________________

Das Selbstwertgefühl ist das Selbstvertrauen und die Zufriedenheit, die wir mit uns selbst empfinden. Bei Menschen mit affektiven Störungen kann sich das Selbstwertgefühl negativ auswirken. Es ist wichtig, frühere und aktuelle Werte des Selbstwertgefühls zu erkennen und Wege zu finden, das Selbstwertgefühl auf gesunde Weise zu stärken.
Füllen Sie das folgende Arbeitsblatt aus, um Ihre Wahrnehmung Ihres Selbstwertgefühls zu erweitern.

Wie würden Sie Ihr Selbstwertgefühl die meiste Zeit über beschreiben?

1	2	3	4	5
tief		mittel		hoch

Wie würden Sie Ihr Selbstwertgefühl derzeit beschreiben?

1	2	3	4	5
tief		mittel		hoch

Gab es in der Vergangenheit Zeiten, in denen Sie sich wirklich gut gefühlt haben oder ein hohes Selbstwertgefühl hatten? Was gab es in Ihrem Leben, das Ihnen ein gutes Gefühl gab?

____

____

Gibt es bestimmte Aktivitäten, bei denen Sie sich gut fühlen und die Ihnen ein positives Selbstbild vermitteln?

____

____

Listen Sie einige Aktivitäten auf, die Sie gerne beginnen, beibehalten oder verstärken würden und die Ihnen helfen, sich gut zu fühlen:

____

____

Diese Woche werde ich die folgenden drei Aktivitäten ausprobieren und aufschreiben, wie ich mich gefühlt habe und was ich in Zukunft tun möchte:

Aktivität	**Wie ich mich selbst fühlte**	**Was ich für die Zukunft plane**
1.		
2.		
3.		

Referenzen

American Psychiatric Association (2013). *Diagnostic and statistical manual of mental disorders* (5th ed.). Washington, DC: American Psychiatric Association.

Barlow, D. H., Durand, V. M. & Stewart, S. H. (2012). *Abnormal psychology: An integrative approach* (3rd ed.). Nelson Education.

Benson, H. & Klipper, M. (1992). *The relaxation response.* New York: Harper Collins.

Blairy, S., Linotte, S., Souery, D., Papadimitriou, G. N., Dikeos, D., Lerer, B., ... & Mendlewicz, J. (2004). Social adjustment and self-esteem of bipolar patients: a multicentric study. *Journal of affective disorders, 79(1-3)*, 97-103.

Harrison, P. (2002). The neuropathology of primary mood disorder. *Brain, 125,* 1428-1449.

McClung, C. A. (2007). Circadian genes, rhythms, and the biology of mood disorders. *Pharmacology & Therapeutics, 114(2)*,22-223.

Miklowitz, D. J. & Johnson, B. S. L. (2009). Social and familial factors in the course of bipolar disorder: basic processes and relevant interventions. *Clinical Psychology: Science and Practice, 16(2),* 281-296.

Monroe, S. M. & Reid, M. W. (2009). Life stress and major depression. *Current Directions in Psychological Science, 18(2)*, 68-72.

Posttraumatische Belastungsstörung und Aktivität und Partizipation

von Cate Preston und Allie Rogers

Übersetzt von Silvia Schuppisser Bonderer

Wie hängen Posttraumatische Belastungsstörungen (PTBS), Aktivität und Partizipation zusammen?

(Version für Dienstleistungsanbieter:innen)

Die Posttraumatische Belastungsstörung (PTBS) ist eine Störung, bei der Menschen eine schwere und andauernde emotionale Reaktion auf ein traumatisches Ereignis oder Ereignisse erleben.
Menschen mit einer Posttraumatischen Belastungsstörung (PTBS) erleben häufig eine anhaltende erhöhte Erregung mit „Kampf-, Flucht- und Erstarrungsreaktionen". Dies kann sich in Form von Schlaflosigkeit, Reizbarkeit, Konzentrationsschwierigkeiten, übertriebenen Schreckreaktionen oder erhöhter Wachsamkeit (Hypervigilanz) äußern, was sich auf das Erleben und die Teilnahme von Aktivitäten auswirken kann.

Das folgende Arbeitsmaterial bietet Informationen über einige Möglichkeiten, wie sich PTBS auf das Erleben von alltäglichen Aktivitäten und Partizipation auswirken kann. Diese werden in biomedizinische, psychologische und soziale Erklärungen eingeteilt.

Biomedizinische Erklärungen

Dieser Abschnitt befasst sich mit den Strukturen, der Physiologie und den Funktionen des menschlichen Körpers, die für Störungen der Aktivität und der Aktivitätsmuster bei Menschen mit PTBS verantwortlich sein könnten.
Wenn die Amygdala und der Hippocampus im Gehirn übermäßig aktiviert sind, kann ein Mensch in einem Dauerzustand der „Kampf-, Flucht- oder der Erstarrungsreaktion" stecken bleiben, was ein äußerst unangenehmer Zustand ist und Reaktionen hervorrufen kann, die unverhältnismäßig sind. In dem Bestreben, belastende oder unangenehme Erfahrungen zu vermeiden, unterlassen Menschen mit PTBS möglicherweise die Teilnahme an Aktivitäten mit anderen oder solche, die eine solche Überreaktion auslösen könnten. Sie vermeiden es beispielsweise, sich in einer belebten Umgebung mit lauten, unvermittelt auftretenden Geräuschen aufzuhalten.
Veränderungen im Hippocampus können sich auch auf das Gedächtnis auswirken. Menschen mit PTBS können Schwierigkeiten haben, sich an spezifische Aspekte eines traumatischen Ereignisses zu erinnern, oder lebhafte und anhaltende Flashbacks erleben. Auch das allgemeine Gedächtnis kann beeinträchtigt sein, was dazu führt, dass es der Person Probleme bereitet, sich bewusst zu erinnern und selbst emotional neutrale Informationen zu verbalisieren, wie z. B. Termine, Gespräche und tägliche Aufgaben. Darüber hinaus können Veränderungen im Hormonhaushalt eines Menschen infolge einer PTBS das Erleben von Aktivitäten beeinträchtigen, indem sie sich auf dessen Motivation, Freude, Aufmerksamkeit und Energieniveau auswirken.

Der Einfluss von Medikamenten auf Aktivität

Ziel der medizinischen Behandlung ist es, die Symptome zu lindern, damit die Menschen mit PTBS wieder an sinnvollen Aktivitäten teilnehmen können. Medikamente können jedoch auch zu Gewichtszunahme, Schläfrigkeit, Übelkeit oder sexuellen Schwierigkeiten führen – Nebenwirkungen, die sich auf das Selbstbild eines Menschen sowie auf seine Motivation zur Teilnahme an bedeutungsvollen Aktivitäten auswirken können.

Psychologische Erklärungen

PTBS kann die Art und Weise beeinflussen, wie Menschen die eigene Teilnahme an Aktivitäten selbst beurteilen, was sich wiederum auf ihre konkrete Beteiligung an Aktivitäten in diesen Bereichen auswirkt.

Flashbacks

Für Menschen mit PTBS können Flashbacks mit bestimmten Aktivitäten verbunden sein. Die Möglichkeit, dass über diese konkreten Aktivitäten Flashbacks getriggert werden, kann Panik und Angst vor der Teilnahme auslösen. Panik und Angst bei der Teilnahme an Aktivitäten können dadurch zusätzlich generell verstärkt werden. Die Angst vor einem Wiedererleben des Traumas kann diese Menschen überwältigen und deren Motivation zur Teilnahme mindern.

Selbsteinschätzungen

Frühere Traumata und anhaltende negative Erfahrungen mit Angstzuständen können sich auf das Selbstvertrauen, das Selbstwertgefühl und den Glauben an die eigenen Fähigkeiten auswirken. Diese Selbstzweifel können zur Isolation und zum Rückzug von der Teilnahme an Aktivitäten sowie von der Teilhabe an sozialen und familiären Gruppen führen.

Vermeidung

Menschen mit PTBS reagieren in der Regel verstärkt auf Reize. In dem Bemühen, diese Emotionen zu kontrollieren, meiden sie möglicherweise Orte, Aktivitäten, Menschen oder sogar Gespräche, die eine emotionale Reaktion hervorrufen könnten. Sie halten ihr persönliches Sicherheitsgefühl aufrecht, indem sie potenziell verletzliche Erfahrungen verringern.

Soziale Erklärungen

Soziale Faktoren, d. h. Faktoren, die außerhalb des Menschen liegen und das Aktivitäts- und Partizipationsverhalten erheblich beeinflussen können.

Stigma

Die Stigmatisierung einer psychischen Erkrankung wie PTBS kann es den Menschen erschweren, mit den für sie wichtigen Menschen in ihrem Leben über ihre Erfahrungen zu sprechen. Menschen, die an einer arbeitsbezogenen PTBS leiden, machen sich möglicherweise Sorgen, dass sie von Vorgesetzten und Kolleg:innen anders behandelt werden. Stigmatisierung kann bedeuten, dass Menschen mit PTBS von anderen als schwach wahrgenommen werden oder dass andere weniger Vertrauen in sie haben.

Soziale Unterstützung und Beziehungen

PTBS kann die Beziehungen innerhalb einer Familie oder sozialen Gruppe beeinträchtigen und verändern, indem sie sich auf die Kommunikation, die Community, die Rollen und/oder Verantwortlichkeiten auswirkt. Die Vermeidung von emotionalen Auslösern kann ein Hauptmerkmal der PTBS sein, dies schließt die Vermeidung von Gesprächen oder sogar sozialen Situationen ein, aus Sorge, die Emotionen nicht kontrollieren zu können. Dies kann zu sozialer Isolation und der Einschränkung von Kontakten mit Freund:innen oder Gruppen außerhalb des eigenen Hauses führen.
Wichtige Menschen, Bezugspersonen oder Familienmitglieder übernehmen oft die Rolle der Betreuungsperson für den Menschen mit PTBS (Gerlock et al., 2014). Obwohl die Betreuung mit positiven Absichten erfolgt, kann ein Mensch mit PTBS Gefühle von Ärger der Betreuungsperson gegenüber empfinden. Betreuungspersonen können zur sozialen Unterstützung notwendig sein; sie können den Menschen mit PTBS jedoch auch an die bei sich selbst wahrgenommene „verringerte Leistungsfähigkeit“ erinnern.

Was muss ich über Aktivität, Teilhabe und Posttraumatische Belastungsstörungen (PTBS) wissen?

(Version für Klient:innen)

- PTBS kann Ihre täglichen Aktivitäten stören, einschließlich Selbstfürsorge, Schlaf, Arbeit, Teil einer Community sein, Freizeit und Zeit, die Sie mit anderen Menschen verbringen.
- Die Herausforderungen, die eine PTBS im alltäglichen Leben mit sich bringt, können durch Veränderungen des Gehirns, unseres Denkens, der Art und Weise, wie wir mit Schwierigkeiten umgehen, und der Art und Weise, wie andere Menschen mit uns in Beziehung treten, entstehen.
- Die Teilnahme an Aktivitäten ist von zentraler Bedeutung für Ihr körperliches, soziales und emotionales Wohlbefinden. Ein ausgewogener Tagesablauf kann Ihnen helfen, Ihre Bedürfnisse zu erfüllen und Ihr Wohlbefinden zu verbessern.
- Sie können Ihre täglichen Aktivitäten verändern, um Ihre Gesundheit zu verbessern. Wenn Sie sich überfordert fühlen, können Sie Pausen einlegen und Aktivitäten in kleinere, leichter zu bewältigende Aufgaben aufteilen.
- Wenn Sie eine PTBS haben, ist Schlaf wichtig, um Ihr Wohlbefinden zu erhalten. Die Strukturierung und die Planung der eigenen Aktivitäten können Ihnen helfen, eine regelmäßige Schlafroutine zu pflegen.
- Körperliche Aktivität hilft bei der Bewältigung der Symptome von PTBS. Bitten Sie einen/eine Freund:in oder ein Familienmitglied, mit Ihnen gemeinsam körperliche Aktivitäten auszuführen, um Ihre Motivation und Verlässlichkeit zu erhöhen.
- Arbeiten Sie mit Ihrem persönlichen Umfeld zusammen, um „Auslöser" zu identifizieren, die Ihre Symptome verschlimmern können. Wenn Sie wissen, welche Aktivitäten Sie tolerieren, können Sie sich vernünftige Ziele setzen, wie Sie zu einigen Ihrer früheren Aktivitäten zurückkehren können.
- Die Teilnahme an kleinen Aktivitäten kann dazu beitragen, die Beziehungen zu Ihren Familienmitgliedern und Freund:innen zu stärken.
- Zu den Aktivitäten, die bei der Bewältigung helfen können, gehören Bewegung, Meditation und Entspannung, künstlerische Aktivitäten oder Musik. Sie bieten Wert und Sinn und helfen Ihnen, sich mit sich selbst zu verbinden, auch wenn Sie unter Symptomen einer PTBS leiden.
- Soziale Aktivitäten, insbesondere in Gruppen, können die Teilnahme an Aktivitäten erleichtern und Ihnen die Unterstützung geben, die Sie brauchen, um ein erfülltes Leben zu führen.
- Eine sinnvolle Tätigkeit, die Ihren Fähigkeiten und Interessen entspricht, kann Ihr soziales Netz und Ihre Unterstützung erweitern und Ihnen die Bewältigung einer PTBS erleichtern.
- Denken Sie daran, dass die ersten Versuche wahrscheinlich die schwierigsten sind! Mit kleinen Zielen zu beginnen und neue Aktivitätsroutinen aufzubauen, kann Ihnen bei der Bewältigung der Symptome einer PTBS helfen.
- **Geben Sie nicht auf und vermeiden Sie keine für Sie bedeutungsvollen Aktivitäten und Teilhabe! Sie helfen Ihnen bei der Bewältigung der PTBS und sind ein wichtiger Bestandteil im Alltag eines jeden Menschen.**

Aktivität und Partizipation und Ihre Angehörigen

Name: ________________________________

Datum: ________________________________

Ihre psychische Gesundheit beeinflusst nicht nur Sie selbst oder den Umfang Ihrer Beteiligung an Aktivitäten, sondern hat auch große Auswirkungen auf Ihre Familienmitglieder und Ihre Angehörigen.

Die täglichen Aktivitäten mit Ihrer Familie dürften zu den ersten gehören, von denen Sie sich zurückziehen. Das können einfache Dinge sein, wie mit der Familie am Abend zu essen oder gemeinsam am Abend fernzusehen.

Das folgende Zeitprotokoll soll Ihnen dabei helfen, sich genauer anzusehen, wie viele gemeinsame Aktivitäten Sie aktuell mit Ihrer Familie haben, im Gegensatz zu der Zeit vor dem Ausbruch Ihrer psychischen Erkrankung.

Familienaktivitäten, an denen Sie jetzt teilnehmen	**Häufigkeit**	**Familienaktivitäten, an denen Sie früher für gewöhnlich teilnahmen**	**Häufigkeit**

Bei psychischen Erkrankungen ändert sich häufig der Umfang Ihrer Aktivitäten, die Sie gemeinsam mit anderen Menschen durchführen und die Teilhabe insgesamt. Ihre Familie hat genauso mit neuen Emotionen zu kämpfen wie Sie, während sie Sie zu unterstützen versucht. Oft haben Familienmitglieder Schuldgefühle für ihre eigenen Gefühle, die sie haben, während sie versuchen, für Sie da zu sein. Ein Gespräch darüber, wie Sie und Ihre Angehörigen sich fühlen, kann somit für beide Seiten hilfreich sein.

Welche Gesprächsanlässe können Sie nutzen, um mit Ihren Angehörigen über Ihre Gefühle zu sprechen?

____

____

____

____

Die Wiederaufnahme von Familienaktivitäten, an denen Sie früher teilgenommen haben, kann für Ihre Genesung hilfreich sowie für die Aufrechterhaltung gesunder Familienbeziehungen und eines Unterstützungsnetzes entscheidend sein.

Versuchen Sie, einen Wochenplan aufzustellen, der vorsieht, dass Sie und Ihre Familie jeden Tag eine Aktivität gemeinsam unternehmen. Das können kleine Aktivitäten sein und mit der Zeit können Sie sich zu anspruchsvolleren Aktivitäten hocharbeiten.

Manche Aktivitäten können für Sie anstrengender sein als andere, z. B. der Besuch eines Fußballspiels in einem belebten Park. Kalkulieren Sie ein, wie viel Aufwand jede Aktivität erfordert, und berücksichtigen Sie dies bei Ihrer Planung auf einer Skala von 1–10. Ein Frühstück mit der Familie kann zum Beispiel eine Aktivität sein, die ein emotionales Budget von 3 hat, da sie bei Ihnen zu Hause mit einer kleinen Anzahl von Personen stattfindet und nur wenig Konversation beinhaltet. Für eine Aktivität wie den Besuch des Fußballspiels Ihres Kindes kann ein Budget von 8 oder 9 angesetzt werden, da man dabei in die Öffentlichkeit geht, sich in Gruppen von Menschen aufhält, sozial interagieren muss und sich draußen aufhält, wo unerwartete Dinge passieren können. Achten Sie bei der Planung Ihrer Woche auf die Verteilung Ihrer Aktivitäten – verteilen Sie die Aktivitäten mit hohem emotionalen Energieaufwand ausgeglichen.
Sammeln Sie eigene Beispiele: Versuchen Sie am Ende eines jeden Tages zu reflektieren, wie die Aktivität verlaufen ist. Dabei können Sie darüber nachdenken, wie Ihre Stimmung an diesem Tag war, wie Sie sich vorher und nachher gefühlt haben und wie Ihre Angehörigen reagiert haben.

Welche Änderungen nehmen Sie sich für die nächste Woche vor?

____

____

Welche Aktivitätsziele haben Sie für die Zukunft?

____

____

Welche Aktivitäten würden Ihnen Ihre Freund:innen und Familie vorschlagen?

____

____

	Aktivitäten	**Energiebudget**	**Wie ist es gegangen?**
	Beispiele: – Meinem Sohn ein Buch vorlesen – Meinen Ehemann/meine Ehefrau von der Arbeit abholen	2 7	
Montag			
Dienstag			
Mittwoch			
Donnerstag			
Freitag			
Samstag			
Sonntag			

Ihre Aktivität und Ihre Teilhabe und Ihre Selbstwahrnehmung

Name: ______________________________

Datum: ______________________________

Die psychische Gesundheit eines Menschen wirkt sich häufig stark auf das Selbstbewusstsein und die Selbstwirksamkeit aus. Dies meint, dass man in der Lage ist, das zu tun, wofür man sich interessiert und erfolgreich ist. Traumata und der Verlust früherer Rollen können diesen Verlust des „Selbst" verstärken und zur Entwicklung weiterer Symptome wie Depressionen führen.
Ein verändertes Selbstwertgefühl oder Vertrauen in die eigenen Fähigkeiten kann dazu führen, dass Sie sich nicht mehr in der Lage oder motiviert fühlen, den Aktivitäten nachzugehen, die Sie früher ausgeübt haben. Es ist wichtig, freundlich zu sich selbst zu sein und zu versuchen, Fähigkeiten und Strategien zu entwickeln, die Sie und Ihre Fähigkeiten stärken.

Die Auflistung dessen, was Sie erreicht haben, kann eine Möglichkeit sein, sich auf das Positive zu konzentrieren. Nehmen Sie sich ein paar Minuten Zeit und listen Sie 5–10 Errungenschaften auf, auf die Sie stolz sind. Diese können beruflicher oder familiärer Natur sein, wie z. B.: „Ich habe die Hypothek für unser Haus abbezahlt" oder: „Ich kümmere mich gut um meinen Hund". Versuchen Sie auch emotionale und persönliche Erfolge aufzulisten, wie z. B.: „Ich habe Strategien für tiefes Atmen angewandt, als ich im Supermarkt ängstlich wurde". Sie können einige der Aktivitäten, die Sie geplant haben, und Strategien, die Sie auf anderen Arbeitsblättern in diesem Arbeitsmaterial gelernt haben, einbeziehen.

1. ______________________________
2. ______________________________
3. ______________________________
4. ______________________________
5. ______________________________
6. ______________________________
7. ______________________________
8. ______________________________
9. ______________________________
10. ______________________________

Nehmen Sie sich einen Moment Zeit, um Ihre Liste anzuschauen – wie fühlen Sie sich dabei?
War die Aufgabe leicht zu erfüllen? Oder war sie schwierig?

Positives Denken und Dankbarkeit in Ihr tägliches Leben zu integrieren, mag anfangs entmutigend erscheinen. Sich auf das zu konzentrieren, wofür man dankbar ist, kann sehr kraftvoll sein.
Verwenden Sie die folgende Tabelle und nehmen Sie sich eine Woche lang jeweils am Ende eines Tages fünf Minuten Zeit, um über Ihre Aktivitäten oder Ihre Erfolge nachzudenken und eine Sache aufzuschreiben, für die Sie dankbar sind.

Montag
Meine Aktivitäten und das, was ich erreicht habe:
Heute bin ich dankbar für:

Dienstag
Meine Aktivitäten und das, was ich erreicht habe:
Heute bin ich dankbar für:

Mittwoch
Meine Aktivitäten und das, was ich erreicht habe:
Heute bin ich dankbar für:

Donnerstag
Meine Aktivitäten und das, was ich erreicht habe:
Heute bin ich dankbar für:

Freitag
Meine Aktivitäten und das, was ich erreicht habe:
Heute bin ich dankbar für:

Samstag
Meine Aktivitäten und das, was ich erreicht habe:
Heute bin ich dankbar für:

Sonntag
Meine Aktivitäten und das, was ich erreicht habe:
Heute bin ich dankbar für:

Referenzen

Brown, C., Stoffel, V. & Munoz, J. (2019). *Occupational Therapy in Mental Health: A Vision for Participation* (2nd ed.). Philadelphia: FA Davis Company.

Davis, J., Brown C. & Stoffel, V. (2011). Anxiety Disorders. In C. B. & V.S. (Eds) *Occupational Therapy in Mental Health: A vision for participation*. Philadelphia: FA Davis Company, 167-178.

Gerlock, A., Grimesey, J. & Sayre, G. (2014). Military-related posttraumatic stress disorder and intimate relationship behaviors: A developing dyadic relationship model. *Journal of Marital and Family Therapy, 40,* 344-356.

Gould, M., Adler, A., Zamorski, M., Castro, C., Hanily, N., Steele, N., Kearney, S., & Greenberg, N. (2010). Do stigma and other perceived barriers to mental health care differ across Armed Forces? *Journal of the Royal Society of Medicine, 103(4),* 148-156.

Samuelson, K. W. (2011). Post-traumatic stress disorder and declarative memory functioning: a review. *Dialogues in Clinical Neuroscience, 13(3),* 346-351.

Tull, M. T., Barrett, H. M., McMillan, E. S. & Roemer, L. (2007). A preliminary investigation of the relationship between emotion regulation difficulties and posttraumatic stress symptoms. *Behavior Therapy, 38(3),* 303-313.

Zen, A. L., Zhao, S., Whooley, Cohen, B. E. (2012). Post-Traumatic Stress Disorder is associated with poor health behaviors: Findings from the heart and soul study. *Health Psychology, 31(2),* 194-201.

Anhang C5

Handeln ermöglichen – Trägheit überwinden in einer Gruppe

Gruppenangebotsskizzen für vier und zehn Sitzungen

von Renee Bucci & Tanya Schoenhals

Übersetzt von Silvia Schuppisser Bonderer

Offene Gruppe mit 4-Sitzungen

Dieses Gruppenangebot mit vier Sitzungen wurde für den Einsatz im ambulanten Setting für psychische Gesundheit entwickelt, könnte aber auch für stationäre Einrichtungen nützlich sein.

Zeit: Jede der vier Sitzungen dauert etwa 60–75 Minuten. Es wird empfohlen, für das Gruppenangebot einen regelmäßigen und festen Termin festzulegen. Je nach Dauer des ambulanten oder stationären Aufenthalts kann das Programm über einen Zeitraum von zwei bis vier Wochen durchgeführt werden.

Gruppenformat: Es handelt sich um ein offenes Gruppenformat, das kontinuierlich läuft und in das neue Teilnehmer:innen jederzeit einsteigen können. Die Teilnehmer:innen können nur einmalig an vier Sitzungen teilnehmen oder die Gruppe fortsetzen, um die Inhalte nach Bedarf zu wiederholen. Der Inhalt wurde so organisiert und ausgewählt, dass die Teilnehmer:innen in jeder Sitzung beginnen können.

Moderation: Co-Moderation wird empfohlen. Ziehen Sie einen/eine Peer-Co-Moderator:in in Betracht.

Tipps für den Umgang mit Gruppenteilnehmer:innen, die die Gruppe zu unterschiedlichen Zeiten innerhalb des vierwöchigen Zeitplans beginnen und beenden: Die Moderator:innen sollten die wichtigsten Konzepte und ihre Bedeutung für die Sitzung definieren oder wiederholen, bevor sie mit neuem Material beginnen. Teilnehmer:innen, die bereits an früheren Sitzungen teilgenommen haben, können die anderen Gruppenteilnehmer:innen unterstützen und ihnen Einblicke in die Aktivitäten und die Teilhabe geben.

Sitzung	Sitzungsname	Generelle Beschreibung
Vorgruppe	entfällt	Die Moderator:innen treffen sich mit potenziellen Gruppenteilnehmer:innen und prüfen, ob diese der Gruppe beitreten möchten. Die Teilnehmer:innen füllen ***Arbeitsblatt 2.15: „Ein Messinstrument für Gesundheit und Wohlbefinden durch Aktivität und Teilhabe“***.
1	Verständnis der persönlichen Aktivitäts- und Partizipationsmuster	Die Teilnehmer:innen bewerten ihre eigenen Aktivitäts- und Partizipationsmuster und diskutieren über ihre Erfahrungen mit Aktivitäten und Teilhabe innerhalb ihrer täglichen Routinen (Zeitnutzungsprotokoll und Arbeitsblätter Kapitel 1).
2	Balance zwischen meinen Aktivitäten und Teilhabe	Die Teilnehmer:innen beginnen, die Balance ihrer Aktivitäten sowie ihre Teilhabe in verschiedenen Dimensionen der Aktivität zu untersuchen (Arbeitsblätter Kapitel 2).
3	Zusammenhang von Aktivitäten, Teilhabe und Wohlbefinden	Der Zusammenhang zwischen Aktivität, Teilhabe und Wohlbefinden wird untersucht, ebenso wie die Auswirkungen von Aktivität und Teilhabe auf die Genesung nach einer psychischen Erkrankung (Arbeitsblätter und Informationsmaterial aus Kapitel 4).
4	Planung langfristiger Veränderungen bei Aktivität und Teilhabe	Die Teilnehmer:innen beginnen mit der Vorbereitung und Planung von Veränderungen in Bezug auf Aktivität und Teilhabe. Die Teilnehmer:innen können damit beginnen, Aktivitäts- und Partizipationsmuster zu identifizieren, die sie ändern möchten, sowie alle Herausforderungen, die angegangen und bewältigt werden müssen, um erfolgreich Aktivität und Partizipation zu verändern (Arbeitsblätter und Informationsmaterial aus Kapitel 5).
3 und 6 Monate nach der Gruppe	Rückblick	Die Gruppenteilnehmer:innen besprechen die Veränderungen ihrer Aktivitäten bis zu diesem Zeitpunkt. Die Teilnehmer:innen füllen ein Zeitnutzungsprotokoll aus, das ***Arbeitsblatt 2.15: „Ein Messinstrument für Gesundheit und Wohlbefinden durch Aktivität und Teilhabe“*** und das ***Arbeitsblatt 5.4 A: „Prioritäten bei der Planung von Aktivitäts- und Teilhabeveränderungen setzen“*** (Arbeitsblatt Kapitel 5).

Geschlossene Gruppe von 10 Sitzungen

Dieses Gruppenangebot mit zehn Sitzungen wurde für den Einsatz in Community-Programmen zur Förderung der psychischen Gesundheit entwickelt, kann aber in jedem Setting eingesetzt werden, in dem es möglich ist, zehn Sitzungen mit derselben Gruppe von Teilnehmer:innen durchzuführen.

Zeit: Dieses Gruppenangebot besteht aus zehn Sitzungen, die jeweils 90 Minuten dauern. Es wird in der Regel über zehn Wochen durchgeführt, mit einer Sitzung pro Woche, aber eine kürzere oder längere Dauer kann je nach den Gegebenheiten in Betracht gezogen werden. Es wird empfohlen, jeweils einen Wochentag und eine feste Uhrzeit vorzugeben.

Gruppenformat: Das geschlossene Gruppenformat ermöglicht es, dass die Inhalte nacheinander behandelt werden und dass die Teilnehmer:innen ihre Aktivitäts- und Teilhabeziele gemeinsam entwickeln und erreichen können.

Moderation: Co-Moderation wird empfohlen. Ziehen Sie einen Peer als Co-Moderator:in in Betracht.

Sitzung	Sitzungsname	Generelle Beschreibung
Vor der Gruppe	Entfällt	Der/die Leiter:in trifft sich mit potenziellen Gruppenteilnehmer:innen und prüft, ob sie der Gruppe beitreten möchten. Die Teilnehmer:innen füllen das Arbeitsblatt 2.15 aus:*„Ein Messinstrument für Gesundheit und Wohlbefinden durch Aktivität und Teilhabe*".
1	Meine Aktivitäts- und Partizipationsmuster	Die Teilnehmer:innen bewerten ihr eigenes Aktivitäts- und Partizipationsverhalten und den damit verbundenen Nutzen (Arbeitsblätter Kapitel 1).
2	Mein Gestern	Die Teilnehmer:innen füllen ein Protokoll über die gestrige Zeitverwendung aus und erstellen dazu ein Diagramm (Arbeitsblatt 2.1, 2.2).
3	Meine Balance	Die Teilnehmer:innen verwenden ihre Zeitprotokolle, um die Aspekte des Wohlbefindens ihrer Aktivitäten und ihrer Partizipation zu bewerten.
4	Meine Zeit nutzen	Die Teilnehmer:innen nutzen ihre Zeitprotokolle, um auszuwerten, wie ihre Aktivitäts- und Partizipationsmuster den Kontakt zu anderen und den Zugang zum Umfeld der Community ermöglichen und füllen das ***Arbeitsblatt 2.15*** aus:*„Ein Messinstrument für Gesundheit und Wohlbefinden durch Aktivität und Teilhabe"*.
5	Ein Experiment für jeden?	Die Gruppenteilnehmer:innen erörtern das Konzept der Aktivitäts- und Teilhabeexperimente. Die Teilnehmer:innen überlegen sich mehrere Aktivitäts- und Teilhabeexperimente, die sie in der nächsten Woche ausprobieren können.
6	Bildung	Die Kursleiter:innen informieren über Aktivität und Teilhabe, Gesundheit und Wohlbefinden sowie psychische Erkrankungen (Arbeitsblätter Kapitel 4).
7	Über Veränderung nachdenken	Die Teilnehmer:innen bereiten sich auf Änderungen der Aktivitäten und der Teilhabe vor und setzen Prioritäten (Arbeitsblätter Kapitel 5).
8	Veränderungen planen	Die Teilnehmer:innen erstellen Pläne für die Veränderung von Aktivitäten und Teilhabe (Arbeitsblätter Kapitel 5).
9	Veränderungen umsetzen	Die Teilnehmer:innen reflektieren über die Unterstützung und bewerten die Veränderungen bei Aktivität und Teilhabe (Arbeitsblatt Kapitel 6).
10	Alles zusammenführen	Abschlusssitzung. Die Teilnehmer:innen diskutieren, was sie in der Gruppe gelernt haben und welche Schritte sie als Nächstes unternehmen wollen (Arbeitsblatt Kapitel 6). Die Teilnehmer:innen füllen ***Arbeitsblatt 2.15*** aus: *„Ein Messinstrument für Gesundheit und Wohlbefinden durch Aktivität und Teilhabe"*.
3 und 6 Monate nach der Gruppe	Rückblick	Die Gruppenteilnehmer:innen besprechen die Veränderung ihrer Aktivitäten bis zu diesem Zeitpunkt. Die Teilnehmer:innen füllen ***Arbeitsblatt 2.15*** aus: *„Ein Messinstrument für Gesundheit und Wohlbefinden durch Aktivität und Teilhabe"*.

Literaturangaben

Alvidrez, J., Snowden, L. R. & Kaiser, D. M. (2010). Involving consumers in the development of a Psychoeducational booklet about stigma for Black mental health clients. *Health Promotion Practice,* 11(2), 249-258. https://doi.org/10.1177/1524839908318286

Anand, P. & Ben-Shalom, Y. (2014). How Do Working-Age People With Disabilities Spend Their Time? New Evidence from the American Time Use Survey. *Demography, 51*(6), 1977-1998. http://dx.doi.org/ 10.1007/s13524-014-0336-3

Ashcraft, L. (2013). Community interdependence: the path to sustained recovery: to end stigma, people in recovery must give back to their communities. *Behavioral Healthcare, 33*(1), 8-11.

Aubry, T. & Myner, J. (1996). Community integration and quality of life: A comparison of persons with psychiatric disabilities in housing programs and community residents who are neighbours. *Canadian Journal of Community Mental Health, 15*(1), 5-20. https://doi.org/10.7870/cjcmh-1996-0001

Barbic, S., Krupa, T. & Armstrong, I. (2009). A randomized controlled trial of the effectiveness of a modified recovery workbook program: Preliminary findings. *Psychiatric Services, 60*(4), 491-497. https://doi.org/10.1176/ps.2009.60.4.491

Barris, R., Kielhofner, G. & Hawkins Watts, J. (1988). *Occupational therapy in psychosocial practice.* Slack.

Bartholomeusz, C. F., Allott, K., Killackey, E., Liu, P., Wood, S. J. & Thompson, A. (2013). Social Cognition Training as an Intervention for Improving Functional Outcome in First-Episode Psychosis: A feasibility study. *Early Intervention in Psychiatry, 7,* 421-426. http://dx.doi.org/10.1111/eip.12036

Bejerholm, J., Hansson, L. & Eklund, M. (2006). Engagement in occupations among men and women with schizophrenia. *Occupational Therapy International, 13,* 100-121.

Brown, E. V. D., Muńoz, J. & Pan, A. W. (2019). Person-centred evaluation. In C. Brown, V. C. Stoffell & J. P. Muńoz (Eds.), *Occupational Therapy in Mental Health: A vision for participation* (pp. 47-68). FA Davis.

Brown, L. D. (2012). *Consumer-Run Mental Health: Framework for Recovery.* Springer.

Casey, B. & Webb, M. (2019). Imaging journeys of recovery and learning: A participatory arts-based inquiry. *Qualitative Health Research, 29*(6), 833-845. https://doi.org/10.1177/1049732318804832

Chen, S., Krupa, T., Lysaght, R., McCay, E. & Piat, M. (2014). Development of a recovery education program for inpatient mental health providers. *Psychiatric Rehabilitation Journal, 37*(4), 329-332. https://doi.org/10.1037/prj0000082

Chen, S., Koller, M., Krupa, T. & Stuart, H. (2016). Contact in the classroom: Developing a program model for youth mental health contact-based anti-stigma education. *Community Mental Health Journal, 52*(3), 281-293. https://doi.org/10.1007/s10597-015-9944-7

Cho, S. H., Torres-Llenza, V., Budnik, K. & Norris, L. (2016). The integral role of psychoeducation in clinical care. *Psychiatric Annals, 46*(5), 286-292. http://dx.doi.org/10.3928/00485713-20160329-01

Christiansen, C. & Townsend, E. (2004). Introduction to Occupation: The art and science of living. Prentice-Hall.

Clarke, S. P., Crowe, T. P., Oades, L. G. & Deane, F. P. (2009). Do goal-setting interventions improve the quality of goals in mental health services? *Psychiatric Rehabilitation Journal, 32*(4), 292-299. https://doi.org/10.2975/32.4.2009.292.299

Colori, S. (2020). The meaning of my diagnosis. *Schizophrenia Bulletin, 46,* 1032-1033.

Cook, J. A., Copeland, M. E., Corey, L., Buffington, E., Jonikas, J. A., Curtis, L. C., Grey, D. D. & Nichols, W. H. (2010). Developing the evidence base for peer-led services: Changes among participants following wellness recovery action planning (WRAP) education in two statewide initiatives. *Psychiatric Rehabilitation Journal, 34*(2), 113-120. https://doi.org/10.2975/34.2.2010.113.120

Corrigan, P. W., Morris, S. B., Michaels, P. J., Rafacz, J. D. & Rüsch, N. (2012). Challenging the public stigma of mental illness: A meta-analysis of outcome studies. *Psychiatric Services, 63*(10), 963-973. https://doi.org/10.1176/appi.ps.201100529

Davidson, L., Ridgway, P., Wieland, M. & O'Connell, M. (2009). A capabilities approach to mental health transformation: A conceptual framework for the recovery era. *Canadian Journal of Community Mental Health, 28*(2), 35-46. https://doi.org/10.7870/cjcmh-2009-0021

Davidson, L., Shahar, G., Lawless, M. S., Sells, D. & Tondora, J. (2006). Play, Pleasure, and Other Positive Life Events: "Non-Specific" Factors in Recovery from Mental Illness? *Psychiatry, 69*(2), 151-163. https://doi.org/10.1521/psyc.2006.69.2.151

Deegan, P. E. (2020). The journey to use medication optimally to support recovery. *Psychiatric Services, 71*(4), 401-402. https://doi.org/10.1176/appi.ps.201900506

Deegan, P. E. (2002). Recovery as a self-directed process of healing and transformation. *Occupational Therapy in Mental Health, 17*(3-4), 5-21. https://doi.org/10.1300/j004v17n03_02

Deegan, P. (1996). Recovery as a journey of the heart. Psychiatric Rehabilitation Journal, 19(3), 91-97. https://doi.org/10.1037/h0101301

Deegan, P. (1988). Recovery: The lived experience of rehabilitation. *Psychiatric Rehabilitation Journal, 11*(4), 11-19. https://doi.org/10.1037/h0099565

Degnan, A., Berry, K., Sweet, D., Abel, K., Crossley, N. & Edge, D. (2018). Social networks and symptomatic and functional outcomes in schizophrenia: A systematic review and meta-analysis. *Social Psychiatry and Psychiatric Epidemiology, 53*(9), 873-888. https://doi.org/10.1007/s00127-018-1552-8

De Waal, M. M., Dekker, J. J., Kikkert, M. J., Christ, C., Chmielewska, J., Staats, M. W., Brink, W. & Goudriaan, A. E. (2019). Self-wise, other-wise, streetwise (SOS) training, an intervention to prevent victimization in dual-diagnosis patients: Results from a randomized clinical trial. Addiction, 114(4), 730-740. https://doi.org/10.1111/add.14500

Drake, R., Bond, G. & Becker, D. (2012). *Individual placement and support: An evidence-based approach to supported employment.* Oxford University Press.

Drake, R. E. & Whitley, R. (2014). Recovery and severe mental illness: Description and analysis. *Canadian Journal of Psychiatry, 59*(5), 236-242. http://dx.doi.org/10.1177/070674371405900502

Ecker, J. & Aubry, T. (2017). A mixed methods analysis of housing and neighbourhood impacts on community integration among vulnerably housed and homeless individuals. *Journal of Community Psychology, 45*(4), 528-542. https://doi.org/10.1002/jcop.21864

Edgelow, M. & Krupa, T. (2011). A randomized controlled pilot study of an occupational time use intervention for people with serious mental illness. *American Journal of Occupational Therapy, 65*(3), 267-276. http://dx.doi.org/10.5014/ajot.2011.001313

Eklund, M., Leufstadius, C. & Bejerholm, U. (2009). Time use among people with psychiatric disabilities: Implications for practice. *Psychiatric Rehabilitation Journal, 32*(3), 177-91. http://dx.doi.org/10.2975/32.3.2009.177.191

Eldredge, L. K., Markham, C. M., Ruiter, R. A., Kok, G., Fernandez, M. E. & Parcel, G. S. (2016). *Planning health promotion programs: An intervention mapping approach.* Jossey-Bass.

Enam, A., Konduri, K. C., Eluru, N., Ravulaparthy, S. & Srinath, G. (2018). Relationship between well-being and daily time use of elderly: Evidence from the disabilities and use of time survey. *Transportation, 45,* 1783-1810. http://dx.doi.org/ 10.1007/s11116-017-9821-z

Fitzgerald, P. B., De Castella, A. R., Filia, K. M., Filia, S. L., Benitez, J. & Kulkarni, J. (2005). Victimization of patients with schizophrenia and related disorders. *Australian and New Zealand Journal of Psychiatry, 39*(3), 169-174. https://doi.org/10.1080/j.1440-1614.2005.01539.x

Fossey, E., Krupa, T., Davidson, L. (2016). Occupation and Meaning. In T. Krupa, B. Kirsh, D. Pitts & E. Fossey. *Bruce & Borg's Psychosocial Frames of Reference: Theories, Models, and Approaches for Occupation-based Practice* (4th ed., pp. 75-92). Slack.

Fukui, S., Goscha, R., Rapp, C. A., Mabry, A., Liddy, P. & Marty, D. (2012). Strengths model case management fidelity scores and client outcomes. *Psychiatric Services, 63*(7), 708-710. https://doi.org/10.1176/appi.ps.201100373

Gelkopf, M. (2011). The Use of Humor in Serious Mental Illness: A Review. *Evidence-based complementary and alternative medicine, 2011,* 342837. https://doi.org/10.1093/ecam/nep106

Gewurtz, R. E., Moll, S. E., Letts, L. J., Lariviere, N., Lavasseur, M. & Krupa, T. M. (2016). What you do everyday matters: A new direction for health promotion. *Canadian Journal of Public Health, 107*(2), e205-e208. http://dx.doi.org/10.17269/CJPH.107.5317

Gearing, R. E., Alonzo, D., Smolak, A., McHugh, K., Harmon, S. & Baldwin, S. (2011). Association of religion with delusions and hallucinations in the context of schizophrenia: Implications for engagement and adherence. *Schizophrenia Research, 126*(1-3), 150-163. https://doi.org/10.1016/j.schres.2010.11.005

Gibson, R. W., D'Amico, M., Jaffe, L. & Arbesman, M. (2011). Occupational therapy interventions for recovery in the areas of community integration and normative life roles for adults with serious mental illness: A systematic review. *American Journal of Occupational Therapy, 65*(3), 247-256. https://doi.org/10.5014/ajot.2011.001297

Golden, S. D. & Earp, J. L. (2012). Social Ecological Approaches to Individuals and Their Contexts: Twenty Years of Health Education & Behavior Health Promotion Interventions. *Health Education & Behavior, 39*(3), 364-372. https://doi.org.10.1177/1090198111418634

Haselden, M., Dixon, L. B., Overley, A., Cohen, A. N., Glynn, S. M., Drapalski, A., Piscitelli, S. & Thorning, H. (2018). Giving Back to Families: Evidence and Predictors of Persons with Serious Mental Illness Contributing Help and Support to Families. *Community Mental Health Journal, 54*(4), 383-394. https://doi.org/10.1007/s10597-017-0172-1

Hiday, V. A., Swartz, M. S., Swanson, J. W., Borum, R. & Wagner, H. R. (1999). Criminal victimization of persons with severe mental illness. *Psychiatric Services, 50*(1), 62-68. https://doi.org/10.1176/ps.50.1.62

Highton-Williamson, E., Priebe, S. & Giacco, D. (2014). Online social networking in people with psychosis: A systematic review. *International Journal of Social Psychiatry, 61*(1), 92-101. https://doi.org/10.1177/0020764014556392

Höhl, W., Moll, S. & Pfeiffer, A. (2017). Occupational therapy interventions in the treatment of people with severe mental illness. *Current Opinion in Psychiatry, 30*(4), 300-305. https://doi.org/10.1097/yco.0000000000000339

Holley, L. C., Tavassoli, K. Y. & Stromwall, L. K. (2016). Mental illness discrimination in mental health treatment programs: Intersections of race, ethnicity, and sexual orientation. *Community Mental Health Journal, 52*(3), 311-322. https://doi.org/10.1007/s10597-016-9990-9

Holmes, E. P., Corrigan, P. W., Stephenson, J. & Nugent-Hirschbeck, J. (1997). Learning street smarts for an urban setting. *Psychiatric Rehabilitation Journal, 20*(3), 64-66. https://doi.org/10.1037/h0095361

Hopper, K. (2007). Rethinking social recovery in schizophrenia: What a capabilities approach might offer. *Social Science & Medicine, 65*(5), 868-879. https://doi.org/10.1016/j.socscimed.2007.04.012

Jaremka, L. M. & Sunami, N. (2018). Threats to Belonging Threaten Health: Policy Implications for Improving Physical Well-Being. *Policy Insights from the Behavioral and Brain Sciences, 5*(1), 90-97. https://doi.org/10.1177/2372732217747005

Jaiswal, A., Carmichael, K., Gupta, S., Siemens, T., Crowley, P., Carlsson, A., Unsworth, G., Landry, T. & Brown, N. (2020). Essential elements that contribute to the recovery of persons with severe mental illness: A systematic scoping study. *Frontiers in Psychiatry, 11.* https://doi.org/10.3389/fpsyt.2020.586230

Katz, P. & Morris, A. (2007). Time use patterns among women with rheumatoid arthritis: Association with functional limitations and psychological status. *Rheumatology, 46*(3), 490-495. http://dx.doi.org/ 10.1093/rheumatology/kel299

Kessler, D. & Graham, F. (2015). The use of coaching in occupational therapy: An integrative review. *Australian Occupational Therapy Journal, 62*(3), 160-176. https://doi.org/10.1111/1440-1630.12175

Kidd, S., Herman, Y., Barbic, S., Ganguli, R., George, T. P., Hassan, S., McKenzie, K., Maples, N. & Velligan, D. (2014). Testing a modification of cognitive adaptation training: Streamlining the model for broader implementation. *Schizophrenia Research, 156*(1), 46-50. http://dx.doi.org/10.1016/j.schres.2014.03.026

Kiepek, N. C., Beagan, B., Rudman, D. L. & Phelan, S. (2019). Silences around occupations framed as unhealthy, illegal, and deviant. *Journal of Occupational Science, 26*(3), 341-353. https://doi.org/10.1080/14427591.2018.1499123

Kinoshita, Y., Furukawa, T. A., Kinoshita, K., Honyashiki, M., Omori, I. M., Marshall, M., Bond, G. R., Huxley, P., Amano, N. & Kingdon, D. (2013). Supported employment for adults with severe mental illness. Cochrane Database of Systematic Reviews, (9). http://dx.doi.org/ 10.1002/14651858.CD008297.pub2

Krupa, T. (2016). The drive and motivation for occupation. In T. Krupa, B. Kirsh, D. Pitts & E. Fossey (Eds.), *Psychosocial frames of reference: Theories, models and approaches for occupation-based practice* (4th ed., pp. 93-106). Slack.

Krupa, T., Kirsh, B., Pitts, D. & Fossey, E. (2016). *Psychosocial Frames of Reference: Theories, Models and Approaches for Occupation-Based Practice* (4th edition). Slack.

Krupa, T., Edgelow, M., Chen, S. P., Mieras, C., Almas, A., Perry, A., Radloff-Gabriel, D., Jackson, J. & Bransfield, M. (2010). *Action over Inertia: Addressing the activity-health needs of individuals with serious mental illness.* CAOT Publications.

Krupa, T., Woodside, H. & Pocock, K. (2010). Activity and social participation in the period following a first episode of psychosis and implications for occupational therapy. *British Journal of Occupational Therapy, 73*(1), 13-20. https://doi.org/10.4276/030802210x12629548272628

Kukla, M., Strasburger, A. M., Salyers, M. P., Rollins, A. L., Lysaker, P. H. (2020). Psychosocial outcomes of a pilot study of work-tailored cognitive behavioral therapy intervention for adults with serious mental illness. *Journal of clinical psychology,* 1-8.

Leamy, M., Bird, V., Le Boutillier, C., Williams, J. & Slade, M. (2011). Conceptual framework for personal recovery in mental health: Systematic review and narrative synthesis. *British Journal of Psychiatry, 199*(6), 445-452. https://doi.org/10.1192/bjp.bp.110.083733

Lecomte, T., Corbière, M., Giguère, C. E., Titone, D. & Lysaker, P. (2020). Group cognitive behaviour therapy for supported employment – Results of a randomized controlled cohort trial. *Schizophrenia Research, 215,* 126-133. http://dx.doi.org/10.1016/j.schres.2019.10.063

Lester, H. & Tritter, J. Q. (2005). 'Listen to my madness': Understanding the experiences of people with serious mental illness. *Sociology of Health and Illness, 27*(5), 649-669. https://doi.org/10.1111/j.1467-9566.2005.00460.x

Li, H., Pearrow, M. & Jimerson, S. R. (2010). *Identifying, assessing, and treating early onset schizophrenia at school.* Springer Science & Business Media.

Lipskaya-Velikovsky, L., Bar-Shalita, T. & Bart, O. (2015). Sensory modulation and daily-life participation in people with schizophrenia. *Comprehensive Psychiatry, 58,* 130-137. http://dx.doi.org/10.1016/j.comppsych.2014.12.009

Lipskaya-Velikovsky, L., Krupa, T., Silvan-Kosovich, I. & Kotler, M. (2020). Occupation-focused intervention for in-patient mental health settings: Pilot study of effectiveness. *Journal of Psychiatric Research, 125,* 45-51. https://doi.org/10.1016/j.jpsychires.2020.03.004

Lucksted, A., Drapalski, A., Calmes, C., Forbes, C., DeForge, B. & Boyd, J. (2011). Ending self-stigma: Pilot evaluation of a new intervention to reduce internalized stigma among people with mental illnesses. *Psychiatric Rehabilitation Journal, 35*(1), 51-54. https://doi.org/10.2975/35.1.2011.51.54

Lukyanova, V. V., Balcazar, F. E., Oberoi, A. K. & Suarez-Balcazar, Y. (2014). Employment outcomes among African Americans and whites with mental illness. *Work, 48*(3), 319-328. https://doi.org/10.3233/wor-131788

Mahlke, C. I., Krämer, U. M., Becker, T. & Bock, T. (2014). Peer support in mental health services. Current Opinion in Psychiatry, 27(4), 276-281. https://doi.org/10.1097/yco.0000000000000074

Marrone, J. & Golowka, E. (1999). If work makes people with mental illness sick, what do unemployment, poverty, and social isolation cause? *Psychiatric Rehabilitation Journal, 23*(2), 187-193. https://doi.org/10.1037/h0095171

Marshall, C. A., Lysaght, R., Krupa, T. (2018). Occupational transition in the process of becoming housed following chronic homelessness. *Canadian Journal of Occupational Therapy, 85*(1), 33-45. http://dx.doi.org/10.1177/0008417417723351

McDowell, C. & Fossey, E. (2015). Workplace accommodations for people with mental illness: A scoping review. *Journal of Occupational Rehabilitation, 25*(1), 197-206. https://doi.org/10.1007/s10926-014-9512-y

McGinty, E. E., Baker, S. P., Steinwachs, D. M. & Daumit, G. (2013). Injury risk and severity in a sample of Maryland residents with serious mental illness. *Injury Prevention, 19*(1), 32-37. http://dx.doi.org/10.1136/injuryprev-2011-040309

McKnight, J. L. & Kretzman, J. P. (2012). Mapping Community Capacity. In M. Minkler (Ed.), *Community Organizing and Community Building for Health and Welfare* (pp. 171-186). Rutgers University Press.

McLean, K. C. & Syed, M. (2015). Personal, Master, and Alternative Narratives: An Integrative Framework for Understanding Identity Development. *Human Development, 58*(6), 318-349. http://dx.doi.org/10.1159/000445817

Mizock, L., Russinova, Z. & DeCastro, S. (2015). Recovery narrative photovoice: Feasibility of a writing and photography intervention for serious mental illnesses. *Psychiatric Rehabilitation Journal, 38*(3), 279-282. https://doi.org/10.1037/prj0000111

Moll, S. E., Gewurtz, R. E., Krupa, T. M., Law, M. C., Lariviere, N. & Levasseur, M. (2014). Do-Live-Well: A Canadian framework for promoting occupation, health, and well-being. *Canadian Journal of Occupational Therapy, 82,* 9-23. http://dx.doi.org/10.1177/0008417414545981

Mueser, K. T., Corrigan, P. W., Hilton, D. W., Tanzman, B., Schaub, A., Gingerich, S., Essock, S. M., Tarrier, N., Morey, B., Vogel-Scibilia, S. & Herz, M. (2002). Illness management and recovery: A review of the research. *Psychiatric Services, 53*(10), 1272-1284. https://doi.org/10.1176/appi.ps.53.10.1272

Mueser, K. & Roe, D. (2016). Schizophrenia disorders. In J. Norcross, G. VandenBos, D. Freedheim, N. Pole (Eds.), *APA Handbook of Clinical Psychology* (pp. 225-251). American Psychological Association.

Nelson, G., Lord, J. & Ochocka, J. (2001). *Shifting the paradigm in community mental health: Towards empowerment and community.* University of Toronto Press.

Ng, C., Fraser, J., Goding, M., Paroissien, D. & Ryan, B. (2013). Partnerships for community mental health in the Asia-Pacific: Principles and best-practice models across different sectors. *Australasian Psychiatry, 21*(1), 38-45. https://doi.org/10.1177/1039856212465348

Nussbaum, M. (2003). Capabilities as fundamental entitlements: Sen and Social Justice. *Feminist Economics, 9*(2-3), 33-59. http://dx.doi.org/10.1080/1354570022000077926

Nussbaum, M. (2004). Beyond the social contract: Capabilities and Global Justice. *Oxford development Studies, 32,* 3-18. http://dx.doi.org/10.1080/1360081042000184093

Nussbaum, M. (2011). *Creating capabilities: the human development approach.* Harvard University Press.

O'Cathain, A., Croot, L., Duncan, E., Rousseau, N., Sworn, K., Turner, K. M., Yardley, L. & Hoddinott, P. (2019). Guidance on how to develop complex interventions to improve health and healthcare. *BMJ Open, 9*(8), e029954. https://doi.org/10.1136/bmjopen-2019-029954

Ory, M. G., Jordan, P. J. & Bazzarre, T. (2002). The behavior change consortium: Setting the stage for a new century of health behavior-change research. *Health Education Research, 17*(5), 500-511. https://doi.org/10.1093/her/17.5.500

Patton, M. Q. (2008). *Utilization focused evaluation* (4th ed.). Sage.

Pentland, W. E. & McColl, M. A. (2007). Application of Time Use Research to the Study of Life with a Disability. In W. E. Pentland, M. Powell Lawton, A. Harvey & M. A. McColl (Eds.), *Time Use Research in the Social Sciences* (pp. 169-183). Springer.

Pentland, W. E. & McColl, M. A. (2008). Occupational Integrity: Another Perspective on "Life Balance". *Canadian Journal of Occupational Therapy, 75*(3), 135-138. http://dx.doi.org/10.1177/000841740807500304

Perez-Cruzado, D., Cuesta-Vargas, A. I., Vera-Garcia, E. & Mayoral-Cleries, F. (2017). Physical fitness and levels of physical activity in people with severe mental illness: A cross-sectional study. *BMC Sports Science, Medicine and Rehabilitation, 9*(1), 1-6. https://doi.org/10.1186/s13102-017-0082-0

Ponce, A. N., Clayton, A., Gambino, M. & Rowe, M. (2016). Social and clinical dimensions of citizenship from the mental health-care provider perspective. *Psychiatric Rehabilitation Journal, 39*(2), 161-166. https://doi.org/10.1037/prj0000194

Quinn, N., Bromage, B. & Rowe, M. (2020). Collective citizenship: From citizenship and mental health to citizenship and solidarity. *Social Policy & Administration, 54*(3), 361-374. http://dx.doi.org/10.1111/spol.12551

Rapp, C. A. & Goscha, R. (2012). *The strengths model: A recovery-oriented approach to mental health service delivery* (3rd ed.). Oxford University Press.

Rees, E. F., Ennals, P. & Fossey, E. (In press). Implementing an Action Over Inertia group program in community residential rehabilitation services: Group participant and facilitator perspectives. *Frontiers in Psychiatry (Section: Social Psychiatry and Psychiatric Rehabilitation).*

Rosenbaum, S., Tiedemann, A., Sherrington, C., Curtis, J. & Ward, P. B. (2014). Physical Activity Interventions for People with Mental Illness: A Systematic Review and Meta-Analysis, *Journal of Clinical Psychiatry,75*(9), 964-974. http://dx.doi.org/10.4088/JCP.13r08765

Rosenheck, R. A., Estroff, S. E., Sint, K., Lin, H., Mueser, K. T., Robinson, D. G., Schooler, N. R., Marcy, P. & Kane, J. M. (2017). Incomes and Outcomes: Social Security Disability Benefits in First-Episode Psychosis. *American Journal of Psychiatry, 174*(9), 886-894. https://doi.org/10.1176/appi.ajp.2017.16111273

Rummel-Kluge, C. & Kissling, W. (2008). Psychoeducation in schizophrenia: new developments and approaches in the field. *Current Opinion in Psychiatry, 21*(2), 168-172. http://dx.doi.org/10.1097/YCO.0b013e3282f4e574

Russinova, Z., Rogers, E. S., Cook, K. F., Ellison, M. L. & Lyass, A. (2013). Conceptualization and measurement of mental health providers' recovery-promoting competence: The recovery promoting relationships scale (RPRS). *Psychiatric Rehabilitation Journal, 36*(1), 7-14. https://doi.org/10.1037/h0094741

Saccheto, B., Orenelas J., Calheriros, M. M. & Shinn, M. (2018). Adaptation of Nussbaum's Capabilities Framework to Community Mental Health: A Consumer-Based Capabilities Measure. *American Journal of Community Psychology, 61*(1-2), 32-46.

Seeman, M. V. (2017). Identity and schizophrenia: Who do I want to be? *World Journal of Psychiatry, 7*(1), 1. https://doi.org/10.5498/wjp.v7.i1.1

Sen, A. (2000). Development as freedom. Anchor.

Sells, D. J., Rowe, M., Fisk, D. & Davidson, L. (2003). Violent victimization of persons with co-occurring psychiatric and substance use disorders. *Psychiatric Services, 54*(9), 1253-1257. https://doi.org/10.1176/appi.ps.54.9.1253

Sharma, S. & Sharma, M. (2010). Self, Social Identity and Psychological Well-being. *Psychological Studies, 55*(2), 118-136. http://dx.doi.org/10.1007/s12646-010-0011-8

Shiers, D., Rosen, A. & Shiers, A. (2009). Beyond early intervention: can we adopt alternative narratives like 'Woodshedding' as pathways to recovery in schizophrenia? *Early intervention in psychiatry, 3*(3), 163-171. https://doi.org/10.1111/j.1751-7893.2009.00129.x

Slade, M., Amering, M., Farkas, M., Hamilton, B., O'Hagan, M., Panther, G., Perkins, R., Shepherd, G., Tse, S. & Whitley, R. (2014). Uses and abuses of recovery: Implementing recovery-oriented practices in mental health systems. *World Psychiatry, 13*(1), 12-20. https://doi.org/10.1002/wps.20084

Spaniol, L. J., Koehler, M. & Hutchinson, D. (2009). *The recovery workbook: Practical coping and empowerment strategies for people with psychiatric disabilities.* Boston University Art Gallery.

Statistics Canada (2019). *General Social Survey – Time Use (GSS).* Retrieved January 2021, from http://www23.statcan.gc.ca

Strauss, G. P., Visser, K. F., Keller, W. R., Gold, J. M. & Buchanan, R. W. (2018). Anhedonia reflects impairment in making relative value judgments between positive and neutral stimuli in schizophrenia. *Schizophrenia Research, 197,* 156-161. https://doi.org/10.1016/j.schres.2018.02.016

Sullivan, W. P. & Carpenter, J. (2010). Community-Based Mental Health Services: Is Coercion Necessary? *Journal of Social Work in Disability & Rehabilitation, 9*(2-3), 148-167. https://doi.org/10.1080/1536710X.2010.493483

Tallon, D., McClay, C. A., Kessler, D., Lewis, G., Peters, T. J., Shafran, R., Williams, C. & Wiles, N. (2019). Materials used to support Cognitive Behavioral Therapy for depression: A survey of therapists' clinical practice and views. *Cognitive Behavior Therapy, 48*(6), 463-481. http://dx.doi.org/ 10.1080/16506073.2018.1541927

Tøge, A. G. & Bell, R. (2016). Material deprivation and health: A longitudinal study. *BMC Public Health, 16*(1), 747. https://doi.org/10.1186/s12889-016-3327-z

Townsend, E. A. (2012). Boundaries and bridges to adult mental health: Critical occupational and capabilities perspectives of justice. *Journal of Occupational Science, 19*(1), 8-24. https://doi.org/10.1080/14427591.2011.639723

Townsend, E. A., Beagan, B., Kumas-Tan, Z., Versnel, J., Iwama, M., Landry, J., Stewart, D. & Brown, J. (2007). Enabling: Occupational therapy's core competency. In E. A. Townsend & H. J. Polatajko (Eds.), *Enabling occupation II: Advancing an occupational therapy vision for health, well-being & justice through occupation* (pp. 87-134). CAOT Publications.

Townsend, E. A. & Polatajko, H. J. (2007). *Enabling Occupation II: Advancing an occupational therapy vision for health, well-being and justice through occupation.* CAOT Publications.

Vagni, G. & Cornwell, B. (2018). Patterns of everyday activities across social contexts. *Proceedings of the National Academy of Sciences of the United States of America (PNAS), 115,* 6183-6188. https://doi.org/10.1073/pnas.1718020115

Velthorst, E., Fett, A. J., Reichenberg, A., Perlman, G., Van Os, J., Bromet, E. J. & Kotov, R. (2017). The 20-Year longitudinal trajectories of social functioning in individuals with psychotic disorders. *American Journal of Psychiatry, 174*(11), 1075-1085. https://doi.org/10.1176/appi.ajp.2016.15111419

Wade, D. (2009). Goal setting in rehabilitation: an overview of what, why and how. *Clinical Rehabilitation, 23,* 291-295.

Wagman, P. & Håkansson, C. (2014). Introducing the Occupational Balance Questionnaire (OBQ). *Scandinavian Journal of Occupational Therapy, 21*(3), 227-231. http://dx.doi.org/10.3109/11038128.2014.900571

Wasserman, D. (2006). Disability, capabilities and distributive justice. In A. Kaufman (Ed.), *Capabilities Equality: Basic Issues and Problems* (pp. 214-234). Routledge.

Wilcock, A. A. (1998). *An occupational perspective on health.* Slack.

Williams, J., Stubbs, B., Richardson, S., Flower, C., Barr-Hamilton, L., Grey, B., Hubbard, K., Spaducci, G., Gaughran, F. & Craig, T. (2019). 'Walk this way': Results from a pilot randomised controlled trial of a health coaching intervention to reduce sedentary behaviour and increase physical activity in people with serious mental illness. *BMC Psychiatry, 19*(1), 1-10. http://dx.doi.org/10.1186/s12888-019-2274-5

Wilton, R. (2004). Putting policy into practice? Poverty and people with serious mental illness. *Social Science & Medicine, 58,* 25-39. https://doi.org/10.1016/S0277-9536(03)00148-5

Wolf-Powers, L. (2017). Food deserts and real-estate-Led social policy. *International Journal of Urban and Regional Research, 41*(3), 414-425. https://doi.org/10.1111/1468-2427.12515

World Health Organization (2001). *International Classification of Functioning, Disability and Health (ICF).*

World Health Organization (2013). *ICF Application Areas.* Retrieved January 2021, from http://www.who.int/classifications/icf/appareas/en/index.html.

World Health Organization (2016). *MhGAP Intervention Guide for mental, neurological and substance use disorders in nonspecialized health settings.* Retrieved January 2021, from http://apps.who.int/iris/bitstream/handle/10665/250239/9789241549790-eng.pdf;jsessionid=81BFEA8B6CB87AE808F24E6C28B9BE2D

Wykes, T. & Spaulding, W. D. (2011). Thinking about the future of cognitive remediation therapy – what works and what could we do better? *Schizophrenia Bulletin, 37,* S80-S90. https://doi.org/10.1093/schbul/sbr064

Xia, J., Merinder, L. B. & Belgamwar, M. R. (2011). Psychoeducation for schizophrenia. *Cochrane Database of Systematic Reviews, (6).* https://doi.org/10.1002/14651858.CD002831.pub2

Zimolag, U. & Krupa, T. (2009). Pet ownership as a meaningful community occupation for people with serious mental illness. *American Journal of Occupational Therapy, 63*(2), 126-137. https://doi.org/10.5014/ajot.63.2.126